中医医师规范化培训结业理论考核通关系列

中医医师规范化培训结业理论考核模拟试卷（精解）

中医医师规范化培训结业理论考核命题研究组　编

全国百佳图书出版单位
中国中医药出版社
·北京·

图书在版编目（CIP）数据

中医医师规范化培训结业理论考核模拟试卷：精解／中医医师规范化培训结业理论考核命题研究组编. -- 北京：中国中医药出版社，2024.10. -- （中医医师规范化培训结业理论考核通关系列）.

ISBN 978-7-5132-8897-2

Ⅰ．R2-44

中国国家版本馆 CIP 数据核字第 2024UC8202 号

中国中医药出版社出版
北京经济技术开发区科创十三街 31 号院二区 8 号楼
邮政编码　100176
传真　010-64405721
河北省武强县画业有限责任公司印刷
各地新华书店经销

开本 787×1092　1/16　印张 13　字数 366 千字
2024 年 10 月第 1 版　2024 年 10 月第 1 次印刷
书号　ISBN 978-7-5132-8897-2
定价　68.00 元
网址　www.cptcm.com

答 疑 热 线　010-86464504
购 书 热 线　010-89535836
维 权 打 假　010-64405753

微信服务号　zgzyycbs
微商城网址　https://kdt.im/LIdUGr
官 方 微 博　http://e.weibo.com/cptcm
天猫旗舰店网址　https://zgzyycbs.tmall.com

如有印装质量问题请与本社出版部联系（010-64405510）
版权专有　　侵权必究

使用说明

中医医师规范化培训结业理论考核是对中医医师能否顺利完成从理论到临床过渡的一次系统性检验，旨在评价该医师是否具有良好的职业道德、扎实的中医基础理论、专业知识和临床技能，是否掌握必要的西医学临床知识和技术，是否具备规范独立处理本专业常见病、多发病及某些疑难危重病证的能力。

中医医师规范化培训结业理论考核为全国统一命题考试。为帮助考生顺利通过考试，我们组织专家编写了这套《中医医师规范化培训结业理论考核通关系列》丛书，包括拿分考典、表格速记、习题集（全解）、模拟试卷（精解）。

本书共含5套标准试卷，完全采取真卷形式，经深入解读最新大纲、剖析历年真题后根据真卷题量及学科分布设计，力求为考生还原最真实的中医医师规范化培训结业理论考核环境，使考生在备考前能够全面了解自身对知识的掌握情况，做到有的放矢、查漏补缺，并对部分有难度的题目附有详细解析，方便考生逐步建立自己的解题思路，高效复习。相信通过这5套试卷的练习，考生能够熟悉考试形式、把握考试节奏、巩固薄弱环节，顺利通过考试。

目　录

■ 中医医师规范化培训结业理论考核模拟试卷（一）（共25页）

■ 中医医师规范化培训结业理论考核模拟试卷（二）（共25页）

■ 中医医师规范化培训结业理论考核模拟试卷（三）（共25页）

■ 中医医师规范化培训结业理论考核模拟试卷（四）（共25页）

■ 中医医师规范化培训结业理论考核模拟试卷（五）（共25页）

■ 答案与解析（共62页）

试卷标识码:

中医医师规范化培训结业理论考核
模拟试卷（一）

考生姓名：＿＿＿＿＿＿

准考证号：＿＿＿＿＿＿

工作单位：＿＿＿＿＿＿

模拟试卷(一)

A1 型题

> **答题说明**
> 每一道试题下面有 A、B、C、D、E 五个备选答案,请从中选择一个最佳答案。

1. 每张西药、中成药处方,每一种药品应当另起一行,开具的药品种类上限是
   A. 3 种
   B. 4 种
   C. 5 种
   D. 6 种
   E. 7 种

2. 卫生法所涉及的民事责任主要形式是
   A. 行政处罚
   B. 刑事处罚
   C. 损害责任
   D. 赔偿损失
   E. 侵害自由权

3. 医师考核不合格者,县级以上人民政府卫生行政部门可以责令其暂停执业活动
   A. 1~2 个月
   B. 1~3 个月
   C. 3~6 个月
   D. 6~12 个月
   E. 12 个月以上

4. 下列情形的药品中属于假药的是
   A. 不注明或者更改生产批号
   B. 超过有效期的
   C. 未标明有效期或者更改有效期的
   D. 擅自添加防腐剂、辅料的药品
   E. 所标明的适应证或者功能主治超出规定范围的

5. 人体器官捐献应当遵循的原则是
   A. 自愿、有偿
   B. 自愿、科学
   C. 自愿、合理补偿
   D. 捐献、自愿捐献
   E. 自愿、无偿

6. 由县级以上人民政府报经上一级政府决定可以在传染病流行时采取的紧急措施是
   A. 隔离治疗
   B. 强制隔离
   C. 指定场所进行医学观察
   D. 停工、停业、停课
   E. 实施交通检疫

A2 型题

> **答题说明**
> 每一道试题是以一个小案例出现的,其下面都有 A、B、C、D、E 五个备选答案,请从中选择一个最佳答案。

7. 患者,女,20 岁。身热,微恶风寒,头昏,少汗,口渴咽干,心烦,干咳少痰,舌红苔少,脉细数。其治法为
   A. 辛温解表
   B. 辛凉解表
   C. 清暑祛湿解表
   D. 益气解表
   E. 滋阴解表

8. 患者,男,20 岁。经常感冒,最近有心悸,不能平卧,下肢水肿。查体:颈静脉稍充盈,心界向两侧明显扩大,心尖区第一心音减低,有病理性第三心音,无杂音。诊断为
   A. 风湿性心脏病
   B. 冠心病心衰
   C. 结核性心包积液
   D. 病毒性心肌炎
   E. 梗阻性肥厚型心肌病

9. 患者,男,59 岁。COPD 病史 11 年,近来因咳、痰、

喘加重就诊,查体示 P₂ 亢进,剑突下可触及心脏搏动,该患者最可能的诊断是

A. 合并支气管肺炎

B. 合并支气管扩张症

C. 合并冠心病

D. 慢性肺源性心脏病

E. COPD 急性加重期

10. 患者,女,42 岁。每于情绪刺激而诱发,发时突然呼吸短促,但喉中痰鸣不著,胸闷而痛,失眠心悸,苔薄,脉弦。宜用下列何治法

A. 宣肺散寒

B. 宣肺泄热

C. 清泻痰热

D. 化痰降气

E. 开郁降气

11. 患者,女,48 岁。咳逆阵作,面赤咽干。痰滞咽喉,咯之难出,咳引胸胁痛,舌苔薄黄少津,脉象弦数。治法宜采用

A. 清肺泄肝,化痰止咳

B. 养阴清肺,化痰止咳

C. 清肺化痰,宣肃肺气

D. 疏风清热,润燥止咳

E. 疏风清热,肃肺化痰

12. 患者,女,50 岁。有风湿性关节炎史,现心悸不安,胸闷不舒,心痛时作,舌质紫暗,脉涩。其治疗应选用

A. 朱砂安神丸

B. 桃红四物汤

C. 通窍活血汤

D. 桃仁红花煎

E. 酸枣仁汤

13. 患者,男,55 岁。胸闷,心前区时时微痛,肢体沉重,阴雨天发作较频,伴倦怠乏力,症见形体肥胖,舌体胖大,苔油腻,脉滑。辨证为

A. 心血瘀阻

B. 气滞心胸

C. 痰浊闭阻

D. 气阴两虚

E. 心肾阳虚

14. 患者,男,68 岁。睡时汗出,醒时汗止,心悸少寐,神疲气短,面色无华,舌淡脉虚。宜选用

A. 玉屏风散加减

B. 当归六黄汤加减

C. 天王补心丹加减

D. 归脾汤加减

E. 生脉散加味

15. 患者,男,39 岁。平素急躁易怒,心烦失眠,口苦而干,咳痰不爽,大便秘结。发作时昏仆倒地,不知人事,肢体抽搐,口吐痰涎,舌红,苔黄腻,脉弦滑数。实验室检查:脑电图示有癫痫波型。其辨证是

A. 瘀阻脑络证

B. 肝火痰热证

C. 风痰闭阻证

D. 心脾两虚证

E. 心肾亏虚证

16. 患者,男,53 岁。劳累后高热,寒战,咳嗽,痰中带血丝。查体:左肺呼吸音增粗。胸部 X 线片示左肺纹理增粗。WBC 8×10^9/L,N 0.8,L 0.2。治疗应首选

A. 阿司匹林

B. 红霉素

C. 庆大霉素

D. 青霉素

E. 四环素

17. 患者,女,63 岁。久患咳喘,现咳逆上气,痰多胸闷,喘息加剧,下肢浮肿。应诊断为

A. 咳嗽

B. 实喘

C. 虚喘

D. 肺胀

E. 水肿

18. 患者,女,22 岁。2 年来反复痰中带血,间有大口咯血。体格检查无异常体征,胸部 X 线片示左下肺纹理增粗,紊乱。最可能的诊断是

A. 二尖瓣狭窄

B. 慢性支气管炎

C. 支气管扩张症

D. 支气管肺癌

E. 肺结核

19. 患者,女,21岁。近半年因学业压力较大,精神紧张,经常失眠,伴心烦,心悸不安,头晕,耳鸣,健忘,口干咽燥,手足心热,舌质红,少苔,脉细数。应辨证为

A. 心火偏亢证

B. 心肾不交证

C. 肝郁化火证

D. 心胆气虚证

E. 痰热内扰证

20. 患者,男,68岁。症见头摇不止,肢麻震颤,头晕目眩,胸脘痞闷,口苦口黏,舌体胖大,有齿痕,舌质红,苔黄腻,脉弦滑数。诊断为颤证,其辨证是

A. 痰热风动

B. 髓海不足

C. 气血亏虚

D. 阳气虚衰

E. 风阳内动

21. 患者平素头痛眩晕,突发半身不遂,口舌歪斜,舌强语謇,口苦,尿赤便干,舌红苔黄,脉弦数。治疗应首选

A. 镇肝熄风汤

B. 天麻钩藤饮

C. 补阳还五汤

D. 大秦艽汤

E. 地黄饮子

22. 患者,女,26岁。大便秘结,欲便不得,嗳气频作,胸胁痞满,腹中胀痛,纳食减少,舌苔薄腻,脉弦。治疗应首选

A. 六磨汤

B. 四七汤

C. 五磨饮子

D. 四磨汤

E. 柴胡疏肝散

23. 患者泄泻腹痛,泻下急迫,粪色黄褐而臭,肛门灼热,烦热口渴,小便短赤,舌苔黄腻,脉滑数。其治法是

A. 清热利湿

B. 通腑泄热

C. 泄热导滞

D. 消食导滞

E. 通腑消食

24. 患者痢下赤白,白多赤少,腹痛,里急后重,饮食乏味,胃脘饱胀,舌淡,苔白腻,脉濡缓。其证候是

A. 阴虚痢

B. 休息痢

C. 湿热痢

D. 疫毒痢

E. 寒湿痢

25. 患者有癫痫病史3年,发作时有突然意识丧失,对称性、节律性四肢抽动,瞳孔扩大等表现,随之逐渐恢复,前后持续5~10分钟。此癫痫发作最可能的类型是

A. 部分运动性发作

B. 复杂部分性发作

C. 失神发作

D. 强直－阵挛发作

E. 癫痫持续状态

26. 患者,男,60岁。有长期饮酒史,现症见腹大胀满,青筋显露,牙龈出血,口干咽燥,心烦失眠,小便短少,舌红少津,脉细数。其辨证是

A. 脾肾阳虚

B. 肝脾血瘀

C. 寒湿困脾

D. 湿热蕴结

E. 肝肾阴虚

27. 患者,女,30岁。小便灼热刺痛,尿色如洗肉水色,少腹拘急满痛,舌红苔黄,脉滑数。治疗应首选

A. 小蓟饮子

B. 八正散

C. 知柏地黄丸

D. 程氏萆薢分清饮

E. 沉香散

28. 患者,女,44岁。眩晕日久不愈,精神萎靡,腰酸膝软,少寐多梦,健忘,两目干涩,视力减退,颧红咽干,五心烦热,舌红少苔,脉细数;或面色㿠白,形寒肢冷,舌淡嫩,苔白,脉沉细无力,尺脉尤甚。其治法是

 A. 健脾益肾,活血化瘀

 B. 补益脾胃,化瘀通络

 C. 温补脾肾,通络宁心

 D. 健脾益气,益肾温中

 E. 滋养肝肾,填精益髓

29. 患者,女,45岁。突发身目发黄,黄色鲜明,右胁胀闷疼痛,牵引肩背,寒热往来,口苦咽干,尿黄便秘,舌红苔黄,脉弦滑数。其辨证是

 A. 疫毒炽盛

 B. 胆腑郁热

 C. 湿重于热

 D. 热重于湿

 E. 脾虚湿滞

30. 患者,男,47岁。自诉肢体关节疼痛,反复发作10余年,加重1个月。症见多个关节疼痛,屈伸不利,关节肿大,梭状变形,晨起僵硬,四肢肌肉萎缩,肘膝屈伸不利,疼痛夜间痛甚,遇寒加重,舌紫暗,脉弦涩。其证型是

 A. 脾肾阳虚

 B. 痰瘀痹阻

 C. 气血两虚

 D. 寒凝气滞

 E. 肝肾两虚

31. 患者因皮肤疮痍破溃而引发水肿,肿势自颜面而渐及全身,发热咽红,舌红苔黄,脉滑数。其治法是

 A. 宣肺解毒,利湿消肿

 B. 温肾助阳,化气行水

 C. 疏风清热,宣肺行水

 D. 运脾化湿,通阳利水

E. 活血祛瘀,化气行水

32. 患者,男,27岁。左眉上出现一坚硬肿块,约1cm×1cm,中有一粟粒样脓头,坚硬根深,如钉丁之状,疼痛剧烈,左上眼睑肿胀明显,不能睁眼,伴发热头痛,其诊断是

 A. 痈

 B. 发

 C. 疖

 D. 疔疮

 E. 有头疽

33. 患者,女,30岁。因与婆婆生活不睦,出现精神抑郁,胸部闷塞,胸胁胀满,咽中如有梗物,吐之不出,咽之不下,舌苔白腻,脉弦滑。其治法是

 A. 疏肝解郁,清泻肝火

 B. 行气开郁,化痰散结

 C. 疏肝解郁,理气畅中

 D. 疏肝解郁,清热平肝

 E. 疏肝解郁,降逆和胃

34. 患者,女,17岁。面、鼻部粉刺,用手指挤压,有米粒样白色脂栓挤出,颜面潮红。舌红,苔薄黄,脉细数。治疗应首选

 A. 枇杷清肺饮

 B. 桑菊饮

 C. 银翘散

 D. 消风散合当归饮子

 E. 防风通圣散

35. 患者,女,47岁。症见吐血缠绵不止,血色暗淡,神疲乏力,心悸气短,面色苍白,舌质淡,脉细弱。其证型是

 A. 阳微血脱

 B. 气虚血溢

 C. 气阴两虚

 D. 脾肾不足

 E. 肾虚不固

36. 患儿,男,11个月。泄泻2周。起病时每日泻10多次,经治疗大减,但近日仍日行3～4次,大便稀溏色淡,每于食后作泻,面色萎黄,神疲倦怠,舌质淡,苔薄白。其证候是

A. 风寒
B. 湿热
C. 伤食
D. 脾虚
E. 脾肾阳虚

37. 患者,女,26岁。已婚。妊娠3个月,尿少色黄,尿时艰涩而痛,心烦,口舌生疮,舌红少苔,脉数。治疗应首选
    A. 导赤散
    B. 加味五淋散
    C. 知柏地黄丸
    D. 清热通淋汤
    E. 六味地黄丸

38. 患者,女,53岁。月经周期紊乱,量少,经色鲜红,烘热汗出,头晕耳鸣,腰膝酸软,失眠多梦,口燥咽干,皮肤干燥瘙痒,尿少便结,舌红,少苔,脉细数。治疗应首选
    A. 左归丸
    B. 大补元煎
    C. 二仙汤合二至丸
    D. 六味地黄丸
    E. 知柏地黄丸

39. 患者,女,40岁。带下量多,色黄,质黏稠,有臭气,小腹作痛,便秘尿赤,舌红,苔黄厚腻,脉滑数。治疗应首选
    A. 五味消毒饮
    B. 龙胆泻肝汤
    C. 萆薢渗湿汤
    D. 止带方
    E. 完带汤

40. 患者,女,19岁。未婚,月经提前,量少、色红、质黏稠,伴手足心热,两颧潮红,舌红,少苔,脉细数。治疗应首选
    A. 大补元煎
    B. 丹栀逍遥散
    C. 清经散
    D. 保阴煎
    E. 两地汤

41. 患儿,男,3岁。平时易患感冒,自汗,偶有盗汗,以头部、肩背部汗出明显,动则尤甚,神疲乏力,面色少华,舌淡,苔薄白,脉虚无力。治疗应首选的方剂是
    A. 桂枝汤
    B. 黄芪桂枝五物汤
    C. 黄芪建中汤
    D. 玉屏风散合牡蛎散
    E. 生脉散合当归六黄汤

42. 患者,男,76岁。小便频数,夜间尤甚,尿线变细,余沥不尽,尿程缩短,精神萎靡,面色无华,畏寒肢冷;舌质淡润,苔薄白,脉沉细。其证候是
    A. 湿热下注
    B. 脾肾气虚
    C. 气滞血瘀
    D. 肾阴亏虚
    E. 肾阳不足

43. 患者,女,45岁。有癥积病史3年。现症:脘腹坚满,青筋显露,胁下癥结,痛如针刺,面色晦暗黧黑,口干不欲饮水,舌质紫暗,脉细涩。其证机概要是
    A. 肝郁气滞,脾运不健,湿浊中阻
    B. 湿热壅盛,蕴结中焦,浊水内停
    C. 肝脾瘀结,络脉滞涩,水气停留
    D. 脾肾阳虚,不能温运,水湿内聚
    E. 肝肾阴虚,津液失布,水湿内停

44. 患儿,女,4岁。发热2天,纳差恶心,呕吐腹泻,口腔内可见数个疱疹,手、足心部出现米粒大小的斑丘疹、疱疹,疱液清亮,躯干处未见有皮疹,舌质红,苔薄黄腻,脉浮数。其证候是
    A. 邪伤肺卫
    B. 邪犯肺脾
    C. 邪炽气营
    D. 湿热熏蒸
    E. 湿盛阴伤

45. 患儿,男,1岁。急起发热,体温39.7℃,咳嗽,流涕,纳差,1天后口腔硬腭、颊部黏膜出现疱疹,2天后出现米粒大小皮疹,以手、足、臀部为主,部

分为疱疹,质地较硬,内有混浊液体,周围绕有
红晕。烦躁口渴,小便黄赤,大便秘结,舌红绛,
苔黄腻,脉滑数。治疗应首选
  A.麻杏石甘汤
  B.甘露消毒丹
  C.解肌透痧汤
  D.清胃解毒汤
  E.清瘟败毒饮

46.患者,男,24岁。2天前受风后出现右侧面部肌肉板滞、麻木、额纹消失、眼裂变大、鼻唇沟变浅、口角下垂歪向左侧,舌淡,苔薄白。治疗除主穴外,还应取
  A.昆仑、曲池
  B.风池、风府
  C.太冲、曲池
  D.外关、关冲
  E.足三里、气海

47.患者,男,43岁。因工作压力,思虑过多,经常寐而易醒,伴心悸健忘,面色无华,易汗出,纳差倦怠,舌淡,脉细弱。针灸治疗除百会、神门、三阴交、照海、申脉、安眠外,应加取
  A.行间、侠溪、肝俞
  B.心俞、脾俞、足三里
  C.丘墟、心俞、内关
  D.太溪、心俞、肾俞
  E.公孙、内关、足三里

48.患者,女,22岁。月经不调,常提前7天以上,甚至10余日一行。治疗应首选
  A.足三里、脾俞、太冲
  B.命门、三阴交、足三里
  C.关元、血海、三阴交、地机
  D.气海、三阴交、归来
  E.关元、三阴交、肝俞

49.患儿,女,10岁。阵发性右上腹绞痛,伴恶心呕吐,腹部平软。用特定穴治疗,应首选
  A.原穴
  B.络穴
  C.背俞穴

  D.八会穴
  E.下合穴

50.患者,女,64岁。耳中如蝉鸣,时作时止,劳累则加剧,按之鸣声减弱。治疗应首选
  A.太阳、听会、角孙
  B.丘墟、足窍阴、外关
  C.太阳、听会、合谷
  D.听会、侠溪、中渚
  E.太溪、照海、听宫

51.患者突然心前区刺痛,心痛彻背,心慌汗出,面色晦暗,唇甲青紫,舌有瘀斑,脉涩。针灸取穴除内关、郄门、阴郄、膻中外,还应取
  A.神阙、关元
  B.血海、太冲
  C.中脘、丰隆
  D.心俞、至阳
  E.心俞、脾俞

52.患者,男,22岁。发热恶寒,寒重热轻,头痛身痛,鼻塞流涕,咳嗽,咳痰清稀,舌苔薄白,脉浮紧。治疗应首选
  A.手太阴、手阳明经穴
  B.手少阴、手太阴经穴
  C.手太阴、手少阳经穴
  D.手太阴、足少阳经穴
  E.手阳明、足阳明经穴

53.患者,女,73岁。跌倒,手掌撑地,肩外展外旋,出现肩痛、肿胀,活动受限。查体:Dugas征阳性。该患者肩部的畸形是
  A.屈曲外展、外旋
  B.屈曲内收、内旋
  C.方肩
  D.肩过度后伸
  E.肩过度膨隆

54.患者,女,59岁。两膝关节红肿热痛,尤以右膝部为重,痛不可触,关节活动不利,身热,口渴,舌苔黄燥,脉滑数。治疗除主穴外,还应加
  A.大椎
  B.肾俞、关元

C. 膈俞、血海
D. 阴陵泉、足三里
E. 肾俞、合谷

55. 患者,女,29岁。自诉1小时前登高挂窗帘时不慎扭伤腰部,现腰部疼痛剧烈。查体:脊柱右侧侧弯,L_4棘突右侧骶棘肌压痛阳性,局部肿胀,腰椎前屈受限。X线片示骨质未见异常。欲行推拿治疗,不宜使用的手法是
    A. 点按
    B. 弹拨
    C. 斜扳
    D. 拍法
    E. 掌揉

56. 患者,女,55岁。右手拇指晨起僵硬伴疼痛半年,近2周出现该处的肿胀及活动受限,被动活动患指可出现伴疼痛的弹响。临床诊断最可能是
    A. 类风湿关节炎
    B. 关节内游离体
    C. 骨关节炎
    D. 风湿性关节炎
    E. 狭窄性腱鞘炎

57. 患者,男,16岁。右肘部摔伤2天。右肘关节肿胀,压痛明显,活动受限,内上髁处有骨擦感。对诊断有意义的首选检查是
    A. 放射性核素骨扫描
    B. X线片
    C. B超
    D. CT
    E. MRI

58. 患儿,女,3岁。被牵拉前臂后,出现肘部疼痛,不愿用手取物,桡骨近端压痛。X线片检查未见骨折征象。最适宜的治疗方法是
    A. 肩肘固定带悬挂
    B. 外敷药物
    C. 石膏固定
    D. 手法复位
    E. 切开探查

59. 患者,女,55岁。汽车撞伤左小腿,有片状皮肤擦伤出血,局部肿痛畸形,反常活动。现场最重要的紧急处理是
    A. 创口消毒
    B. 创口包扎
    C. 创口缝合
    D. 夹板固定
    E. 迅速运送医院

60. 患者,男,39岁。颈肩痛1个月,向右上肢放射,右手拇、示指感觉减退,无四肢无力、走路或持物不稳、头痛、头晕、视力下降及眩晕、猝倒等症状。X线片显示C_{5-6}椎间孔狭窄。首先考虑的诊断是
    A. 复合型颈椎病
    B. 椎动脉型颈椎病
    C. 交感神经型颈椎病
    D. 脊髓型颈椎病
    E. 神经根型颈椎病

61. 患者,男,22岁。突发右胸痛2天,无发热、咳嗽。查体:T 37.2℃,右胸廓稍饱满,语音震颤减弱,叩诊呈鼓音,呼吸音消失。该患者最可能的诊断是
    A. 肺不张
    B. 胸腔积液
    C. 肺炎
    D. 肺气肿
    E. 气胸

62. 患者,男,50岁。1周前项后发际处突发一肿块,红肿热痛,渐渐加剧,其后出现多个粟米样脓头,部分溃破溢脓。其治法是
    A. 凉血祛风,行瘀通络
    B. 凉血清热,解毒利湿
    C. 清热泻火,和营托毒
    D. 凉血解毒,消肿排脓
    E. 滋阴生津,清热托毒

63. 患者,女,25岁。外出遇风后起风团,进入室内风团自行消退,反复发作3天就诊。风团呈白色,遇寒加重,伴恶寒怕冷,舌淡红,苔薄白,脉浮

紧。其辨证是

　　A. 血虚风燥证

　　B. 胃肠湿热证

　　C. 风热犯表证

　　D. 风寒束表证

　　E. 冲任不调证

64. 患者白睛表层血斑鲜红,咳嗽气逆,痰稠色黄,咽痛口渴,便秘尿黄,舌质红,苔黄少津,脉数。其辨证是

　　A. 阴虚火旺证

　　B. 热客肺经证

　　C. 心肺风热证

　　D. 气阴两虚证

　　E. 肝经郁热证

65. 患者耳鸣,耳中胀闷,头重如裹,胸膈满闷,咳嗽痰多,口淡无味,大便不爽,舌质淡红,苔腻。治宜选用

　　A. 涤痰汤

　　B. 逍遥散

　　C. 芎芷散

　　D. 龙胆泻肝汤

　　E. 清气化痰汤

66. 患者,男,42岁。劳累时心悸、气短2年,腹胀、尿少3天。心电图示心房颤动,心室率110次/分;胸部X线示心胸比值65%,肺淤血。有助于该患者诊断的辅助检查是

　　A. 心电向量图

　　B. 超声心动图

　　C. 心导管检查

　　D. 心电图运动负荷试验

　　E. 心脏核素检查

A3型题

答题说明

以下提供若干个案例,每个案例下设3道考题。请根据题干所提供的信息,在每一道考题下面的A、B、C、D、E五个备选答案中选择一个最佳答案。

(67~69题共用题干)

患者,女,57岁。咳喘12年,近半年下肢浮肿,经常心悸,动则尤甚,近2天来心悸咳喘加重,咳痰清稀,面部下肢浮肿,腹部胀满有水,尿少,夜间不能平卧,面唇青紫,苔白滑舌胖质暗,脉沉细无力。

67. 本病例的诊断为

　　A. 心悸

　　B. 肺胀

　　C. 哮证

　　D. 肺痿

　　E. 喘证

68. 本病例的治法为

　　A. 涤痰祛瘀,泻肺平喘

　　B. 温肺散寒,降逆涤痰

　　C. 化痰降气,健脾益气

　　D. 清肺化痰,降逆平喘

　　E. 温阳化饮利水

69. 本病例的代表方剂为

　　A. 真武汤合五苓散

　　B. 补虚汤合参蛤散

　　C. 六君子汤合玉屏风散

　　D. 苏子降气汤合三子养亲汤

　　E. 桑白皮汤

(70~72题共用题干)

患者,男,56岁。患有心房颤动,突然发生物体命名困难。2周来共发生过5次,每次持续2~15秒。查体无神经系统异常。脑CT无异常。

70. 可能的诊断是

　　A. 梅尼埃病

　　B. 脑血栓形成

　　C. 脑出血

　　D. 癫痫部分性发作

　　E. 短暂性脑缺血发作

71. 主要的病因是
A. 脑底囊性动脉瘤破裂
B. 器质性心脏病
C. 脑动静脉畸形
D. 动脉粥样硬化
E. 高血压性动脉硬化

72. 最适宜的预防治疗是
A. 阿司匹林
B. 低分子右旋糖酐
C. 丙戊酸钠
D. 胞磷胆碱
E. 降纤酶

(73~75题共用题干)

患者,男,29岁。半年来听力逐渐下降。头昏眼花,腰烦酸软,虚烦失眠,夜尿频多,发脱齿摇;舌红少苔,脉细数。

73. 其病辨证为
A. 肾精亏损
B. 脾气不足
C. 心气不足
D. 心肾阳虚
E. 心脾不足

74. 治法为
A. 疏风散邪,宣肺通窍
B. 清肝泄热,开郁通窍
C. 化痰清热,散结通窍
D. 健脾益气,养血通窍
E. 补肾填精,滋阴潜阳

75. 宜选何方
A. 耳聋左慈丸
B. 归脾汤
C. 六味地黄丸
D. 龙胆泻肝丸
E. 肾气丸

(76~78题共用题干)

患者,男,46岁。因1周来自汗多而就诊,现蒸蒸汗出,面赤烘热。口苦,烦躁易怒,小便黄,大便干,舌红苔黄,脉弦数。

76. 按照中医的辨病辨证体系,下列选项哪个最为符合该患者的临床表现
A. 脾虚湿盛之自汗
B. 邪热郁蒸之自汗
C. 肺卫不固之自汗
D. 营卫不和之自汗
E. 阴虚火旺之盗汗

77. 如此,下列治疗方法中哪种最为符合上述辨证特点
A. 健脾化湿,益气固涩
B. 滋阴降火,固表止汗
C. 益气固表,固涩止汗
D. 调和营卫,滋阴降火
E. 清肝泄热,化湿和营

78. 根据上述辨证特点及正确的治疗原则,下列方剂中最为符合的是
A. 玉屏风散加减
B. 当归六黄汤加减
C. 五苓散加减
D. 桂枝汤加减
E. 龙胆泻肝汤加减

(79~81题共用题干)

患者,男,45岁。正值夏季盛暑之季,今日在户外劳动后2小时即出现泄泻腹痛,泻下急迫,粪色黄褐,气味臭秽,肛门灼热,烦热口渴,小便短黄,舌质红,苔黄腻,脉滑数。

79. 其辨证是
A. 寒湿内盛证
B. 食滞肠胃证
C. 湿热中阻证
D. 疫毒痢
E. 湿热痢

80. 其治法是
A. 清热解毒,凉血除积
B. 清热燥湿,分消止泻

C. 清肠化湿,调气和血
D. 芳香化湿,解表散寒
E. 消食导滞,和中止泻

81. 治疗应首选
    A. 保和丸
    B. 白头翁汤
    C. 芍药汤
    D. 藿香正气散
    E. 葛根芩连汤

(82~84题共用题干)

患者,男,25岁。自觉情绪不宁,急躁易怒,胸胁胀满近2个月,伴口苦而干,头痛,目赤,耳鸣,嘈杂吞酸,大便秘结,舌质红,苔黄,脉弦数。

82. 其辨证是
    A. 肝气郁结证
    B. 痰气郁结证
    C. 心神失养证
    D. 心脾两虚证
    E. 气郁化火证

83. 其治法是
    A. 疏肝解郁,理气和中
    B. 行气开郁,化痰散结
    C. 疏肝解郁,清肝泻火
    D. 健脾养心,补益气血
    E. 滋养心肾

84. 治疗应首选
    A. 柴胡疏肝散
    B. 加味逍遥散
    C. 天王补心丹
    D. 半夏厚朴汤
    E. 甘麦大枣汤

(85~87题共用题干)

患者,男,32岁。肛门旁肿痛7天,伴发热3天。T 38.0~38.7℃,口干心烦,大便困难。查体:截石位10~12点位,距肛缘3cm处肿块,约3cm×2.5cm,红肿高突,有明显波动感。舌红,苔黄,脉弦滑。

85. 其诊断是
    A. 内痔
    B. 肛裂
    C. 肛漏
    D. 脱肛
    E. 肛痈

86. 内治应首选
    A. 仙方活命饮
    B. 黄连解毒汤
    C. 透脓散
    D. 萆薢渗湿汤
    E. 脏连丸

87. 手术治疗时应选用
    A. 注射疗法
    B. 切开疗法
    C. 结扎疗法
    D. 缝合疗法
    E. 切除疗法

(88~90题共用题干)

患者,女,30岁。肛门周围胀痛伴发热3天。查体:T 38.5℃,肛门旁右侧皮肤红肿,有明显压痛和波动感。血WBC 17.1×10^9/L,N 0.89。

88. 最可能的诊断是
    A. 骨盆直肠间隙脓肿
    B. 骨盆脓肿
    C. 肛周脓肿
    D. 直肠后间隙脓肿
    E. 坐骨直肠窝脓肿

89. 该病的特点不包括
    A. 发病急骤
    B. 疼痛剧烈
    C. 多伴有高热
    D. 破溃后可形成瘘管
    E. 女性患者更多见

90. 患者目前最有效的治疗措施是
    A. 应用抗生素

B. 理疗
C. 温水坐浴
D. 切开引流
E. 外涂消炎止痛药膏

(91～93题共用题干)

患者,女,18岁。2个月来因学习紧张压力较大,夜间经常难以入睡,有时眠中多梦,伴心悸健忘,肢倦乏力,纳少,面色少华,舌质淡,苔薄白,脉细弱。

91. 根据上述临床表现及病史,按照中医的辨证理论,考虑诊断及辨证分型为
   A. 心脾两虚之失眠
   B. 心肾不交之失眠
   C. 心胆气虚之失眠
   D. 血虚肝热之失眠
   E. 阴虚火旺之失眠

92. 如此,按照中医治疗体系,应采取下列哪种治疗方法
   A. 益气镇惊,安神定志
   B. 滋阴降火,养心安神
   C. 交通心肾,引火归原
   D. 补益心脾,养血安神
   E. 养血清肝,镇惊安神

93. 此时,根据上述辨证特点,应选用的最佳方剂为
   A. 归脾汤
   B. 黄连阿胶汤
   C. 安神定志丸
   D. 酸枣仁汤
   E. 朱砂安神丸

(94～96题共用题干)

患者,女,48岁。常呕吐吞酸,嗳气频繁,伴胸胁胀痛,舌淡红,苔薄,脉弦。

94. 其治法是
   A. 疏邪解表,化浊和中
   B. 消食化滞,和胃降逆
   C. 温中化饮,和胃降逆
   D. 疏肝和胃,降逆止呕

E. 健脾益气,和胃降逆

95. 治疗应首选
   A. 保和丸加减
   B. 四七汤加减
   C. 藿香正气散加减
   D. 小半夏汤合苓桂术甘汤加减
   E. 香砂六君子汤加减

96. 若患者呕吐较甚,可酌加
   A. 栀子、牡丹皮、黄芩
   B. 生蒲黄、五灵脂、红花
   C. 炒白术、茯苓、党参
   D. 柴胡、香附、郁金、延胡索
   E. 陈皮、旋覆花、竹茹、炙枇杷叶

(97～99题共用题干)

患儿,女,7岁。反复发作咳嗽2年余。昨日突然咳嗽气促,喉间有哮鸣声,咳痰清稀色白,呈泡沫状,形寒无汗,唇青,舌质淡红,苔白滑,脉浮紧。

97. 其诊断是
   A. 肺炎喘嗽
   B. 百日咳
   C. 哮喘
   D. 咳嗽
   E. 感冒

98. 其治法是
   A. 清肺涤痰,止咳平喘
   B. 辛温解表,宣肺化痰
   C. 散寒清热,降气平喘
   D. 温肺散寒,涤痰定喘
   E. 辛温宣肺,化痰止咳

99. 治疗应首选
   A. 麻杏石甘汤合苏葶丸
   B. 小青龙汤合三子养亲汤
   C. 大青龙汤
   D. 定喘汤
   E. 杏苏散

(100～102题共用题干)

患儿,女,6岁。厌恶进食,嗳气频频,性情急躁,面色少华,神疲肢倦,大便不调,舌质淡,苔薄白,脉弦细。

100.其厌食证型为
　　A.脾失健运
　　B.胃阴不足
　　C.脾胃气虚
　　D.脾胃不和
　　E.肝脾不和

101.其治法是
　　A.调和脾胃,运脾开胃
　　B.养胃育阴
　　C.健脾益气,佐以助运
　　D.滋脾养胃,佐以助运
　　E.疏肝健脾,理气助运

102.治疗应首选
　　A.参苓白术散
　　B.不换金正气散
　　C.养胃增液汤
　　D.逍遥散
　　E.异功散

(103～105题共用题干)

患者,女,35岁。头晕目眩,伴面红目赤,目胀耳鸣,烦躁易怒,口苦,善太息,舌红,苔黄,脉弦数。

103.治疗除督脉穴外,还应主选的经穴是
　　A.足少阴、足少阳经穴
　　B.足太阴、足阳明经穴
　　C.足厥阴、足太阴经穴
　　D.足厥阴、足阳明经穴
　　E.足太阴、足少阴经穴

104.针灸治疗应选取
　　A.百会、风池、太冲、内关、丰隆
　　B.百会、风池、肝俞、肾俞、足三里
　　C.印堂、太阳、头维、百会
　　D.阳白、四白、颊车、地仓、合谷
　　E.阳白、颧髎、四神聪、合谷、百会

105.治疗除选取主穴外,应加用
　　A.行间、率谷
　　B.膈俞、阿是穴
　　C.中脘、阴陵泉
　　D.脾俞、气海
　　E.太溪、悬钟

(106～108题共用题干)

患者,女,49岁。月经紊乱半年,伴烘热汗出,头晕耳鸣,心烦易怒,腰膝酸软,口干,小便黄,舌红,苔少,脉细数。

106.其辨证是
　　A.肾阳虚证
　　B.肾阴虚证
　　C.痰气郁结证
　　D.肝阳上亢证
　　E.肾气亏损证

107.治疗应选取的主穴是
　　A.关元、三阴交、隐白
　　B.关元、足三里、三阴交
　　C.气海、三阴交、肾俞、足三里
　　D.带脉、中极、百环俞、三阴交
　　E.关元、三阴交、肾俞、太溪

108.针刺治疗应选取的配穴是
　　A.中脘
　　B.风池
　　C.照海
　　D.关元
　　E.太溪

(109～111题共用题干)

患者,女,29岁。颈项部瘙痒,随后皮肤出现米粒大小的淡红色丘疹,日久皮损逐渐融合成片,皮肤增厚、粗糙,搔抓后有脱屑,阵发性剧痒,常因情绪紧张而加剧。舌淡,苔白,脉细。

109.该患者最可能的诊断是
　　A.神经性皮炎
　　B.慢性湿疹

C. 痤疮

D. 银屑病

E. 扁平疣

110. 针灸治疗除局部阿是穴外,还应选取的主穴是

　　A. 曲池、合谷

　　B. 神门、三阴交

　　C. 气海、关元

　　D. 血海、曲池、膈俞

　　E. 支沟、行间、阳陵泉

111. 治疗宜选取的配穴是

　　A. 太冲、肝俞

　　B. 脾俞、三阴交

　　C. 肝俞、足三里、三阴交

　　D. 脾俞、足三里

　　E. 血海、膈俞

(112~114题共用题干)

患者,男,23岁。1天前从房顶跳下,左足跟先着地。当时即感左足疼痛,但仍能行走。行走时左足跟着地处疼痛明显。查体:左足略肿胀,左跟骨周围和跟腱有压痛,无畸形、无异常活动和骨擦音。

112. 本病的诊断是

　　A. 左距骨骨折

　　B. 左踝关节扭伤

　　C. 跟腱损伤

　　D. 后踝骨骨折

　　E. 左跟骨骨折

113. 跟骨结节与后关节突的连线与前后关节突的连线交叉成角,其名称为

　　A. 跟骨结节角

　　B. 跟距关节角

　　C. 跟骨关节突角

　　D. 结节关节角

　　E. 交叉角

114. 跟骨X线片,除正侧位片外,还应拍摄

　　A. 前后位片

　　B. 斜位片

　　C. 轴位片

D. 内斜位片

E. 安氏位片

(115~117题共用题干)

某男婴,臀位娩出。生后发现其左大腿肿胀,缩短畸形,并有异常活动。

115. 为明确诊断,一般首选的检查是

　　A. 血常规

　　B. 出凝血时间

　　C. X线片

　　D. CT

　　E. MRI

116. 如经检查诊断为左股骨干骨折,其首选治疗是

　　A. 切开复位内固定手术

　　B. 手法复位,小夹板外固定

　　C. 垂直悬吊牵引

　　D. 蛙位石膏外固定

　　E. 将伤肢用绷带固定于胸腹部

117. 一般股骨干下1/3骨折可损伤的结构是

　　A. 股神经

　　B. 股动脉

　　C. 股静脉

　　D. 胫神经

　　E. 闭孔神经

(118~120题共用题干)

患者,女,29岁。已婚。妊娠5个月,肢体肿胀,始于两足,渐延于腿,皮色不变,随按随起,胸闷胁胀,头晕胀痛,舌暗红,苔白腻,脉滑。

118. 其诊断是

　　A. 子满

　　B. 子晕

　　C. 子肿

　　D. 子痫

　　E. 胎漏

119. 其辨证是

　　A. 气滞证

　　B. 肾虚证

C. 脾虚证

D. 湿热下注证

E. 阴虚津亏证

120. 治疗应首选

　　A. 加味五苓散

　　B. 济生肾气丸

　　C. 白术散

　　D. 真武汤

　　E. 正气天香散

(121~123题共用题干)

患者,女,54岁。绝经3年,不规则少量阴道流血1个月,5年前体检发现子宫肌瘤。患高血压、糖尿病5~6年。妇科检查:子宫如孕10周,不规则,软硬不均,轻压痛。宫颈轻度糜烂,B超显示子宫壁间5cm×6cm×6cm低回声,内膜厚1.1cm,不均质。

121. 最可能的诊断是

　　A. 黏膜下肌瘤

　　B. 子宫内膜癌

　　C. 宫颈癌

　　D. 子宫肉瘤

　　E. 子宫内膜息肉

122. 为明确诊断,首选的方法是

　　A. 宫颈涂片检查

　　B. 宫颈活组织检查

　　C. 阴道镜检查

　　D. 分段诊断性刮宫

　　E. 腹腔镜检查

123. 首选的最佳治疗方法是

　　A. 手术治疗

　　B. 化学治疗

　　C. 放射治疗

　　D. 抗感染治疗

　　E. 中医药治疗

(124~126题共用题干)

患者,女,43岁。双眼干涩不爽2年余,伴视物疲劳,咽干便秘,偶有烦热。舌尖红,苔薄黄,脉细数。检查所见白睛如常,黑睛见少量细小染色。

124. 根据症状及检查,应诊断为

　　A. 金疳

　　B. 火疳

　　C. 胬肉攀睛

　　D. 白涩症

　　E. 暴风客热

125. 其治法是

　　A. 清肝泻肺,退翳明目

　　B. 泻火解毒,凉血散结

　　C. 疏风清热

　　D. 泻火解毒

　　E. 滋阴润肺

126. 首选的方剂是

　　A. 还阴救苦汤

　　B. 养阴清肺汤

　　C. 六味地黄汤

　　D. 滋阴降火汤

　　E. 清燥救肺汤

A4型题

答题说明

以下提供若干个案例,每个案例下设5道考题。请根据题干所提供的信息,在每一道考题下面的A、B、C、D、E五个备选答案中选择一个最佳答案。

(127~131题共用题干)

患者,女,30岁。腹痛拒按,烦渴引饮,大便溏滞不爽,潮热汗出,小便短黄,舌质红,苔黄腻,脉滑数。

127. 本病的病机是

　　A. 胃失和降、胃气上逆、动膈冲喉

　　B. 气、痰、瘀交阻、津气耗伤、胃失通降

　　C. 胃虚失和,气逆于上

　　D. 脏腑气机不利,气血阻滞,"不通则痛"

E. 胃气郁滞,胃失和降

128. 其辨证是
　A. 肝郁气滞证
　B. 肝胃郁热证
　C. 湿热中阻证
　D. 湿热壅盛证
　E. 饮食积滞证

129. 其治法是
　A. 清化湿热,理气和胃
　B. 疏肝解郁,理气止痛
　C. 泄热通腑,行气导滞
　D. 平逆散火,泄热和胃
　E. 消食导滞,理气止痛

130. 治疗应首选
　A. 化肝煎
　B. 木香顺气散
　C. 保和丸
　D. 清中汤
　E. 大承气汤

131. 若兼咳嗽、胸闷,可加
　A. 藿香、佩兰
　B. 吴茱萸、小茴香
　C. 党参、黄芪
　D. 厚朴、木香
　E. 半夏、陈皮

(132～136题共用题干)
　患者,女,68岁。今晨发现半身不遂,口舌歪斜,舌强不语,偏身麻木,头晕目眩,舌质暗淡,舌苔薄白,脉弦滑。

132. 本病的基本病机是
　A. 髓减脑消,神机失用
　B. 脏腑功能失调,气血逆乱,上冲犯脑,脑之神明失用
　C. 风、寒、湿、热邪上犯颠顶,阻遏清阳
　D. 清阳不升,脑窍失养
　E. 火热扰窍,神明错乱

133. 其辨证为
　A. 风阳上扰证
　B. 肝肾亏虚证
　C. 风痰阻络证
　D. 气虚血瘀证
　E. 肝阳上亢证

134. 其治法为
　A. 息风化痰,活血通络
　B. 滋补肝肾
　C. 搜风化痰,行瘀通络
　D. 益气养血,化瘀通络
　E. 平肝潜阳

135. 治疗应首选
　A. 半夏白术天麻汤
　B. 左归丸
　C. 解语丹
　D. 补阳还五汤
　E. 天麻钩藤汤

136. 若肢体刺痛,痛处不移,可加
　A. 胆南星、天竺黄、珍珠粉
　B. 丹参、桃仁、红花、赤芍
　C. 木瓜、伸筋草、防己
　D. 穿山甲、水蛭、桑枝
　E. 川断、桑寄生、杜仲、牛膝

(137～141题共用题干)
　患者,女,23岁。小便涩痛如刺1天,尿频数而量少,小腹拘急胀痛,大便干,尿中白细胞满视野,苔黄脉滑数。

137. 其诊断为
　A. 腹痛
　B. 血淋
　C. 热淋
　D. 气淋
　E. 癃闭

138. 其治法为
　A. 清利湿热,排石通淋
　B. 理气疏导,通淋利尿
　C. 清热利湿通淋

D. 宣肺利水

E. 清热通淋,凉血止血

139. 其选方为

A. 清肺饮

B. 石韦散

C. 八正散

D. 沉香散

E. 小蓟饮子

140. 患者大便秘结,腹胀,可加

A. 青皮、莱菔子

B. 当归、枳壳

C. 芒硝、厚朴

D. 芦荟、川芎

E. 大黄、枳实

141. 若小便色红、舌尖红,可加

A. 郁金、枳实

B. 黄连、黄芩

C. 牡丹皮、赤芍

D. 陈皮、茯苓

E. 柴胡、黄芩

(142～146题共用题干)

患者,女,45岁。突发身目发黄,黄色鲜明,右胁胀闷疼痛,牵引肩背,寒热往来,口苦咽干,尿黄便秘,舌红苔黄,脉弦滑数。

142. 其证候是

A. 热重于湿

B. 湿重于热

C. 疫毒炽盛

D. 胆腑郁热

E. 脾虚湿滞

143. 其治法是

A. 疏肝泄热,利胆退黄

B. 清热通腑,利湿退黄

C. 利湿化浊运脾,佐以清热

D. 温中化湿,健脾和胃

E. 活血化瘀消癥

144. 其治疗首选方药是

A. 葛根芩连汤

B. 龙胆泻肝汤

C. 大柴胡汤

D. 茵陈蒿汤

E. 小柴胡汤

145. 若因蛔虫阻滞胆道而见黄疸者,可选用

A. 乌梅丸加茵陈、栀子

B. 大黄硝石汤

C. 麻黄连翘赤小豆汤

D. 甘露消毒丹

E. 茵陈五苓散

146. 若呕逆明显,可加

A. 苍术、厚朴、半夏

B. 炒谷芽、炒麦芽、鸡内金

C. 厚朴、竹茹、陈皮

D. 郁金、川楝子、延胡索

E. 陈皮、柴胡、枳壳

(147～151题共用题干)

患者,男,48岁。经常头痛,目眩,血压常在160/100mmHg左右,遇情志不遂或失眠,则血压升高,头痛加重,性情急躁,面部红赤,大便偏干,食纳可,脉弦数,舌红苔黄。

147. 其诊断为

A. 风热头痛

B. 痰浊头痛

C. 肝阳头痛

D. 肾虚头痛

E. 风湿头痛

148. 其治法是

A. 平肝潜阳息风

B. 养阴补肾,填精生髓

C. 健脾燥湿,化痰降逆

D. 疏风清热和络

E. 祛风胜湿通窍

149. 治疗应首选

A. 羌活胜湿汤

B. 芎芷石膏汤

C. 大补元煎
D. 天麻钩藤饮
E. 半夏白术天麻汤

150. 若患者头痛剧烈,目赤口苦,急躁,便秘溲黄者,可加
   A. 夏枯草、龙胆草、大黄
   B. 赤芍、石膏、知母
   C. 枳实、厚朴、大黄
   D. 大黄、黄连
   E. 芒硝、大黄、厚朴

151. 若患者症见头晕目涩,腰膝酸软者,可加
   A. 桑椹、菟丝子
   B. 川芎、当归
   C. 山药、当归
   D. 川断、桑椹
   E. 生地黄、何首乌、枸杞子

(152~156题共用题干)

患者,女,42岁。右面部疼痛2年,间断发作,呈闪电样剧痛,持续数秒,痛时面部抽搐,伴流泪、有灼热感,舌红,苔薄黄,脉浮数。

152. 其诊断是
   A. 面瘫
   B. 面痛
   C. 中风
   D. 蛇串疮
   E. 震颤麻痹

153. 治疗应主取的经穴是
   A. 手、足阳明经穴
   B. 手足厥阴、足少阳经穴
   C. 足厥阴、足少阳经穴
   D. 督脉、手厥阴及足太阴经穴
   E. 手、足太阳经穴

154. 针灸治疗应选取的主穴是
   A. 百会、四神聪、风池、太冲、合谷、阳陵泉
   B. 阳白、四白、颧髎、颊车、地仓、翳风、牵正、太阳、合谷
   C. 百会、风池、太冲、内关、丰隆

   D. 颊车、地仓、颧髎、阿是穴、合谷
   E. 四白、下关、地仓、合谷、内庭、太冲

155. 治疗除主穴外,还应加用的配穴是
   A. 风池、列缺
   B. 内关、太冲
   C. 内关、足三里
   D. 风池、风府
   E. 风池、曲池

156. 若眼部呈电灼样疼痛,属于
   A. 足少阳经证
   B. 足阳明经证
   C. 足太阳经证
   D. 手阳明经证
   E. 手太阳经证

(157~161题共用题干)

患者,男,36岁。体重70kg。因液化气瓶爆炸,导致严重烧伤,烧伤的部位有头面、颈部、双上肢、双下肢和部分躯干前面。其中I度烧伤10%,II度烧伤40%,III度烧伤5%。伤后3小时送来医院,来院前未行任何处理和治疗。初步检查:体温36.5℃,心率130次/分,血压90/65mmHg,患者疼痛呻吟、烦躁不安、口渴,停留尿管引出深黄色尿液100mL。血常规:白细胞15×10^9/L,血红蛋白120g/L。

157. 该患者烧伤面积的诊断为
   A. 烧伤总面积55%
   B. 烧伤总面积40%
   C. 烧伤总面积50%
   D. 烧伤总面积45%
   E. 烧伤总面积70%

158. 以下诊断正确的是
   A. 爆震伤
   B. 化学烧伤
   C. 合并吸入性损伤
   D. 烧伤休克失代偿期
   E. 火焰烧伤

159. 根据临床上烧伤的三度四分法,III度烧伤伤及的范围是

A. 表皮角质层
B. 表皮生发层
C. 全层皮肤,甚至达皮下、肌肉或骨骼
D. 真皮乳头层
E. 真皮深层

160. 急诊应立即采取的措施中,错误的是
A. 立即就地在现场实施人工呼吸
B. 给予镇静止痛剂
C. 立即开放静脉通道进行补液,纠正休克
D. 使用抗生素和破伤风抗毒素
E. 立即进行血型、血常规、电解质等检查

161. 有关该患者烧伤创面处理,不正确的是
A. 可用微粒皮、小片自体皮移植
B. 早期创面清理后采取暴露疗法
C. 补液抗感染治疗
D. 来院后立即切痂植皮
E. 手术可分次进行

(162~166题共用题干)
患者,女,40岁。2年前工作改为夜班后,月经量逐渐增多,色淡红,质清稀;神疲体倦,气短乏力,经来小腹空坠;舌淡苔薄,脉细弱。

162. 中医诊断为
A. 月经过多气虚证
B. 月经过多脾虚证
C. 月经过多血寒证
D. 月经过多血瘀证
E. 月经过多肾虚证

163. 治宜
A. 益气养血调经
B. 养血活血调经
C. 补肾益气调经
D. 补气摄血固冲
E. 养血收涩止血

164. 方宜首选
A. 举元煎
B. 失笑散合四物汤
C. 大补元煎

D. 固阴煎
E. 补中益气汤

165. (假设信息)若患者正值经期,血量多,宜酌加
A. 泽兰、益母草、五灵脂
B. 棕榈炭、茜草炭、藕节炭
C. 地榆、茜草
D. 三七、蒲黄
E. 续断、杜仲

166. (假设信息)若患者腰骶冷痛,大便溏薄者,应加用的药物不包括
A. 补骨脂
B. 炒杜仲
C. 炒川断
D. 炒艾叶
E. 益母草

(167~171题共用题干)
患儿,女,2岁。春季发病,发热2天,体温38~38.5℃,有汗,口渴喜饮,咳嗽,流黄涕,打喷嚏,恶心,呕吐2次,吐物酸腐,不思饮食,时有腹痛,大便酸臭,夹有不消化食物,溲黄。查体:咽红肿痛,心肺(-),腹胀拒按,稀便。舌质红,苔厚腻,指纹紫滞至风关。

167. 其诊断是
A. 咳嗽之痰热咳嗽证
B. 感冒之感冒夹滞证
C. 肺炎喘嗽之痰热闭肺证
D. 泄泻之伤食泻证
E. 积滞之乳食内积证

168. 其治法是
A. 消食化积
B. 和胃导滞
C. 消食导滞
D. 解表兼以消食导滞
E. 宣肺止咳

169. 治疗应首选的方剂是
A. 桑菊饮
B. 枳实导滞丸

C. 香砂平胃散

D. 健脾丸

E. 银翘散合保和丸

170. 若大便秘结,小便短黄,壮热口渴,可加

A. 葛根、黄芩、黄连

B. 生石膏、知母

C. 桑叶、菊花

D. 大黄、玄明粉

E. 枳实、生大黄

171. 若见咳嗽较剧,痰多,喉间痰鸣,舌苔厚腻,脉浮数,应加用

A. 三拗汤

B. 桑菊饮

C. 小儿金丹片

D. 银翘散

E. 桑白皮汤

(172~176题共用题干)

患者,男,51岁。双下肢乏力半年,右侧明显,近2个月步态不稳,右手不能扣纽扣。无外伤史,无发热。体格检查:颈背部无明显压痛,两上肢前臂、手及上臂尺侧皮肤感觉减退,躯干部及双下肢感觉减退,四肢肌力减弱,左上肢肌力3级,右上肢及双下肢肌力4级,肌张力增高,肱二、三头肌反射亢进,双侧膝踝反射亢进,右髌阵挛阳性,双侧巴宾斯基征阳性。

172. 最可能的诊断是

A. 脑卒中

B. 颈椎病

C. 颈椎肿瘤

D. 颈椎结核

E. 颈神经根炎

173. 最有助于鉴别诊断的辅助检查为

A. 颈椎X线片

B. 颈椎X线断层摄片

C. 肌电图

D. 颈椎MRI

E. 全身骨显像

174. 应考虑的治疗是

A. 颈枕吊带牵引

B. 激素治疗

C. 推拿按摩治疗

D. 手术治疗

E. 颈托围领制动

175. 致病因素是

A. 病毒感染

B. 细菌感染

C. 退行性改变

D. 变态反应

E. 高血压

176. 下列哪项对该患者最不利

A. 长时间低头伏案写作

B. 枕头过高

C. 头过度后伸

D. 颈部突然前后摆动

E. 牵引

(177~181题共用题干)

患者,男,56岁。有长期便秘史。1周前排便时肛内肿物脱出,肛管紧缩,坠胀疼痛,肛缘水肿,触痛明显,舌质暗红,苔白,脉弦细涩。肛门指诊触及柔软、表面光滑、无压痛的黏膜结节,肛门镜下见齿线上黏膜有结节突起,呈深红色。

177. 其诊断是

A. 直肠息肉

B. 肛乳头肥大

C. 肛裂

D. 内痔

E. 直肠脱垂

178. 其治法是

A. 清热解毒透脓

B. 清热利湿止血

C. 清热利湿,祛风活血

D. 养阴清热,祛湿解毒

E. 理气活血,润肠通便

179. 治疗应首选

A. 脏连丸

B. 透脓散

C. 六磨汤

D. 青蒿鳖甲汤合三妙丸

E. 止痛如神汤

180. **若肿物紫暗明显,加**

　　A. 肉苁蓉、火麻仁

　　B. 槟榔、大黄

　　C. 红花、牡丹皮

　　D. 阿胶、鸡血藤

　　E. 地榆炭、炒槐花、侧柏炭

181. **若肿物淡红光亮,加**

　　A. 地榆炭、仙鹤草

　　B. 白头翁、秦艽

　　C. 天花粉、石斛

　　D. 龙胆草、木通

　　E. 金银花、连翘、马齿苋

(182～186题共用题干)

患者,男。因着急引起右鼻出血1天,量较多,血色深红,伴头痛头晕,口苦咽干,胸胁苦满,舌质红,苔黄,脉弦数。

182. **中医诊断为**

　　A. 咯血

　　B. 呕血

　　C. 紫斑

　　D. 鼻衄

　　E. 齿衄

183. **中医辨证为**

　　A. 胃热炽盛

　　B. 肝火上炎

　　C. 肺经热盛

　　D. 肝肾阴虚

　　E. 脾不统血

184. **中医治则为**

　　A. 疏风清热,凉血止血

　　B. 清胃降火,凉血止血

　　C. 清肝泻火,凉血止血

　　D. 滋养肝肾,养血止血

E. 健脾益气,补血止血

185. **首选方剂为**

　　A. 桑菊饮

　　B. 犀角地黄汤

　　C. 龙胆泻肝汤

　　D. 知柏地黄丸

　　E. 归脾汤

186. **若患者阴虚内热,手足心热,应加**

　　A. 白茅根、蒲黄、大蓟、小蓟、藕节

　　B. 玄参、麦冬、女贞子、旱莲草

　　C. 磁石、龙齿、珍珠母、远志

　　D. 玄参、龟甲、地骨皮、知母

　　E. 天花粉、玉竹、石斛

(187～191题共用题干)

患者,男,29岁。平素身体壮实,3天前出现纳食不佳,厌食油腻,形疲乏,发热口渴,随后身目俱黄,黄色鲜明,背部胀满,口苦,恶心欲吐,大便秘结,小便短少黄赤,舌质红苔黄腻,脉弦数。

187. **根据患者上述临床特点及中医辨证类型,针对此患者的最佳治疗方剂是**

　　A. 茵陈蒿汤加减

　　B. 茵陈五苓散加减

　　C. 茵陈术附汤加减

　　D. 甘露消毒丹加减

　　E. 麻黄连翘赤小豆汤加减

188. **若该患者既往有胆结石病史,突发右胁疼痛,牵引肩背,身目黄染,恶寒发热,大便色淡灰白,治疗当用**

　　A. 小柴胡汤

　　B. 大柴胡汤加减

　　C. 柴芩温胆汤

　　D. 黄连温胆汤加减

　　E. 大黄芒硝汤

189. **若因虫体阻滞胆道,突然出现身目黄染,胁痛时发时止,痛而有钻顶感,治疗当用**

　　A. 柴胡疏肝散加减

　　B. 龙胆泻肝汤加减

C. 大柴胡汤加减

D. 小柴胡汤加减

E. 乌梅丸加减

190. 若患者一开始出现发热恶寒,胸闷脘胀,继而身目皆黄,小便黄赤,舌苔白腻,脉浮,治疗宜用

　　A. 桑菊饮

　　B. 杏苏散

　　C. 银翘散

　　D. 荆防败毒散

　　E. 麻黄连翘赤小豆汤

191. 若此患者失治误治,黄疸日久,症见胁下胀痛,固定不移,肤色暗黄,舌暗红,脉弦细。治疗宜用

　　A. 四逆散

　　B. 逍遥散

　　C. 硝石矾石散

　　D. 滋水清肝饮

　　E. 栀子柏皮汤

C 型题

答题说明

以下提供若干个案例,每个案例下设若干道考题。每个考题有多个备选答案,其中正确答案有1个或几个。

(192～196题共用题干)

患者,男,24岁。因"咳嗽,吐黄痰3天"于2016年12月15日前来就诊。患者自诉3天前受凉后咳嗽气急,咽喉痛,并伴有恶风发热,头痛,周身不适,鼻流黄涕,逐渐出现吐痰黄稠,咳嗽频剧。诊其脉浮数,舌红苔薄黄。

192. 该患者应该考虑为何证

　　A. 咳嗽,风寒袭肺证

　　B. 咳嗽,风热犯肺证

　　C. 感冒,表寒里热证

　　D. 咳嗽,痰湿蕴肺证

　　E. 感冒,风热证

　　F. 咳嗽,风燥伤肺证

　　G. 感冒,暑湿证

　　H. 时行感冒

　　I. 气虚感冒

　　J. 阴虚感冒

193. 此时辨证治疗该患者,当首选下列何方为主方进行加减化裁

　　A. 二陈汤合三子养亲汤

　　B. 桑杏汤

　　C. 三拗汤合止嗽散

　　D. 桑菊饮

　　E. 银翘散

　　F. 新加香薷饮

　　G. 双解汤

　　H. 养阴清肺汤

　　I. 九味羌活汤

　　J. 藿香正气散

194. 患者咳嗽初起,治疗时不宜选用哪些药物

　　A. 五味子

　　B. 紫菀

　　C. 百部

　　D. 诃子肉

　　E. 罂粟壳

　　F. 桔梗

　　G. 知母

　　H. 乌梅

　　I. 射干

　　J. 石膏

195. "五脏六腑皆令人咳,非独肺也"可理解为引起咳嗽的脏腑有哪些

　　A. 心

　　B. 肝

　　C. 脾

　　D. 肺

E. 肾
F. 大肠
G. 三焦
H. 小肠
I. 胆
J. 胃

196. 此种治疗方法,符合中医哪种治则(提示:该患者咳嗽因失治误治,迁延未愈,久咳,兼有便溏乏力之症,医师用六君子汤治疗,病情有所好转)
    A. 急则治其标,缓则治其本
    B. 益火消阴
    C. 开通表里
    D. 塞因塞用
    E. 虚则补其母
    F. 实则泻其子
    G. 通因通用
    H. 热因热用
    I. 寒因寒用
    J. 寒则热之

(197～201题共用题干)

患者,女,30岁。因四肢麻木乏力12天收入院。患者1周前有感冒和发热病史。5天前开始逐渐出现双下肢瘫痪,伴麻木和酸痛。近3天来双上肢不能抬举。二便正常,胃纳差,舌质稍红,苔微黄干。既往史无特殊。体格检查:双下肢肌肉松弛,仅两踝和足趾稍有活动,两上肢能伸屈肘和轻握拳。双上肢腱反射减弱,双下肢腱反射消失。双下肢浅感觉减弱。未引出病理性神经反射。

197. 痿证发生的病因病机是(提示:本病例以肢体麻木乏力为主诉入院,属中医痿证范畴)
    A. 饮食不节
    B. 外感温热毒邪
    C. 内伤情志
    D. 劳累过度
    E. 先天不足
    F. 接触神经毒性药物

G. 病后余热燔灼伤津耗气
H. 冒雨涉水
I. 房事不节
J. 跌仆伤损

198. 有关足三里的提法,下列哪些是正确的(提示:针对本例患者,可考虑使用足三里药物穴位注射)
    A. 孕妇禁针
    B. 有强壮作用,为保健要穴
    C. 为四总穴之一
    D. 是五输穴之一
    E. 是下合穴之一
    F. 可治癫狂之症
    G. 治疗妇科疾病有良效
    H. 可治肛瘘
    I. 可治乳痈
    J. 可治虚劳诸证

199. 关于施灸的注意事项哪些是正确的(提示:痿证患者后期肌肉松弛,以使用灸法效果较好)
    A. 先灸阴经,后灸阳经
    B. 先灸上部,后灸下部
    C. 先用大炷灸,后递减至小炷灸
    D. 面部穴位不准用灸法
    E. 大血管处不宜直接灸
    F. 关节活动部位不宜化脓灸
    G. 孕妇腹部不宜施灸
    H. 体弱患者,艾炷宜适当加大以增强温补效果
    I. 施灸过程要防止燃烧的艾绒脱落烧伤皮肤和衣物
    J. 施灸应注意在通风环境中进行

200. 下列属于阳明经穴位的有(提示:针刺治疗依照治痿独取阳明治则取穴)
    A. 阳交
    B. 手三里
    C. 足五里
    D. 阳辅
    E. 合谷
    F. 阳谷

G. 曲池

H. 二间

I. 阳溪

J. 上关

201. 下列治疗痿证常用穴位中定位正确的是(提示:针刺治疗取穴以三阳经穴位为主)

　　A. 曲池穴在肘区,在尺泽与肱骨外上髁连线中点凹陷处

　　B. 髀关穴在大腿前面,当髂前下棘与髌底外侧端的连线上,屈股时平会阴,居缝匠肌外侧凹陷处

　　C. 悬钟在小腿外侧,当外踝尖上3寸,腓骨后缘

　　D. 阳陵泉在小腿外侧,当腓骨头前下方凹陷处

　　E. 阴陵泉在小腿内侧,当胫骨内侧髁前下方凹陷处

　　F. 足三里在小腿前外侧,当犊鼻下3寸,距胫骨前缘一横指(中指)

　　G. 尺泽在肘横纹中,肱二头肌腱尺侧缘凹陷处

　　H. 三阴交在下腹部,脐中下4寸,前正中线上

　　I. 中极在下腹部,脐中下4寸,前正中线上

　　J. 肩髃在三角肌区,肩峰外侧缘前端与肱骨大结节两骨间凹陷中

(202～206题共用题干)

患者,女,56岁。右腰疼痛、不能弯腰,行动受影响已半年,疼痛加剧3天。疼痛部位固定,刺痛,睡眠差,心烦难忍,舌暗,舌底脉络迂曲。

202. 下列属于本病病因的是

　　A. 风寒

　　B. 情志失调

　　C. 肾虚

　　D. 寒湿

　　E. 劳损

　　F. 跌仆损伤

　　G. 脾胃虚弱

　　H. 睡眠姿势不当

203. 该患者属于哪一种中医辨证分型

A. 气虚型

B. 湿热型

C. 肾虚型

D. 阴虚型

E. 瘀血型

F. 寒湿型

G. 气滞型

204. 针灸治疗应主取

A. 足少阴经穴

B. 局部阿是穴

C. 足少阳经穴

D. 足太阳经穴

E. 督脉

F. 手厥阴经穴

G. 手少阴经穴

205. 除主穴外,还应加用的配穴是

A. 腰阳关、肾俞、志室

B. 井穴、太冲

C. 百会、四神聪

D. 肾俞、命门、志室

E. 膈俞

F. 太冲、太溪

G. 丰隆、风池

206. 关于本病的其他治疗方法,正确的是

A. 压丸法

B. 皮肤针法

C. 内服温肾壮阳方

D. 取肾俞、大肠俞拔罐法

E. 穴位注射地塞米松5mL和利多卡因2mL混合液

F. 牵引疗法

G. 关节松动术

H. 内服归脾汤

(207～211题共用题干)

患者,女,24岁。未婚未育,因"怕热、多汗,消瘦2个月,伴心悸10天"来诊。2个月前,患者无明显诱因出现怕热,多汗,且有体重下降,至今已减轻

10kg,近10天来出现心悸,以运动时尤剧。既往体健。

207. 该患者下列哪种疾病的可能性最大
A. 肺结核
B. 1型糖尿病
C. 恶性贫血
D. 神经官能症
E. 甲状腺功能亢进症
F. 重度肝炎
G. 2型糖尿病
H. 重度贫血
I. 流行性出血热
J. 病毒性心肌炎

208. 该患者可能伴有下列哪一种(或哪几种)症状及体征
A. 咳嗽
B. 面色苍白
C. 月经减少
D. 肝区肿大
E. 紧张焦虑
F. 记忆力增强
G. 大便次数增加
H. 失眠
I. 心动过缓
J. 突眼

209. 如果上述所选的症状及体征均存在,对于确诊该疾病具有重要作用的检查是
A. 血常规
B. 神经诱发电位
C. 肝功能
D. 血清 TT_4、TT_3、FT_4、FT_3
E. 血糖
F. 大便查找寄生虫卵
G. 胃镜
H. 胸部X线片
I. 血清TSH
J. 尿糖

210. 下列哪一种(或哪几种)药物可用于治疗该疾病
A. 叶酸和维生素 B_{12}
B. 他巴唑
C. 卡比马唑
D. 磺脲类药物
E. 异烟肼
F. 维生素 B_6
G. 丙硫氧嘧啶
H. 利福平
I. 硝苯地平
J. 硫酸亚铁

211. 给患者服用上述药物前一般至少需要进行哪些检查
A. 肝功能
B. 乙肝两对半
C. 血糖
D. 胸部X线片
E. 心电图
F. 血脂
G. 尿常规
H. 血常规
I. 尿糖
J. 眼底检查

(212~216题共用题干)

患者,男,50岁。右上肢外展牵拉伤2小时,患肩疼痛明显,以健手托患侧前臂就诊。查体:右侧方肩,Dugas征阳性。

212. 最可能的诊断是
A. 锁骨骨折
B. 肱骨解剖颈骨折
C. 肱骨颈骨折
D. 肩关节前脱位
E. 肩锁关节脱位
F. 孟氏骨折
G. 盖氏骨折

213. 本病的手法复位包括
A. 拔伸屈肘法

B. 手牵足蹬法
C. 椅背复位法
D. 拔伸托入法
E. 膝顶推拉法
F. 悬吊复位法
G. 旋转扳法

214. 若行手法复位后 Dugas 征仍阳性,主要原因是
A. 合并肩峰骨折
B. 合并肩锁关节脱位
C. 合并锁骨骨折
D. 可能合并肱骨外科颈骨折
E. 复位未成功,肩关节仍脱位
F. 合并肱骨干骨折
G. 合并肱骨髁上骨折

215. 若复位后 1 个月,仍感四肢疲乏无力,形体虚弱,肌肉酸软,纳差食少,面色萎黄,舌质淡,苔薄白,脉细弱。最适合的治法是

A. 补气养血
B. 健脾养胃
C. 补肝益肾
D. 温阳补血
E. 养血散寒
F. 滋肾纳气
G. 填精益髓

216. 治疗可选的方剂为
A. 八珍汤
B. 归脾汤
C. 补肾壮筋汤
D. 阳和汤
E. 当归四逆汤
F. 左归丸
G. 肾气丸
H. 十全大补汤

试卷标识码:

中医医师规范化培训结业理论考核模拟试卷(二)

考生姓名：_____

准考证号：_____

工作单位：_____

模拟试卷(二)

A1 型题

答题说明

每一道试题下面有 A、B、C、D、E 五个备选答案,请从中选择一个最佳答案。

1. 医疗机构的医务人员违反规定,将不符合国家规定标准的血液用于患者的,应当
   A. 由县级以上卫生行政部门处以罚款
   B. 由县级以上卫生行政部门责令改正
   C. 由县级以上卫生行政部门限期整顿
   D. 依法赔偿
   E. 依法追究刑事责任

2. 医疗机构工作人员上岗工作,必须佩戴标牌。标牌除载明本人姓名外,还应载明
   A. 性别和年龄
   B. 年龄和专业
   C. 专业和职务
   D. 职务或者职称
   E. 职称及科室

3. 医疗机构发现甲类传染病时,对医疗机构内的患者、病原携带者、疑似患者的密切接触者,应依法及时采取的措施是
   A. 在指定场所进行医学观察
   B. 进行医学观察
   C. 采取预防措施
   D. 予以隔离治疗
   E. 确诊前在指定场所进行单独隔离治疗

4. 因抢救急危患者,未能及时书写病历的,有关医务人员应当在抢救结束后据实补记,并加以注明,其时限是
   A. 2 小时内
   B. 4 小时内
   C. 6 小时内
   D. 8 小时内
   E. 12 小时内

5. 可以参加执业医师资格考试的条件中,不包括
   A. 高等学校相关医学专业本科以上学历
   B. 在执业医师指导下,在医疗机构参加医学专业工作实践满 1 年
   C. 在执业医师指导下,在预防机构参加医学专业工作实践满 1 年
   D. 在执业医师指导下,在保健机构参加医学专业工作实践满 1 年
   E. 在执业医师指导下,在卫生行政管理机构参加医学专业工作实践满 1 年

6. 关于脑死亡的哈佛标准有 4 个具体基本标准。下列不属于这四个具体基本标准的是
   A. 大脑皮层功能不可逆丧失
   B. 对外部刺激和内部需要无接受性和反应性
   C. 自主的肌肉运动和自主的呼吸消失
   D. 诱导反射消失
   E. 脑电波平直或等电位

A2 型题

答题说明

每一道试题是以一个小案例出现的,其下面都有 A、B、C、D、E 五个备选答案,请从中选择一个最佳答案。

7. 患者,男,67 岁。在打麻将时突然言语不清,并摔倒在地,二便失禁,随即出现意识不清并短暂性肢体抽搐,呕吐频繁。查体:血压 200/105mmHg,双瞳孔等大等圆,脑膜刺激征阳性。此时首选的检查是
   A. 立即行 MRI 检查,明确是出血还是梗死
   B. 脑电图检查
   C. 经颅多普勒超声
   D. 腰穿
   E. 立即行头颅 CT 检查

8. 患者,女,32岁。因旅途劳累而畏寒,高热,体温达39℃,干咳,右侧胸痛,深呼吸时加重。查体:急性重病容,面部充血,口角有疱疹,右中下肺闻及支气管呼吸音。临床诊断急性肺炎。其最可能的病原体是
   A. 肺炎支原体
   B. 肺炎克雷伯菌
   C. 肺炎链球菌
   D. 肺炎衣原体
   E. 金黄色葡萄球菌

9. 患者,男,42岁。咳嗽声重,气急,咽痒,咳痰稀薄色白,鼻塞,流清涕,头痛,恶寒发热,无汗,舌苔薄白,脉浮。应选择的方剂是
   A. 荆防败毒散
   B. 三拗汤
   C. 三子养亲汤
   D. 清金化痰汤
   E. 三拗汤合止嗽散

10. 患者,男,53岁。心悸不安,胸闷不舒,心痛时作,痛如针刺,唇甲青紫,舌质紫暗,脉涩而结,治法为
    A. 温补心阳、安神定悸
    B. 镇惊定志、养心安神
    C. 疏肝理气、活血通络
    D. 活血化瘀、理气通络
    E. 益气活血、通脉止痛

11. 患者因多饮、多食、多尿、体重减轻就诊,有助于确诊糖尿病的检查是
    A. 尿糖
    B. 空腹血糖测定
    C. 葡萄糖耐量试验
    D. 血浆胰岛素
    E. 血酮测定

12. 患者,女,50岁。咳喘日久,咳嗽痰多,色白黏腻,短气喘息,稍劳即著,怕风易汗,脘痞纳少,舌淡苔浊腻,脉滑,病情稳定时可选用
    A. 苏子降气汤
    B. 二陈汤
    C. 三子养亲汤
    D. 蛤蚧定喘丸
    E. 六君子汤

13. 患者,男,21岁。痫证反复发作,发则突然昏仆,四肢抽动,口吐涎沫,声声尖叫,舌苔白腻,脉象弦滑。其辨证为
    A. 痰浊内阻
    B. 气机逆乱
    C. 肝风扰动
    D. 风痰闭阻
    E. 气滞血瘀

14. 患者,男,59岁。2年前被诊断为颤证。现症见头摇肢颤,筋脉拘挛,畏寒肢冷,四肢麻木,心悸懒言,动则气短,小便清长,大便溏,舌淡,苔薄白,脉沉迟无力。其治法是
    A. 益气养血,濡养筋脉
    B. 填精补髓,育阴息风
    C. 清热化痰,平肝息风
    D. 镇肝息风,舒筋止颤
    E. 补肾助阳,温煦筋脉

15. 患者,女,52岁。胃痛暴作,恶寒喜暖,脘腹得温则痛减,口淡不渴,舌淡苔薄白,脉弦紧。治疗应首选
    A. 小建中汤
    B. 黄芪建中汤
    C. 桂枝汤
    D. 藿朴夏苓汤
    E. 香苏散合良附丸

16. 患者,男,40岁。发热后突然出现肢体软弱无力,皮肤干燥,心烦口渴,咳呛少痰,咽干不利,小便黄赤,大便干燥,舌质红,苔黄,脉细数。治疗应首选
    A. 泻白散
    B. 杏苏散
    C. 参苓白术散
    D. 清燥救肺汤
    E. 二妙丸

17. 患者十二指肠溃疡病史8年,饮酒后突发上腹剧

痛。查体:板状腹。拟诊为急性穿孔,确诊最重要的检查是
A. 腹部 X 线透视
B. 钡餐透视
C. 血常规
D. 粪便隐血试验
E. 腹腔穿刺

18. 患者,男,56 岁。脘腹痞塞不舒,胸膈满闷,头晕目眩,身重困倦,呕恶纳呆,小便不利,舌苔白厚腻,脉沉滑。其治法是
A. 燥湿健脾,化痰理气
B. 温化痰饮,和胃降逆
C. 导滞通便,理气化痰
D. 开郁化痰,润燥降气
E. 养阴生津,和胃降逆

19. 患者,男,28 岁。呕吐多为清水痰涎,脘闷不食,头晕心悸,舌苔白腻,脉滑。其证候为
A. 脾胃虚弱
B. 脾阳虚衰
C. 痰饮中阻
D. 饮食积滞
E. 气滞痰阻

20. 患者两颧出现蝶状红斑,高热,烦躁不安,口糜口渴,咽痛咳嗽,关节红肿热痛,小便短赤,大便秘结,舌质暗红,苔黄,脉滑数。治疗应首选
A. 知柏地黄丸
B. 犀角地黄汤合清瘟败毒饮
C. 当归补血汤
D. 增液汤
E. 蠲痹汤

21. 患者大便艰涩,腹痛拘急,胀满拒按,胁下偏痛,手足不温,呃逆呕吐,舌苔白腻,脉弦紧。治疗应首选
A. 温脾汤
B. 济川煎
C. 六磨汤
D. 麻仁丸
E. 润肠丸

22. 患者,女,21 岁。四肢关节痛 6 个月,近 2 个月出现面颊部对称性红斑,口腔溃疡反复发作。查体:白细胞 2.7×10^9/L,血沉 67mm/h。该患者最可能的诊断是
A. 类风湿关节炎
B. 系统性红斑狼疮
C. 原发性干燥综合征
D. 白塞综合征
E. 原发免疫性血小板减少症

23. 患者,男,67 岁。腹胀按之不坚,胁下胀满,饮食减少,食后胀甚,得嗳气稍减,小便短少,舌苔薄白腻,脉弦。其辨证是
A. 气滞湿阻
B. 脾胃虚弱
C. 脾虚湿困
D. 寒湿困脾
E. 脾肾阳虚

24. 患者,男,72 岁。突然昏仆,不省人事,肢体软瘫,目合口张,鼻鼾息微,手撒肢冷,汗多,二便自遗,舌痿,脉微欲绝。其中风属
A. 阴闭证
B. 脱证
C. 阳闭证
D. 中经络
E. 后遗症

25. 患者尿中夹砂石,排尿时突然中断,尿道窘迫疼痛,少腹拘急,一侧腰腹绞痛难忍,尿中带血,舌红,苔薄黄,脉弦。治疗应首选
A. 鹿茸补涩丸
B. 八正散
C. 石韦散
D. 无比山药丸
E. 补中益气汤

26. 患者小便涓滴不通,烦渴欲饮,咽干,呼吸短促,咳嗽,舌苔薄黄,脉数。其治法是
A. 清泄肺热,通利水道
B. 清热利湿,通利小便
C. 理气解郁,通利小便

D. 行瘀散结,通利水道

E. 升清降浊,化气利水

27. 患者,男,36岁。平素性情急躁,有胃溃疡病史。昨日因大怒诱发呕血,吐血色红,伴口苦咽干,胸胁疼痛,心烦易怒,舌质红绛,脉弦数。治疗应首选

　A. 柴胡疏肝散合十灰散

　B. 犀角地黄汤

　C. 龙胆泻肝汤

　D. 泻心汤合十灰散

　E. 玉女煎

28. 患者,男,45岁。头痛经久不愈,痛处固定不移,刺痛,舌质紫暗,脉涩。治疗应首选

　A. 大补元煎

　B. 通窍活血汤

　C. 芎芷石膏汤

　D. 川芎茶调散

　E. 天麻钩藤饮

29. 患者,女,37岁。因与同事发生口角,近1周出现精神抑郁,情绪不宁,胸部满闷,胸胁胀痛,脘闷嗳气,不思饮食,舌苔薄腻,脉弦。其治法是

　A. 健脾养心,益气补血

　B. 疏肝解郁,理气和中

　C. 甘润缓急,养心安神

　D. 疏肝解郁,清肝泻火

　E. 行气开郁,化痰散结

30. 患者,男,55岁。胃脘疼痛,食少,便血,逐渐消瘦1个月。现症:胃脘灼热,嘈杂疼痛,饥不欲食,口干咽燥,大便干燥,形体消瘦,舌红少苔乏津,脉细数。其辨证是

　A. 热毒证

　B. 脾气虚证

　C. 胃阴虚证

　D. 肝胃不和证

　E. 气滞血瘀证

31. 患者,男,58岁。黄疸日久,黄色晦暗如烟熏,纳少脘闷,大便溏,神疲畏寒,口淡不渴,舌淡苔腻,脉沉迟。治疗应首选

　A. 甘露消毒丹

　B. 黄连温胆汤

　C. 茵陈五苓散

　D. 茵陈蒿汤

　E. 茵陈术附汤

32. 患者,男,45岁。症见小便短赤灼热,尿血鲜红,心烦口渴,口舌生疮,舌红,脉数。其证型是

　A. 脾不统血

　B. 肾虚火旺

　C. 下焦热盛

　D. 肾气不固

　E. 肾阴不足

33. 患者,男,60岁。糖尿病史15年。现症见小便频数,浑浊如膏,夜尿尤多,伴腰膝酸软,畏寒肢冷,阳痿不举,双下肢轻度浮肿,舌淡有齿痕,苔白,脉沉细无力。治疗应首选

　A. 金匮肾气丸

　B. 六味地黄丸

　C. 参芪地黄汤

　D. 金锁固精丸

　E. 消渴方

34. 患者,女,35岁。5小时前与同事吵架,随后出现小便不通,情志抑郁,胁腹胀满,舌红,苔薄黄,脉弦。此病证的证机概要是

　A. 肺热壅盛,失于肃降,不能通调水道,无以下输膀胱

　B. 脾虚运化无力,升清降浊失职

　C. 肝气失于疏泄,三焦气机失宣,膀胱气化不利

　D. 湿热壅结下焦,膀胱气化不利

　E. 水停湿阻,气滞血瘀,三焦气化不利

35. 患者,女,28岁。已婚。颈前肿物10余年,渐渐增大,边缘不清,皮色如常,无疼痛,可触及肿物表面结节,随吞咽上下移动。其诊断是

　A. 肉瘿

　B. 石瘿

　C. 瘿痈

　D. 气瘿

E. 血瘿

36. 患者,男,18岁。左下肢被沸水烫伤,局部疼痛剧烈,遍布水疱,有部分破裂,基底部呈均匀红色。其烧烫伤的深度是
   A. 轻度
   B. Ⅰ度
   C. 浅Ⅱ度
   D. 深Ⅱ度
   E. Ⅲ度

37. 患者经前小腹胀痛拒按,经血量少,血色紫暗有块,胸胁、乳房胀痛不适,舌质暗,有瘀点,脉弦。其证候是
   A. 肝郁气滞证
   B. 肝脾不调证
   C. 肾虚肝郁证
   D. 寒凝血瘀证
   E. 气滞血瘀证

38. 患者,女,28岁。妊娠37天,阴道少量出血3天,色深红,质稠,腰酸,口苦咽干,溲黄便结,舌红,苔黄,脉滑数。其治法是
   A. 补肾健脾,益气安胎
   B. 清热凉血,固冲止血
   C. 益气养血,固冲安胎
   D. 活血化瘀,补肾安胎
   E. 疏肝理气,养血安胎

39. 患者全身起皮疹3天,躯干潮红,四肢泛发丘疱疹,灼热,瘙痒剧烈,抓破渗水,伴心烦口渴,身热不扬,大便干,小便短赤,舌红,苔黄,脉滑数。其诊断是
   A. 湿疮
   B. 瘾疹
   C. 黄水疮
   D. 热疮
   E. 蛇串疮

40. 患者,男,40岁。肛漏患者,脓出稀薄不臭,淋漓不尽,伴低热盗汗,心烦口干,舌红,少苔,脉细数。检查:局部瘘管潜行。治疗应首选
   A. 二妙丸

B. 萆薢渗湿汤
C. 黄连解毒汤
D. 青蒿鳖甲汤
E. 补中益气汤

41. 患儿,男,4岁。发热38.2℃,恶寒重,无汗,头痛,流清涕,打喷嚏,咳嗽,口不渴,咽不红,舌淡红,苔薄白,脉浮紧。其治法是
   A. 辛温解表,疏风散寒
   B. 辛凉解表,疏风清热
   C. 清暑解表,化湿和中
   D. 辛温解表,宣肺化痰
   E. 清瘟解表消毒

42. 患儿,男,6岁。症见轻微发热恶寒,左侧耳下腮部漫肿疼痛,咀嚼不便,咽红,舌质红,舌苔薄白,脉浮数。治疗应首选的方剂是
   A. 普济消毒饮
   B. 五味消毒饮
   C. 荆防败毒散
   D. 柴胡葛根汤
   E. 桑菊饮

43. 患儿,男,8岁。多动多语,冲动任性,难于制约,注意力不集中,胸中烦热,懊恼不眠,便秘尿赤,舌质红,苔黄腻,脉滑数。治疗应首选
   A. 龙胆泻肝汤
   B. 泻心导赤散
   C. 缓肝理脾汤
   D. 清心涤痰汤
   E. 黄连温胆汤

44. 患儿,男,7岁。患痄腮,双侧腮腺肿胀,消退后出现一侧睾丸肿痛,伴少腹疼痛拒按,舌红,苔黄,脉数。其治法除清肝泻火外,还应包括
   A. 活血止痛
   B. 活血化瘀
   C. 软坚散结
   D. 清热凉血
   E. 消肿止痛

45. 患者,女,24岁。产后4周恶露过期不止,量多,色淡红,质稀,无臭味,小腹空坠,面色㿠白,舌

淡,脉缓弱。治疗应首选

A. 归脾汤
B. 补中益气汤
C. 圣愈汤
D. 人参养荣汤
E. 参附汤

46. 患者,男,49岁。失眠日久,头晕耳鸣,腰膝酸软,五心烦热,遗精盗汗,舌质红,脉细数。针灸治疗除取主穴外,应配

A. 心俞、脾俞、足三里
B. 心俞、肾俞、太溪
C. 太冲、行间、侠溪
D. 心俞、肝俞、太冲
E. 心俞、胃俞、足三里

47. 患者,女,40岁。呕吐痰涎,伴头晕、胸痞、心悸,舌苔白,脉滑。治疗除取主穴外,还应加

A. 列缺、尺泽
B. 丰隆、公孙
C. 曲池、外关
D. 风池、尺泽
E. 列缺、合谷

48. 患者,男,22岁。头痛,以前头部为主,疼痛阵作,痛如锥刺,每当劳累时疼痛加重,舌苔薄,脉弦。针灸除主穴外,还应加

A. 风府、列缺
B. 行间、太溪
C. 血海、膈俞
D. 三阴交、足三里
E. 丰隆、中脘

49. 患者,男,45岁。5年来,胃脘部经常反复发作性疼痛。表现为隐隐作痛,喜温喜按,纳差神疲,大便溏,苔白,脉弱。针灸治疗除主穴外,还应选

A. 梁丘、胃俞
B. 胃俞、内庭
C. 太冲、期门
D. 脾俞、关元
E. 下脘、梁门

50. 患者,男,40岁。1周前出差四川,工作紧张之

余,尽享辛辣美味。归京后一直未临厕,兼见烦渴,口臭喜冷,脉滑实,苔黄燥,急求针灸通便。针灸治疗应首选

A. 上巨虚、天枢、支沟、大肠俞、照海
B. 上巨虚、天枢、支沟、中脘、行间
C. 上巨虚、天枢、支沟、脾俞、胃俞
D. 上巨虚、天枢、支沟、神阙、气海
E. 上巨虚、天枢、支沟、三阴交、足三里

51. 患者,女,23岁。痛经9年,经行不畅,小腹胀痛,拒按,经色紫红,夹有血块,血块下后痛即缓解,脉沉涩。治疗应首选

A. 足三里、太冲、三阴交
B. 中极、次髎、地机
C. 合谷、三阴交
D. 曲池、内庭
E. 合谷、归来

52. 患者,男,30岁。右手撑地受伤约18天,伤后肘部疼痛但未进行特殊处理。右肘"靴状"畸形,"肘三角"关系改变,肘关节功能丧失,固定于屈肘135°位。最合适的治疗方法是

A. 石膏托固定
B. 整复后固定
C. 肘关节成形术
D. 肘关节融合术
E. 切开松解复位加外固定

53. 患者,男,16岁。左胫腓骨闭合性骨折,管形石膏外固定,3小时后左小腿出现胀痛,并持续加重,足趾麻木,被动牵引拉痛。对其首要的处理是

A. 给予止痛药物、继续观察
B. 立即拆除石膏
C. 给予脱水药、继续观察
D. 给予抗生素治疗
E. 不需处理、继续观察

54. 患者,女,75岁。肩部摔伤,杜加征阴性。X线片示肱骨外科颈骨折对位2/3。其最佳治疗方案是

A. 仅用三角巾悬吊即可

B. 切开复位钢板固定
C. 手法复位夹板固定
D. 切开复位钢针固定
E. 人工肱骨头置换术

55. 患者,男,56岁。今晨起床后突发腰痛,活动受限,咳嗽则疼痛加重。查体:腰部前屈后伸严重受限,腰骶左侧至腰眼处软组织明显压痛,局部肌肉紧张。针对此病例,应首选下列何穴
    A. 腰阳关
    B. 膏肓
    C. 委中
    D. 肾俞
    E. 命门

56. 患者,男,50岁。头痛,兼见昏蒙,脘腹痞满,呕吐痰涎,苔白腻,脉滑。针灸治疗除主穴外,还应选
    A. 风府、列缺
    B. 太溪、行间
    C. 丰隆、中脘
    D. 三阴交、足三里
    E. 血海、膈俞

57. 患者,男,65岁。右上肢放射痛伴手指麻木,动作不灵活2年。查体:颈肩部压痛,神经牵拉试验及压头试验阳性,右上肢桡侧皮肤感觉减退,握力减弱,肌张力减低。最可能的诊断是
    A. 交感神经型颈椎病
    B. 脊髓型颈椎病
    C. 椎动脉型颈椎病
    D. 神经根型颈椎病
    E. 混合型颈椎病

58. 患者,男,50岁。被发现昏倒在煤气热水器浴室内。查体:浅昏迷,血压160/90mmHg,口唇樱红色,四肢无瘫痪,尿糖(++),尿酮体(-)。最可能的诊断是
    A. 脑出血
    B. 脑梗死
    C. 急性心肌梗死
    D. 急性一氧化碳中毒

E. 糖尿病酮症酸中毒

59. 患者右下腹部疼痛一天,体温37℃,伴恶心呕吐,右下腹部压痛及肌紧张,白细胞 $10 \times 10^9/L$,最可能的诊断应考虑
    A. 腹膜炎
    B. 胰腺炎
    C. 胆囊炎
    D. 阑尾炎
    E. 肠梗阻

60. 患者,女,17岁。因考试紧张,阴道出血20天,量时多时少,色鲜红,质稍稠,头晕耳鸣,腰酸腿软,心烦易怒,舌红少苔,脉细数。中医辨证为
    A. 肾阳虚
    B. 脾虚
    C. 血瘀
    D. 血热
    E. 肾阴虚

61. 患者,女,33岁。每于月经中间有阴道少量出血,色红质黏稠,神疲乏力,纳呆食少,小便短赤,舌红,苔黄腻,脉滑数。治疗的最佳方剂是
    A. 清经散
    B. 清肝止淋汤
    C. 清热固经汤
    D. 清热调血汤
    E. 清肝引经汤

62. 患者右耳疼痛2天,牵拉右耳疼痛加剧。查体:外耳道弥漫性充血,少量溃疡渗液。应诊断为
    A. 耳疮
    B. 耳疖
    C. 耳闭
    D. 耳胀
    E. 旋耳疮

63. 患者,男,32岁。右上臂外伤,局部肿胀,压痛、畸形,反常活动并可触及骨擦感,垂腕且各掌指关节不能背伸,最可能的诊断是
    A. 肱骨干骨折并肩关节脱位
    B. 肱骨干骨折并桡神经损伤
    C. 肱骨外科颈骨折

D. 肱骨外科颈骨折并腋神经损伤
E. 肱骨外科颈骨折并桡神经损伤

64. 患者,女,64岁。左膝关节严重疼痛,步行距离小于500米。查体:左膝关节屈曲挛缩畸形,活动受限。膝关节负重位正位X线片:左膝内侧关节间隙消失,骨质硬化,边缘骨赘增生。最可能的诊断是
   A. 骨关节炎
   B. 痛风关节炎
   C. 化脓性关节炎
   D. 骨关节结核
   E. 风湿性关节炎

65. 患者,男,35岁。3天前左眼被树枝划伤,现觉左眼怕光流泪,不愿睁眼,疼痛难忍。眼部检查见:左眼视力状况不佳,抱轮红赤、胞睑红肿,黑睛中部见一边界不清、表面污浊之病灶,眼眵呈绿色,前房见黄绿色液平面,瞳孔较对侧小,浮游物(+++),闪光(+++),小便短赤,大便已4天未解,舌红,苔黄腻,脉数。根据症状,其证型为
   A. 外感风热
   B. 风热并重
   C. 风热壅盛
   D. 里热炽盛
   E. 肺肝风热

66. 患者,女,26岁。2天前出现右鼻孔疼痛,检查见右鼻前庭内有丘状隆起,周围红肿发硬,顶部可见脓点。最可能的诊断是
   A. 鼻疔
   B. 鼻疳
   C. 伤风鼻塞
   D. 鼻渊
   E. 鼻槁

A3型题

> **答题说明**
> 以下提供若干个案例,每个案例下设3道考题。请根据题干所提供的信息,在每一道考题下面的A、B、C、D、E五个备选答案中选择一个最佳答案。

(67~69题共用题干)
患者,女,68岁。1月20日就诊。咳嗽气喘20年。近2天来恶寒头痛发热,无汗,全身酸楚,乏力,咳嗽气喘加重,痰多色白,易感,舌淡苔白,脉浮而无力。

67. 本病例诊断为
   A. 阴虚感冒
   B. 气虚感冒
   C. 痰阻于肺
   D. 风热感冒
   E. 风寒感冒

68. 本病例的治法为
   A. 宣肺止咳
   B. 辛温解表,宣肺散寒
   C. 辛凉解表,疏风清热
   D. 滋阴解表

   E. 益气解表,调和营卫

69. 本病例基本处方为
   A. 羌活胜湿汤
   B. 二陈汤
   C. 麻黄汤
   D. 参苏饮
   E. 荆防败毒散

(70~72题共用题干)
患者,女,78岁。慢性咳嗽、咳痰28年,每年发作3个月左右,近2年来出现活动后气短,为系统诊治而就诊。辅助检查:血常规示白细胞为7.5×10^9/L,中性粒细胞占78%,淋巴细胞占20%,嗜酸性粒细胞占2%。

70. 该患者最可能的诊断是
   A. 肺间质纤维化

B. 慢性阻塞性肺疾病

C. 支气管扩张症

D. 肺炎

E. 支气管哮喘

71. 下列对诊断最有意义的检查是

A. 胸部 CT

B. 血气分析

C. 肺通气灌注扫描

D. 心电图

E. 肺功能

72. 下面哪项肺功能检查结果支持该诊断

A. $FEV_1/FVC < 70\%$ 及 $FEV_1 < 70\%$ 预计值

B. $FEV_1/FVC < 70\%$ 及 $FEV_1 < 80\%$ 预计值

C. 吸入支气管扩张剂后 $FEV_1/FVC < 80\%$ 及 $FEV_1 < 70\%$ 预计值

D. 吸入支气管扩张剂后 $FEV_1/FVC > 70\%$ 及 $FEV_1 < 70\%$ 预计值

E. 吸入支气管扩张剂后 $FEV_1/FVC < 70\%$ 及 $FEV_1 < 80\%$ 预计值

(73~75题共用题干)

患者,男,70岁。冠心病病史多年,2周来心中悸动不安,头眩,畏寒肢冷,下肢浮肿,渴不欲饮,恶心吐涎,舌质淡胖苔水滑,脉沉弦。

73. 根据上述临床表现,按照中医辨证理论,该病例应诊断辨证为

A. 痰热扰心之心悸

B. 心血不足之心悸

C. 水饮凌心之心悸

D. 痰湿中阻之心悸

E. 心阳不足之心悸

74. 根据上述辨证特点,治疗方法以下列何者为宜

A. 健脾化湿,安神定悸

B. 补血养心,益气安神

C. 清热化痰,以安心神

D. 温补心阳,安神定悸

E. 温阳化饮,利水宁心

75. 如此,根据上述辨证类型及治疗原则,治疗本证的最佳方剂为

A. 胃苓汤加减

B. 归脾汤加减

C. 苓桂术甘汤加减

D. 炙甘草汤加减

E. 桂枝甘草龙骨牡蛎汤加减

(76~78题共用题干)

患者,男,67岁。患喘证20余年,每遇冬令发作加重,平素微喘而咳。近日因气候寒冷,咳喘加重,动则喘甚,痰多黏稠色白,喉中略有痰鸣,面色青晦,心慌,畏寒,足冷,形瘦神疲,舌淡暗,苔薄白而滑,脉沉弱。

76. 本病例属喘证哪个证型

A. 正虚喘脱证

B. 肺气虚耗证

C. 肾虚不纳证

D. 风寒壅肺证

E. 表寒肺热证

77. 本病例治法是

A. 补肺益气

B. 祛痰平喘

C. 宣肺散寒

D. 补肾纳气

E. 开郁降气平喘

78. 本病例的基础方是

A. 金匮肾气丸合参蛤散

B. 生脉散合补肺汤

C. 麻杏甘石汤

D. 五磨饮子

E. 二陈汤合三子养亲汤

(79~81题共用题干)

患者,女,21岁。双下肢软弱无力,逐渐加重4年余。神疲肢倦,肌肉萎缩,少气懒言,纳呆,便溏,面色无华,舌淡苔薄白,脉细弱。

79. 本病当诊断为

A. 偏枯

B. 痹证
C. 痿证
D. 痛证
E. 中风

80. 治法为
    A. 补益脾气,祛邪通络
    B. 健脾益气,利水渗湿
    C. 补中益气,健脾升清
    D. 健脾和胃,舒筋活络
    E. 补益气血,濡养筋脉

81. 代表方为
    A. 八珍汤
    B. 四君子汤
    C. 参苓白术散
    D. 归脾汤
    E. 健脾丸

(82~84题共用题干)

患者,男,72岁。刻下症见头痛且空,眩晕,腰痛酸软,神疲乏力,遗精,耳鸣少寐,舌红少苔,脉细无力。

82. 根据患者上述临床表现,考虑此患者的头痛为
    A. 肝阳头痛
    B. 痰浊头痛
    C. 瘀血头痛
    D. 肾虚头痛
    E. 风湿头痛

83. 其治法是
    A. 滋阴补肾,填精生髓
    B. 平肝潜阳息风
    C. 活血化瘀,通窍止痛
    D. 健脾化痰,降逆止痛
    E. 祛风胜湿,通窍止痛

84. 治疗应首选
    A. 半夏白术天麻汤
    B. 天麻钩藤饮
    C. 大补元煎
    D. 通窍活血汤

E. 羌活胜湿汤

(85~87题共用题干)

患者,女,35岁。结喉正中偏左有一半圆形包块,初期如雀蛋大,现如鸡蛋大,边界清楚,表面光滑,皮色如常,能随吞咽上下移动。苔薄腻,脉弦滑。

85. 其诊断是
    A. 气瘿
    B. 肉瘿
    C. 颈痈
    D. 瘿痈
    E. 锁喉痈

86. 其治法是
    A. 理气解郁,化痰软坚
    B. 益气养阴,软坚散结
    C. 疏风清热,化痰散结
    D. 散风清热,化痰消肿
    E. 散风清热,化痰解毒

87. 治疗应首选
    A. 普济消毒饮
    B. 四海舒郁丸
    C. 逍遥散合海藻玉壶汤
    D. 牛蒡解肌汤
    E. 柴胡清肝饮

(88~90题共用题干)

患者,男,38岁。便血2年。初为排便后有少量鲜血滴出,无痛,便后出血自行停止。近半年来偶有块状物自肛门脱出,便后自行回缩。

88. 最可能的诊断是
    A. 直肠癌
    B. 混合痔
    C. 外痔
    D. 内痔
    E. 直肠脱垂

89. 下列不属于本病病因病机的是
    A. 风伤肠络
    B. 湿热下注

C. 气滞血瘀

D. 脾虚气陷

E. 阴虚毒恋

90. 以下属于本病好发部位的是
   A. 肛门截石位 1 点
   B. 肛门截石位 2 点
   C. 肛门截石位 5 点
   D. 肛门截石位 6 点
   E. 肛门截石位 7 点

(91～93 题共用题干)

患者,女,32 岁。产后肢体关节疼痛,屈伸不利,得热痛减,伴恶寒怕风,舌苔薄白,脉濡细。

91. 其诊断是
   A. 痹证
   B. 痿证
   C. 产后身痛
   D. 产后郁冒
   E. 产后血劳

92. 其辨证是
   A. 血虚证
   B. 风寒证
   C. 血瘀证
   D. 肾虚证
   E. 气虚证

93. 治疗应首选的方剂是
   A. 养荣壮肾汤
   B. 身痛逐瘀汤
   C. 黄芪桂枝五物汤
   D. 独活寄生汤
   E. 九味羌活汤

(94～96 题共用题干)

患儿,男,9 岁。心悸、气短 10 天。3 周前有发热、咽痛病史。现症见寒热起伏,全身肌肉酸痛,恶心呕吐,腹痛泄泻,心悸胸闷,肢体乏力,舌红,苔黄腻,脉结代。体格检查:心界向左下扩大,心音低钝。心电图:窦性心动过速、频发室性期前收缩。心肌肌钙蛋白(cTnT)阳性。

94. 其辨证是
   A. 风热犯心证
   B. 心阳虚衰证
   C. 痰瘀互结证
   D. 湿热侵心证
   E. 气阴两虚证

95. 其治法是
   A. 清热化湿,宁心通脉
   B. 益气养阴,宁心安神
   C. 疏风清热,解毒护心
   D. 活血化瘀,祛痰化浊
   E. 益气回阳,救逆固脱

96. 治疗应首选
   A. 生脉散
   B. 瓜蒌薤白半夏汤合失笑散
   C. 参附龙牡救逆汤
   D. 中焦宣痹汤
   E. 银翘散

(97～99 题共用题干)

患儿,女,8 个月。病起 1 天,发热,泄泻 8 次,大便水样,泻下急迫,量多次频,气味秽臭,食欲不振,烦躁口渴,小便短黄,舌质红,苔黄腻,脉滑数。

97. 其辨证是
   A. 湿热泻
   B. 风寒泻
   C. 伤食泻
   D. 脾虚泻
   E. 脾肾阳虚泻

98. 治疗应首选
   A. 乌梅丸加减
   B. 附子理中汤加减
   C. 保和丸加减
   D. 藿香正气散加减
   E. 葛根芩连汤加减

99. 婴幼儿易患本病,主要与下列哪种生理、病理特点有关

A. 肝常有余

B. 肺常虚

C. 脾常不足

D. 心常有余

E. 肾常虚

(100～102题共用题干)

患者,男,46岁。反复胃脘疼痛3年,胃痛隐隐,绵绵不休,喜温喜按,空腹痛甚,得食则缓,受凉后发作,泛吐清水,神疲纳呆,四肢倦怠,大便溏薄,舌淡苔白,脉迟缓。

100. 其辨证是

A. 饮食伤胃证

B. 寒邪客胃证

C. 胃阴亏耗证

D. 脾胃虚寒证

E. 瘀血停胃证

101. 其治法是

A. 温中健脾,和胃止痛

B. 清热化湿,理气和胃

C. 疏肝解郁,理气止痛

D. 温胃散寒,行气止痛

E. 消食导滞,和中止痛

102. 治疗应首选

A. 柴胡疏肝散

B. 良附丸

C. 黄芪建中汤

D. 清中汤

E. 芍药甘草汤

(103～105题共用题干)

患者,女,20岁。恣食生冷,月经延后10余天,已连续3个周期,量少,色暗有块,小腹冷痛拒按,得热痛减,畏寒肢冷,面色青白,舌质暗,苔白,脉沉紧。

103. 其诊断是

A. 月经先期虚热证

B. 月经先期气虚证

C. 月经后期寒凝证

D. 月经后期血虚证

E. 月经先后无定期肾虚证

104. 针灸治疗应选取的主穴是

A. 关元、三阴交、血海、地机

B. 气海、三阴交、归来

C. 关元、三阴交、肝俞

D. 中极、次髎、地机、三阴交、十七椎

E. 关元、三阴交、肾俞、太溪

105. 治疗除主穴外,应加取的腧穴是

A. 脾俞、足三里

B. 肾俞、太溪

C. 足三里、气海、脾俞

D. 天枢、神阙、子宫

E. 命门、关元

(106～108题共用题干)

患者,男,27岁。2小时前弯腰工作时,边墙倒塌,砸伤右侧腰臀部致右膝跪地,当即觉右臀部疼痛,右下肢不能站立、活动。检体:右侧臀部皮肤擦伤,轻度肿胀,右臀部膨隆,患肢呈屈曲、内收、内旋畸形,右大转子上移,患肢较健侧短缩,伤侧膝部靠在对侧大腿上。患肢末端血运、感觉及足趾活动良好。X线片示右髋关节脱位,股骨头向后上方移位。

106. 最可能的诊断是

A. 右股骨颈骨折

B. 右股骨转子间骨折

C. 右髋关节后脱位

D. 右髋关节前脱位

E. 右髋关节中心性脱位

107. 该病例应该采用的整复手法是

A. 反回旋法

B. 回旋法

C. 膝顶拔伸法

D. 杠杆整复法

E. 椅背整复法

108. 整复成功后,应保持何种固定位置

A. 外展内旋位

B. 外展外旋位

C. 内收外旋位

D. 轻度外展旋中位

E. 内收内旋位

(109~111题共用题干)

患者,男,65岁。1年前无明显诱因出现髋关节进行性疼痛,休息后可好转,无消瘦、乏力。有长期饮酒史。查体:腹股沟区压痛(+)。类风湿因子(-)。X线片显示髋关节间隙正常,股骨头可见弧形透明带。

109. 最可能的诊断是

A. 股骨头缺血性坏死

B. 髋关节结核

C. 类风湿关节炎

D. 强直性脊柱炎

E. 髋关节骨关节炎

110. 下列最有价值的辅助检查是

A. MRI

B. B超

C. 关节液检查

D. 结核菌素试验

E. CT

111. 关于本病的治疗,错误的是

A. 中药内服治疗

B. 针灸治疗

C. 手法治疗

D. 制动治疗,提倡坐轮椅

E. 必要时手术治疗

(112~114题共用题干)

患者,男,39岁。3天前外出,当晚发觉耳中有胀感,耳鸣如潮,鸣声隆隆不断,按之不减,伴恶寒发热,舌红,苔薄,脉浮数。

112. 其辨证是

A. 肝胆火盛证

B. 痰火郁结证

C. 外感风邪证

D. 肾经亏损证

E. 脾胃虚弱证

113. 治疗应选取的主穴是

A. 听会、翳风、中渚、侠溪

B. 听宫、翳风、太溪、肾俞

C. 听宫、听会、翳风、完骨

D. 听门、听宫、下关、耳门

E. 听会、翳风、风池、风府

114. 针灸治疗应选取的配穴是

A. 外关、风池

B. 气海、足三里

C. 丰隆、阴陵泉

D. 行间、丘墟

E. 外关、曲池

(115~117题共用题干)

患儿,男,5岁。睡中遗尿,神疲乏力,肢冷畏寒,舌淡,苔薄白,脉沉细。

115. 针灸治疗本病,除膀胱的背俞穴、募穴外,应主取的是

A. 足太阳、足少阴经穴

B. 足太阳、手太阴经穴

C. 足太阳、手少阳经穴

D. 任脉穴

E. 督脉穴

116. 除主穴外,配穴宜选

A. 肾俞、内关

B. 肾俞、肺俞

C. 肺俞、足三里

D. 命门、太溪

E. 脾俞、内关

117. 关于该患儿的推拿疗法,说法正确的是

A. 治则为益气固涩

B. 治则为清肝泻热

C. 治则为温肾固涩

D. 手法不包括推、按

E. 手法不包括揉、擦

(118～120题共用题干)

患者,男,29岁。左眼灼热疼痛,热泪如汤,胞睑红肿,白睛红赤肿痛,弥漫溢血,黑睛星翳,口渴心烦,便秘溲赤,舌红,苔黄,脉数。

118. 其诊断是
A. 天行赤眼
B. 酸碱伤目
C. 粟疮
D. 火疳
E. 暴风客热

119. 治宜
A. 疏风清热,兼以解毒
B. 泻火解毒
C. 清热疏风
D. 泻火解毒,凉血散结
E. 清热解毒,凉血散瘀

120. 宜用
A. 还阴救苦汤
B. 泻肺饮
C. 黄连解毒汤
D. 驱风散热饮子
E. 甘露消毒丹

(121～123题共用题干)

患者,男,40岁。2018年5月4日就诊,主诉:脐腹胀痛引及少腹3天。患者发病前3天因私事与他人争吵后出现脐腹胀痛难忍,连及两胁,自服香橼小茴香茶后痛稍减轻。现疼痛如初,并放射至腰脊两胁,嗳气稍舒,怒则痛剧。检查:体温36.9℃。舌质红,舌苔薄白,脉弦滑。触诊:腹肌紧张,压痛明显。肠鸣音亢进。

121. 该患者的中医诊断是
A. 胁痛
B. 腰痛
C. 胃痛
D. 悬饮
E. 腹痛

122. 该病的治法是
A. 疏肝解郁,理气止痛
B. 温中散寒,健脾和胃
C. 泄热通腑
D. 温补脾胃,缓急止痛
E. 活血化瘀

123. 该病的首选方药是
A. 木香顺气散加减
B. 良附丸加减
C. 大承气汤加减
D. 黄芪建中汤加减
E. 少腹逐瘀汤加减

(124～126题共用题干)

患者,男,52岁。突然昏仆,不省人事,牙关紧闭,两手握固,大小便闭,肢体强痉,伴有静卧不烦,四肢不温,痰涎壅盛,舌苔白腻,脉沉滑。

124. 其诊断是
A. 中风阳闭证
B. 中风阴闭证
C. 中风脱证
D. 中风中经络
E. 中风后遗症

125. 治疗宜选
A. 大承气汤
B. 羚角钩藤汤合安宫牛黄丸
C. 参附汤合生脉汤
D. 涤痰汤合苏合香丸
E. 补阳还五汤

126. 本病的发病之标是
A. 风、火、痰、瘀
B. 风、火、气、瘀
C. 痰、气、火、瘀
D. 火、湿、痰、瘀
E. 风、痰、湿、瘀

A4 型题

答题说明

以下提供若干个案例,每个案例下设5道考题。请根据题干所提供的信息,在每一道考题下面的A、B、C、D、E五个备选答案中选择一个最佳答案。

(127~131题共用题干)

患者,男,65岁。刻下症见眩晕,动则加剧,劳累即发,面色㿠白,神疲自汗,倦怠懒言,唇甲不华,发色不泽,心悸少寐,纳少腹胀,舌淡苔薄白,脉细弱。

127. 此患者应诊断为
 A. 肝阳上亢眩晕
 B. 肾阳虚眩晕
 C. 气血亏虚眩晕
 D. 肾阴虚眩晕
 E. 痰浊中阻眩晕

128. 治法宜选
 A. 补肾滋阴
 B. 平肝潜阳,滋养肝肾
 C. 补益气血,调养心脾
 D. 燥湿祛痰,健脾和胃
 E. 补肾助阳

129. 治疗方药宜选
 A. 半夏白术天麻汤加减
 B. 左归丸加减
 C. 天麻钩藤饮加减
 D. 归脾汤加减
 E. 右归丸加减

130. 若出现腹胀、纳呆等症状可加用
 A. 薏苡仁、扁豆、泽泻
 B. 肉桂、干姜
 C. 熟地黄、阿胶
 D. 黄芪、党参、白术、茯苓
 E. 鳖甲、知母、黄柏、丹皮

131. 若眩晕较甚,阴虚阳浮,应注意预防发生下列哪种病
 A. 中风
 B. 心悸
 C. 头痛
 D. 感冒
 E. 痫病

(132~136题共用题干)

患者,男,52岁。气粗息涌,喉间痰鸣如吼,胸高胁胀,呛咳阵作,咳痰色白,黏浊稠厚,难以咳出,口渴喜饮,汗出,面赤,身热,舌苔黄腻,质红,脉滑数。

132. 其辨证是
 A. 热哮证
 B. 喘脱证
 C. 风热犯肺证
 D. 表寒肺热证
 E. 痰湿蕴肺证

133. 治疗应首选
 A. 清金化痰汤
 B. 定喘汤
 C. 射干麻黄汤
 D. 苏子降气汤
 E. 桑白皮汤

134. 若肺热壅盛,痰吐稠黄,可加
 A. 生石膏、麻黄
 B. 海蛤壳、射干、知母、鱼腥草
 C. 大黄、芒硝、瓜蒌、枳实
 D. 杏仁、苏子、白前、橘皮
 E. 桂枝、生姜、葶苈子

135. 若兼见痰鸣息涌不能平卧,肺气壅实可加
 A. 荆芥、射干
 B. 杏仁、苏子
 C. 干姜、细辛
 D. 射干、前胡
 E. 葶苈子、地龙

136. 若病久气急难续,痰少质黏,口咽干燥,舌红少苔,脉细数,治宜

A. 补肺益气

B. 养阴清热化痰

C. 养阴清热,润肺止咳

D. 补肾纳气

E. 清热化痰,宣肺平喘

(137~141题共用题干)

患者,女,52岁。多个关节疼痛有2年余,且疼痛游走不定,局部灼热红肿,痛不可触,得热则舒,舌红,苔黄,脉滑数。

137. 该病属痹证之哪一型

  A. 肝肾两虚

  B. 风湿热痹

  C. 风寒湿痹

  D. 痰瘀痹阻

  E. 气血两虚

138. 该证治法为

  A. 活血化瘀,祛风通络

  B. 除湿通络,化痰行瘀

  C. 培补肝肾,舒筋止痛

  D. 清热通络,祛风除湿

  E. 祛风通络,散寒除湿

139. 选方为

  A. 双合汤

  B. 补血荣筋丸

  C. 防风汤

  D. 白虎加桂枝合宣痹汤

  E. 乌头汤

140. 若皮肤出现红斑者加

  A. 巴戟天、乳香、没药

  B. 杜仲、紫草

  C. 地榆、侧柏叶

  D. 丹皮、赤芍、生地、紫草

  E. 茯苓、泽泻、白茅根

141. 若见口渴心烦者可加

  A. 赤芍、黄连

  B. 生地、薄荷

  C. 玄参、麦冬、生地黄

D. 银柴胡、地骨皮

E. 知母、石膏

(142~146题共用题干)

患者,男,60岁。3天前始见小便量少,点滴而出,近半日突然小便点滴不通,伴小腹胀满,口苦口黏,口干不欲饮,大便不爽。舌质红,苔黄腻,脉数或濡数。

142. 此患者应辨证为

  A. 下焦湿热

  B. 尿路阻塞

  C. 肺热壅盛

  D. 肝郁化火

  E. 膀胱湿热

143. 治疗应首选

  A. 清肺饮

  B. 八正散

  C. 代抵挡丸

  D. 春泽汤

  E. 沉香散

144. 若患者兼有心烦、口舌生疮糜烂、失眠多梦,舌尖红有芒刺。应上方合用

  A. 竹叶石膏汤

  B. 导赤散

  C. 天王补心丹

  D. 知柏地黄丸

  E. 朱砂安神丸

145. 若患者尿有砂石,排尿涩痛,应加用

  A. 春泽汤

  B. 香茸丸

  C. 茵陈、茯苓

  D. 蒲黄、藕节

  E. 金钱草、海金沙

146. 该患者如病情加重,小便不通并出现头晕、目眩、胸闷、喘促、恶呕、水肿,甚而抽搐、昏迷等。则已转为

  A. 痉证

  B. 水肿重症

C. 关格

D. 厥证

E. 鼓胀

(147～151题共用题干)

患者,女,45岁。水肿1个月,从下肢开始,渐延及全身,皮肤绷紧光亮,胸脘痞闷,烦热口渴,小便短赤,大便不爽,日一行,不成形。舌红苔黄腻,脉濡数。

147. 该患者应辨证为

A. 湿毒侵淫

B. 风水泛滥

C. 脾肾不足

D. 水湿浸渍

E. 湿热壅盛

148. 治法应为

A. 宣肺解毒,利湿消肿

B. 散风清热,宣肺行水

C. 分利湿热

D. 健脾化湿,通阳利水

E. 温补脾肾,利水消肿

149. 应用何方加减治疗

A. 五皮饮合胃苓汤

B. 防己黄芪汤

C. 麻黄连翘赤小豆汤合五味消毒饮

D. 疏凿饮子

E. 真武汤

150. 若病情出现腹满不减,大便不通,可加重攻泄之力,上方可合用

A. 舟车丸

B. 大承气汤

C. 温脾汤

D. 己椒苈黄丸

E. 调胃承气汤

151. 若肿势日趋严重,兼见气粗喘满,倚息不得卧,脉弦有力,则为

A. 肾不纳气

B. 水在胸中,上迫于肺

C. 瘀血内阻于胸

D. 痰湿壅肺

E. 清阳不升,浊阴不降

(152～156题共用题干)

患者,男,65岁。近8年来夜尿由2～3次渐增至4～5次。2周前小便不畅,点滴而下,小腹急满胀痛。舌暗,苔白,脉涩。直肠指诊:前列腺增大,约5.5cm×4.1cm×3.3cm,中央沟消失,质韧有弹性,光滑无结节。

152. 首先考虑的疾病是

A. 泌尿系结核

B. 精浊

C. 精癃

D. 膀胱结石

E. 前列腺癌

153. 应辨证为

A. 脾肾气虚

B. 肾阴亏虚

C. 肾阳不足

D. 湿热下注

E. 气滞血瘀

154. 其治法为

A. 补脾益气,温肾利尿

B. 活血祛瘀,行气止痛

C. 滋阴补肾,通窍利尿

D. 行气活血,通窍利尿

E. 软坚散结,祛瘀化痰

155. 方药应为

A. 膈下逐瘀汤

B. 补中益气汤

C. 沉香散

D. 知柏地黄丸

E. 复元活血汤

156. 若兼见血尿,酌加

A. 大蓟、小蓟、三七

B. 川芎、佛手、莪术

C. 茜草、三棱、陈皮

D. 川楝子、白及、艾叶
E. 木香、炮姜、红花

(157～161题共用题干)

患者,女,49岁。近半年来月经周期紊乱,有时提前或错后,现3个月来潮一次,行经时头晕耳鸣,腰痛如折,形寒肢冷,带下量多,夜尿频数,舌淡,苔白滑,脉沉细。

157. 本病诊断为
A. 经断复来
B. 绝经前后诸证
C. 月经先后无定期
D. 月经先期
E. 月经后期

158. 本病证型为
A. 肾阳虚证
B. 肾阴虚证
C. 肾阴阳俱虚
D. 脾阳虚
E. 脾气虚

159. 代表方剂为
A. 左归丸
B. 二仙汤
C. 二至丸
D. 完带汤
E. 右归丸

160. 本病中医治法为
A. 滋肾益阴,育阴潜阳
B. 阴阳双补
C. 健脾止带
D. 温肾扶阳,填精养血
E. 滋阴降火,补肾宁心

161. (假设信息)若月经量多或崩中漏下者,酌加
A. 人参、巴戟天、补骨脂
B. 白术、茯苓、薏苡仁
C. 赤石脂、补骨脂、鹿角霜
D. 乌贼骨、煅牡蛎
E. 椿根皮、焦山楂

(162～166题共用题干)

患者,女,42岁。平素多思善虑,刻下见咽中不适,如有物梗阻,咯之不出,咽之不下,胸中窒闷,且兼胁痛,苔白腻,脉弦滑。

162. 其诊断是
A. 郁证
B. 噎膈
C. 胃痞
D. 癫证
E. 瘿病

163. 根据上述临床表现及病史,按照中医的辨证理论,此患者辨证诊断为何证
A. 忧郁伤神
B. 痰气郁结
C. 气郁化火
D. 心脾两虚
E. 肝气郁结

164. 根据上述辨证类型,相应的治疗方法最为符合的是
A. 行气开郁,化痰散结
B. 清肝泻火,解郁和胃
C. 养心安神
D. 疏肝理气解郁
E. 健脾养心,益气补血

165. 如此,针对本病所采用的方药,下列最为符合的是
A. 加味逍遥散
B. 甘麦大枣汤
C. 半夏厚朴汤加减
D. 柴胡疏肝散加减
E. 龙胆泻肝汤

166. 若兼见烦躁,呕恶,口苦,苔黄腻,可加
A. 竹茹、瓜蒌仁、黄连
B. 香附、佛手、苍术
C. 旋覆花、代赭石、法半夏
D. 苍术、厚朴、茯苓、乌药
E. 郁金、香附、佛手

(167~171题共用题干)

患儿,男,4岁。长期消瘦,近来形体明显消瘦,面色萎黄,肚腹膨胀,毛发稀疏结穗,性情烦躁,夜卧不安,吮指磨牙,动作异常,善食易饥,舌淡苔腻,脉沉细而滑。

167. 其辨证是
   A. 疳肿胀证
   B. 口疳证
   C. 疳气证
   D. 疳积证
   E. 干疳证

168. 其治法是
   A. 消积理脾,和中清热
   B. 调和脾胃,益气助运
   C. 健脾温阳,利水消肿
   D. 补脾益气,养血活血
   E. 清心泻火,滋阴生津

169. 治疗应首选的方剂是
   A. 八珍汤
   B. 资生健脾丸
   C. 泻心导赤散
   D. 防己黄芪汤
   E. 肥儿丸

170. 若兼见大便秘结,可加
   A. 枳实
   B. 厚朴、芒硝
   C. 火麻仁、郁李仁
   D. 决明子、芦荟
   E. 牵牛子、巴豆霜

171. 若见两目干涩,畏光羞明,眼角赤烂,白翳遮睛。治疗宜选
   A. 龙胆泻肝汤
   B. 泻心导赤散
   C. 都气丸
   D. 石斛夜光丸
   E. 杞菊地黄丸

(172~176题共用题干)

患者,女,28岁。从高处跌落1小时急送医院后查体:神清、腹痛,右股骨畸形疼痛。

172. 医生应首先进行哪方面检查
   A. 右股部有无反常活动
   B. 右股部有无骨擦音或骨擦感
   C. 生命体征的检查
   D. 诊断性腹腔穿刺
   E. 检查胫前后动脉的搏动情况

173. 若患者的一般情况尚可,应该对该患者如何处理
   A. 急症行剖腹探查术
   B. 密切观察患者腹部情况及全身情况变化
   C. 行急症下肢手术治疗
   D. 密切观察病情的同时对右下肢进行简单外固定
   E. 探查胫前动脉是否损伤,以便修复

174. 若患者最后诊断是右股骨下1/3螺旋形骨折,右侧坐骨支及耻骨支骨折,伴轻度移位,若采用牵引治疗,应用以下哪种牵引最为合理
   A. 跟骨牵引
   B. 胫骨结节牵引
   C. 股骨髁上牵引
   D. 下肢皮牵引
   E. 颅骨牵引

175. 术后舌红,苔黄,应采用的中药辨证治疗原则是
   A. 舒筋活络
   B. 攻下逐瘀
   C. 温经通络
   D. 活血化瘀
   E. 接骨续筋

176. 术后应采用以下哪个方剂治疗
   A. 桃核承气汤
   B. 清心汤
   C. 舒筋活血汤
   D. 和营止痛汤
   E. 大活络丹

(177~181题共用题干)

患者,男,21岁。耳痛甚剧,痛引腮脑,鼓膜红赤,耳脓多而黄稠或带红色,耳聋。全身发热,口苦咽干,小便黄赤,大便秘结。舌质红,苔黄腻,脉弦数有力。

177. 诊断是
   A. 旋耳疮
   B. 耳瘘
   C. 耳聋
   D. 脓耳
   E. 耳疖

178. 其辨证是
   A. 风热湿邪犯耳证
   B. 风热湿邪证
   C. 肝胆湿热证
   D. 外感邪毒证
   E. 痰火郁结证

179. 治法是
   A. 清热解毒,消肿止痛
   B. 清热祛湿,祛风止痒
   C. 疏风清热,解毒祛湿
   D. 化痰清热,散结通窍
   E. 清肝泄热,祛湿排脓

180. 治疗应首选
   A. 龙胆泻肝汤
   B. 五味消毒饮
   C. 银花解毒汤
   D. 消风散
   E. 清气化痰丸

181. 若患者火热炽盛,流脓不畅,治疗应首选
   A. 托里消毒散
   B. 仙方活命饮
   C. 知柏地黄丸
   D. 蔓荆子散
   E. 白虎汤

(182~186题共用题干)

患儿,女,5岁。持续高热4天,咳嗽阵作,肤有微汗,烦躁不安,目赤眵多,耳后发际处可见红色细小疹点,继而头面部渐渐增多,疹色先红后暗,摸之碍手,压之褪色,大便干结,小便短少,舌红,苔黄腻,脉数有力。诊断为麻疹。

182. 其辨证是
   A. 邪炽肺脾证(见形期)
   B. 邪犯肺卫证(初热期)
   C. 阴津耗伤证(收没期)
   D. 邪毒闭肺证
   E. 邪陷心肝证

183. 其治法为
   A. 辛凉透表,清宣肺卫
   B. 清热解毒,透疹达邪
   C. 养阴益气,清解余邪
   D. 清热解毒,宣肺开闭
   E. 平肝息风,清心开窍

184. 治疗应首选
   A. 凉营清气汤
   B. 宣毒发表汤
   C. 清解透表汤
   D. 透疹凉解汤
   E. 清胃解毒汤

185. 本病疹点最先出现的部位是
   A. 头面部
   B. 耳后发际及颈部
   C. 胸部
   D. 腹部
   E. 四肢

186. 若壮热不退,四肢抽搐,应加
   A. 石膏、知母
   B. 朱砂、冰片
   C. 石菖蒲、胆南星
   D. 麝香、蜈蚣
   E. 羚羊角、钩藤

(187~191题共用题干)

患者,女,51岁。夜寐不安2个月,伴见心悸、健忘,舌淡,苔薄白,脉细弱。

187. 其诊断是
  A. 心悸
  B. 癫证
  C. 不寐
  D. 脏躁
  E. 郁证

188. 治疗应选取的经穴是
  A. 手太阴、足少阴经穴
  B. 足少阴、手少阴经穴
  C. 督脉、手少阴及足太阴经穴、八脉交会穴
  D. 督脉、手厥阴、少阴经穴
  E. 手少阴、手厥阴经穴及相应脏腑俞募穴

189. 治疗宜选的主穴是
  A. 百会、安眠、神门、三阴交、照海、申脉
  B. 百会、印堂、水沟、内关、神门、太冲
  C. 内关、神门、郄门、心俞、巨阙
  D. 风池、肝俞、行间、侠溪、悬钟
  E. 百会、胆俞、外关、侠溪、行间

190. 治疗除主穴外,应选取的腧穴是
  A. 太冲、行间、侠溪
  B. 心俞、脾俞、足三里
  C. 心俞、肾俞、太溪
  D. 丰隆、中脘、足三里
  E. 心俞、胆俞

191. 若患者出现五心烦热,头晕耳鸣,腰膝酸软,遗精盗汗,舌红,脉细数,治疗应配
  A. 风池、悬钟
  B. 厉兑、隐白
  C. 神庭、印堂、四神聪
  D. 心俞、肾俞、太溪
  E. 心俞、神门

C型题

> **答题说明**
> 以下提供若干个案例,每个案例下设若干道考题。每个考题有多个备选答案,其中正确答案有1个或几个。

(192~196题共用题干)

患者,男,64岁。突发高热2天,腹痛剧烈,大便纯为鲜紫脓血,里急后重感明显,头痛、口渴,烦躁,舌质红绛,苔黄燥,脉滑数。

192. 该患者应诊断为何病证
  A. 腹痛湿热壅滞证
  B. 肠痈热毒炽盛证
  C. 疫毒痢
  D. 湿热痢
  E. 腹痛阳明腑实证
  F. 肠痈湿热内蕴证
  G. 寒湿痢
  H. 阴虚痢
  I. 虚寒痢
  J. 休息痢

193. 该患者在辨为疫毒痢时,应抓住哪些主症
  A. 突发高热2天
  B. 腹痛剧烈
  C. 大便纯为鲜紫脓血
  D. 烦躁
  E. 舌质红绛,苔黄燥
  F. 脉滑数
  G. 神昏谵语
  H. 嗜卧
  I. 虚坐努责
  J. 恶寒发热

194. 该患者此时的治法应为哪几种
  A. 清热解毒
  B. 凉血除积
  C. 分利小便
  D. 顾护胃气
  E. 兼以收涩

F. 解表清里

G. 清肠化湿

H. 调气和血

I. 温中燥湿

J. 养阴和营

195. 目前该患者可采用什么方药加减治之

 A. 芍药汤

 B. 白头翁汤

 C. 驻车丸

 D. 连理汤

 E. 桃花汤

 F. 黄连阿胶汤

 G. 不换金正气散

 H. 真人养脏汤

 I. 保和丸

 J. 痛泻要方

196. 患者此时的证候分析应为哪种(提示:第3天,患者出现神昏谵语,呕吐,间中有抽搐,仍高热,脓血便减少,舌质红,苔黄糙,脉细数)

 A. 热毒尚重余邪未清

 B. 热毒化燥伤及阴液

 C. 湿邪蒙蔽清窍

 D. 阴阳离决

 E. 热毒深入营血

 F. 湿热之邪留恋不清

 G. 热毒秽浊壅塞肠道

 H. 热极风动

 I. 饮食积滞

 J. 食积化热

(197~201题共用题干)

患者,女,45岁。因颈部疼痛伴右侧肩部及上肢外侧后缘放射痛1周收入院。患者教师,长期伏案工作,1周前在空调房吹风后,自觉颈部疼痛,后症状不断加重,伴颈部活动不利,痛连右侧肩臂,手指麻木,筋脉拘急,遇寒则剧,得暖则舒。为明确诊治而收治我科。入院除以上症状外,还见怕冷,胃纳差,二便正常,舌质淡,苔白,脉弦。体征:颈部活动受限,第5、6颈椎棘突及椎旁有压痛,右上肢出现麻木,从颈部、肩部及手臂部出现放射痛,咳嗽、打喷嚏时加剧,右上肢腱反射稍减弱,右臂丛神经牵拉试验及叩顶试验阳性。双侧肢体肌力、肌张力正常,未引出病理征。

197. 引起痹证的常见病因病机是(提示:本例患者以颈肩部痹痛为主诉入院,类属中医痹证范畴)

 A. 素体虚弱,腠理疏松,营卫不固

 B. 外邪乘虚而入

 C. 饮食不节

 D. 居住潮湿,涉水冒寒

 E. 劳累之后,汗出当风

 F. 烟酒过度

 G. 感受热邪,留注关节

 H. 肝肾亏虚不能濡筋养骨

 I. 久病房劳

 J. 跌打损伤

198. 为进一步明确诊断,还需进行何种辅助检查(提示:入院后应及时进行检查以明确诊断和指导治疗)

 A. 脑电图

 B. 超声多普勒

 C. 肌电图

 D. 颈椎CT

 E. 体感诱发电位

 F. 颈椎X线片

 G. 腰椎穿刺

 H. 肌肉活检

 I. 红细胞沉降率

 J. 黏蛋白

199. 该患者中医辨证为风寒湿痹是因为(提示:本例患者中医辨证为风寒湿痹)

 A. 患者因在空调房吹风受凉为起因

 B. 颈肩疼痛,固定不移

 C. 筋脉拘急,遇寒则剧,得暖则舒

 D. 怕冷

 E. 胃纳差

F. 二便正常

G. 舌质淡,苔白

H. 脉弦

I. 咳嗽、打喷嚏时疼痛加剧

J. 颈部活动不利

200. 痹证的治疗是(提示:针灸治疗痹证必须加以辨证)

A. 治法为疏经活络,通痹止痛

B. 以局部穴位为主,配合循经及辨证选穴

C. 肩部为阿是穴、肩髃、肩髎、肩贞、臑俞

D. 肘部为阿是穴、曲池、天井、尺泽、少海

E. 腕部为阿是穴、阳池、外关、阳溪、腕骨

F. 脊背为阿是穴、大杼、身柱、腰阳关、夹脊

G. 髀部为阿是穴、环跳、居髎、秩边、髀关

H. 膝部为阿是穴、血海、梁丘、膝眼、阳陵泉

I. 痛痹配肾俞、关元

J. 着痹配膈俞、血海

201. 后溪穴的特性和主治是(提示:后溪穴是治疗颈椎病的常用穴位)

A. 手太阳经输穴

B. 手太阳经原穴

C. 八脉交会穴,通于阳跷脉

D. 手太阳经郄穴

E. 可治疗癫狂

F. 可治疗耳聋

G. 可治疗疟疾

H. 可治疗月经不调

I. 可治疗黄疸

J. 治疗瘰疬

(202~206题共用题干)

患者,男,20岁。2个月来中上腹疼痛,疼痛向背部放射,伴反酸与夜间痛。既往曾有3次黑便史。

202. 患者可能的诊断是

A. 慢性胃炎

B. 十二指肠球部溃疡

C. 慢性胰腺炎

D. 功能性胃肠病

E. 胆石症

F. 促胃液素瘤

G. 慢性阑尾炎

H. 慢性细菌性痢疾

I. 食管癌

J. 肠结核

203. 为明确诊断应优先检查

A. 血清胃泌素

B. 胃液分析

C. 胃镜检查

D. 大便潜血试验

E. X线钡剂检查

F. ^{13}C或^{14}C尿素呼吸试验

G. 血常规

H. 尿常规

I. C反应蛋白

J. 血培养

204. 上消化道出血最常见的原因是

A. 胃癌

B. 消化性溃疡

C. 食管癌

D. 食管静脉曲张破裂

E. 胆道出血

F. 急性胃黏膜病变

G. 门静脉高压性胃病

H. 肝癌

I. 白血病

J. 尿毒症

205. 关于十二指肠球部溃疡的临床表现,哪些是正确的[提示:胃镜提示十二指肠球部溃疡(活动期)]

A. 前壁溃疡穿孔多见

B. 发生癌变机会很少

C. 90%的溃疡好发于球部

D. 血清胃泌素水平显著升高

E. 有空腹痛

F. 患者壁细胞每小时泌酸量较正常人低

G. 不会合并Hp感染

H. 发病机制以高胃酸分泌起主导作用
I. 发病机制以黏膜屏障防御功能降低为主要机制
J. 腹痛不能被抑酸或抗酸剂缓解

206. 下列哪些是消化性溃疡的并发症
　　A. 食管狭窄
　　B. 消化道出血
　　C. 电解质紊乱
　　D. 癌变
　　E. 穿孔
　　F. 休克
　　G. 急性心肌梗死
　　H. 幽门梗阻
　　I. 肝硬化
　　J. 克罗恩病

(207～211题共用题干)
　　患者,女,57岁。诊断为络阻暴盲,外眼端好,猝然左眼盲无所见,症见情志抑郁,胸胁胀满,头痛眼胀,舌有瘀点,脉弦。

207. 其辨证是
　　A. 气血瘀阻证
　　B. 痰热上壅证
　　C. 肝阳上亢证
　　D. 气虚血瘀证
　　E. 痰瘀互结证
　　F. 肝经实热证
　　G. 肝郁气滞证
　　H. 气血两虚证

208. 其中医治法为
　　A. 行气活血
　　B. 化瘀通络
　　C. 清热疏肝
　　D. 滋阴养血
　　E. 滋阴降火
　　F. 通窍明目
　　G. 降逆和胃
　　H. 柔肝息风

209. 其选方为
　　A. 涤痰汤
　　B. 通窍活血汤
　　C. 天麻钩藤饮
　　D. 镇肝熄风汤
　　E. 补阳还五汤
　　F. 桃红四物汤
　　G. 温胆汤

210. 该病的主要特征有
　　A. 视网膜渗出
　　B. 视网膜脱离
　　C. 黄斑呈樱桃红点
　　D. 视网膜出血
　　E. 玻璃体混浊
　　F. 视力骤然剧降
　　G. 视网膜动脉变细
　　H. 多单眼发病

211. 患者除口服药物治疗外,调护应注意
　　A. 饮食宜清淡
　　B. 注意控制血压、血糖、血脂
　　C. 忌烟酒刺激之物
　　D. 适度锻炼
　　E. 保持心情愉快,避免恼怒
　　F. 忌肥甘油腻之品

(212～216题共用题干)
　　患者,男,40岁。腰痛伴右下肢放射痛2个月,反复发作,与劳累有关,咳嗽、用力排便可加重疼痛。查体:直腿抬高试验阳性,加强试验阳性。X线片示$L_{4\sim5}$椎间隙变窄。

212. 其最可能的诊断为
　　A. 急性腰扭伤
　　B. 第三腰椎横突综合征
　　C. 腰椎椎管狭窄症
　　D. 腰椎间盘突出症
　　E. 梨状肌综合征
　　F. 腰椎压缩骨折

213. 可暂时完全排除的诊断是

A. 腰椎结核
B. 腰肌劳损
C. 腰椎肿瘤
D. 脊椎滑脱症
E. 腰椎管狭窄症
F. 腰椎间盘突出症

214. 其右下肢麻木的区域可能为

A. 小腿外侧
B. 股前侧
C. 小腿前内侧
D. 小腿后侧
E. 臀部
F. 足背
G. 足底
H. 股后侧

215. 对诊断有定位定性意义的检查方法是

A. X 线片
B. MRI
C. 心功能检查
D. 心导管检查
E. 超声心动图
F. CT
G. 肿瘤标志物

216. 如果患者症状逐渐加重,已严重影响生活及工作,且出现尿便障碍。其治疗宜选

A. 理疗
B. 按摩
C. 牵引
D. 中药口服
E. 手术治疗
F. 针灸治疗

试卷标识码:

中医医师规范化培训结业理论考核模拟试卷(三)

考生姓名：_____

准考证号：_____

工作单位：_____

模拟试卷(三)

A1 型题

> **答题说明**
> 每一道试题下面有 A、B、C、D、E 五个备选答案,请从中选择一个最佳答案。

1. 医疗机构应用传统工艺配制中药制剂未依照《中医药法》规定备案,或者未按照备案材料载明的要求配制中药制剂的,应
   A. 按生产假药给予处罚
   B. 按生产劣药给予处罚
   C. 按无证生产给予处罚
   D. 按无证配制给予处罚
   E. 按生产质量不合格药品给予处罚

2. 不属于卫生法基本原则的是
   A. 预防为辅原则
   B. 国家卫生监督原则
   C. 保护公民健康原则
   D. 政府主导原则
   E. 中西医并重原则

3. 国家规定与艾滋病检测相关的制度是
   A. 义务检测
   B. 强制检测
   C. 有奖检测
   D. 自愿检测
   E. 定期检测

4. 下述临终关怀的特点中,正确的是
   A. 临终关怀的主要对象为临床患者
   B. 临终关怀应积极治疗,不惜一切代价挽救生命
   C. 临终关怀应积极治疗,努力延长患者生存时间
   D. 临终关怀应提供家庭式的爱抚与关怀
   E. 临终关怀由临床医务人员实施,不应吸纳非专业人员参与

5. 《传染病防治法》规定的乙类传染病是
   A. 鼠疫
   B. 流行性感冒
   C. 艾滋病
   D. 手足口病
   E. 霍乱

6. 因抢救生命垂危的患者等紧急情况,不能取得患者或者其近亲属意见的,经
   A. 病房负责人同意后实施相应的医疗措施
   B. 科室负责人同意后实施相应的医疗措施
   C. 医疗机构质监部门负责人批准后实施相应的医疗措施
   D. 医疗机构负责人或者授权的负责人批准后实施相应的医疗措施
   E. 科室全体医师讨论通过后实施相应的医疗措施

A2 型题

> **答题说明**
> 每一道试题是以一个小案例出现的,其下面都有 A、B、C、D、E 五个备选答案,请从中选择一个最佳答案。

7. 患者,女,25 岁。咳嗽少痰,鼻干咽燥,喉痒时连声作呛,头痛微寒,身热,舌苔薄黄,其治法宜
   A. 养阴清肺,化痰止咳
   B. 清润肺燥,化痰止咳
   C. 散寒宣肺,润燥止咳
   D. 疏风清肺,润燥止咳
   E. 疏风清热,宣肺止咳

8. 患者,男,50 岁。咳嗽、咳痰 3 年,每年发病持续 4 个月。肺底可听到散在干啰音。X 线检查无异常。其诊断是
   A. 慢性支气管炎
   B. 肺结核

C. 支气管哮喘

D. 肺炎链球菌肺炎

E. 原发性支气管肺癌

9. 患者,女,38岁。身热,汗少,肢体酸重,头昏重胀,心烦口黏,苔薄黄腻,脉濡数,治宜选用

A. 荆防败毒散

B. 藿香正气散

C. 玉屏风散

D. 新加香薷饮

E. 参苏饮

10. 患者,女,69岁。喘咳气逆,倚息难于平卧,咳痰稀白,心悸,全身浮肿,尿少,怯寒肢冷,面色瘀暗,唇甲青紫,舌淡胖,舌下青筋显露,苔白滑,脉沉细。此时治疗宜用

A. 二陈汤合三子养亲汤

B. 桑白皮汤

C. 麻杏石甘汤

D. 真武汤合葶苈大枣泻肺汤

E. 五磨饮子

11. 患者,男,66岁。情绪激动后突然剧烈头痛、头晕、呕吐,随之出现"三偏"征,伴瞳孔缩小、光反射消失,诊断为脑出血。最可能的出血部位是

A. 壳核出血

B. 丘脑出血

C. 脑桥出血

D. 小脑出血

E. 脑叶出血

12. 患者尿浊半年,小便乳白如脂膏,精神萎靡,消瘦无力,头晕耳鸣,腰膝酸软,面色㿠白,形寒肢冷,舌质淡红,脉沉细。治疗应首选

A. 鹿茸补涩丸

B. 知柏地黄丸

C. 无比山药丸

D. 补中益气汤

E. 程氏萆薢分清饮

13. 患者,女,53岁。有糖尿病病史,近日出现心胸疼痛,如刺如绞,痛有定处,入夜为甚,痛引肩背,伴有胸闷,日久不愈,可因暴怒、劳累而加重,舌质紫暗,有瘀斑,苔薄,脉弦涩。应辨证为

A. 气滞心胸

B. 痰浊闭阻

C. 寒凝心脉

D. 心血瘀阻

E. 气阴两虚

14. 患者,女,19岁。月经增多10多天。查体:贫血貌,皮肤散在出血点,肝脾未扪及。血红蛋白100g/L,白细胞 10×10^9/L,血小板 25×10^9/L。骨髓增生活跃,全片见巨核细胞50个。可能的疾病是

A. 再生障碍性贫血

B. 急性白血病

C. 系统性红斑狼疮

D. 脾功能亢进

E. 原发免疫性血小板减少症

15. 患者痫证久治不愈,头晕目眩,神疲乏力,心悸健忘,眠差多梦,舌苔薄腻,脉细弱无力,中医辨证当为

A. 肾元亏虚

B. 心血不足

C. 脾气不足

D. 心肾亏虚

E. 脾肾不足

16. 患者,女,60岁。症见头摇肢颤,面色㿠白,表情淡漠,神疲乏力,动则气短,心悸健忘,眩晕纳呆,舌淡红,苔薄白滑,脉沉濡无力。其首选方剂是

A. 龟鹿二仙膏

B. 地黄饮子

C. 人参养荣汤

D. 天麻钩藤饮合镇肝熄风汤

E. 导痰汤合羚角钩藤汤

17. 患者,男,65岁。头晕、头痛、乏力20年,症状加重伴呕吐、恶心、烦躁不安1天。查体:血压180/130mmHg,意识模糊,左侧肢体活动受限,心界扩大。最可能的诊断是

A. 高血压危象

B. 2级高血压

C. 3级高血压

D. 1级高血压

E. 临界高血压

18. 患者脘腹痞塞不舒,胸膈满闷,头晕目眩,身重困倦,呕恶纳呆,口淡不渴,舌苔白厚腻,脉沉滑。治疗应首选

    A. 二陈平胃汤
    B. 越鞠丸
    C. 半夏泻心汤
    D. 保和丸
    E. 补中益气汤

19. 患者,男,36岁。泄泻腹痛,泻下急迫,粪色黄褐而臭,肛门灼热,烦热口渴,小便短黄,舌苔黄腻,脉滑数。其治法是

    A. 清热燥湿,分消止泻
    B. 消食导滞,和中止泻
    C. 芳香化湿,解表散寒
    D. 健脾益气,化湿止泻
    E. 温肾健脾,固涩止泻

20. 患者腹部疼痛,里急后重,痢下赤白脓血,黏稠如胶冻,腥臭,肛门灼热,小便短赤,舌苔黄腻,脉滑数。其诊断是

    A. 休息痢
    B. 寒湿痢
    C. 疫毒痢
    D. 湿热痢
    E. 噤口痢

21. 患者,女,24岁。皮肤出现青紫斑点,时发时止,伴鼻衄,月经过多,颧红,手足心热,舌红,苔少,脉细数。其辨证为

    A. 脾不统血证
    B. 热灼胃络证
    C. 气不摄血证
    D. 血热妄行证
    E. 阴虚火旺证

22. 患者,男,69岁。大便艰涩,排出困难,小便清长,面色㿠白,四肢不温,喜热怕冷,腹中冷痛,舌淡苔白,脉沉迟。其辨证分型是

A. 热秘

B. 阳虚秘

C. 冷秘

D. 气秘

E. 气虚秘

23. 患者胃痛隐隐,喜温喜按,空腹痛甚,得食痛减,神疲乏力,大便溏薄,舌淡苔白,脉虚弱。其治法是

    A. 温中健脾
    B. 温胃止泻
    C. 除湿散寒
    D. 散寒止痛
    E. 温补脾肾

24. 患者,男,43岁。因上腹部不适,食欲减退,体重减轻1个月,而疑诊胃癌。为确诊,应首选的检查方法是

    A. 癌胚抗原测定
    B. 粪便隐血试验
    C. 胃液分析
    D. X线钡餐检查
    E. 胃镜检查

25. 患者,男,63岁。半年前始觉双下肢乏力,渐致不能下地,腰脊痠软,头晕耳鸣,口舌干燥,舌红少苔,脉沉细数。其首选方剂是

    A. 虎潜丸
    B. 大补阴丸
    C. 左归丸
    D. 圣愈汤
    E. 独活寄生汤

26. 患者呕吐酸腐量多,嗳气厌食,脘腹胀满,得食更甚,吐后反快,大便秘结,气味臭秽,舌苔白腻,脉滑实有力。其辨证是

    A. 气滞痰阻证
    B. 食积痰阻证
    C. 痰饮内阻证
    D. 饮食停滞证
    E. 气滞食积证

27. 患者,女,53岁。腹中可触及积块,软而不坚,固

着不移,胀痛并见,舌苔薄,脉弦。其证候是

A. 气滞血阻
B. 气滞痰阻
C. 瘀血内结
D. 肝气郁滞
E. 气虚血瘀

28. 患者郁怒之后,小便涩滞,淋漓不宣,少腹胀满疼痛,苔薄白,脉弦,其首选方剂是

A. 沉香散
B. 石韦散
C. 八正散
D. 柴胡疏肝散
E. 小蓟饮子

29. 患儿,男,5岁。发热咳嗽3天。发热烦躁,咳嗽喘促,气急鼻扇,咳痰黄稠,喉间痰鸣,咽红肿,面色红赤,口渴欲饮,大便干结,小便短黄,舌质红,苔黄腻,脉滑数。其辨证是

A. 风寒郁肺证
B. 风热郁肺证
C. 毒热闭肺证
D. 肺脾气虚证
E. 痰热闭肺证

30. 患者,女,42岁。全身水肿,下肢明显,按之没指,小便短少,身体困重,胸闷,纳呆,泛恶,舌白腻,脉沉缓。治疗应首选

A. 越婢加术汤
B. 实脾饮
C. 麻黄连翘赤小豆汤
D. 五皮饮合胃苓汤
E. 疏凿饮子

31. 患者,女,32岁。平素性情急躁易怒。自诉半月前受到单位领导批评而精神抑郁,现症见性情急躁易怒,胸胁疼痛,口干口苦,嘈杂吞酸,嗳气,呕吐,舌红,苔黄,脉弦数。治疗应首选

A. 加味逍遥散
B. 越鞠丸
C. 半夏厚朴汤
D. 柴胡疏肝散

E. 左金丸

32. 患者,男,40岁。患者咳嗽阵作半个月。症见牵引胸胁作痛,咳痰黄稠带血,咯血鲜红,急躁易怒,大便秘结,小便短赤,舌质红,苔薄黄,脉弦数。其辨证为

A. 虚火灼肺
B. 痰热壅肺
C. 肝火犯肺
D. 燥热伤肺
E. 瘀阻肺络

33. 患者,女,31岁。右侧牙痛3天,龈肿,痛剧,伴口臭,口渴,大便3天未行,舌苔黄,脉洪。治疗除颊车、下关穴外,还应加

A. 外关、风池
B. 太溪、行间
C. 中渚、养老
D. 内庭、二间
E. 太冲、曲池

34. 患者,女,38岁。症见关节肌肉酸痛,时轻时重,涉及全身数个大关节,活动后疼痛加剧,阴雨天更甚,舌苔薄白,脉濡缓。其首选方剂是

A. 薏苡仁汤
B. 独活寄生汤
C. 防风汤
D. 乌头汤
E. 白虎加桂枝汤

35. 患者,男,73岁。身目俱黄,黄色鲜明,恶心欲吐,发热恶寒,无汗身痛,小便短赤,舌苔薄黄腻,脉弦滑。治疗应首选

A. 麻黄连翘赤小豆汤
B. 茵陈蒿汤
C. 小柴胡汤
D. 大柴胡汤
E. 犀角散

36. 患儿,男,7岁。面红耳赤,烦躁易怒,皱眉眨眼,张口歪嘴,摇头耸肩,发作频繁,抽动有力,口出异声秽语,大便秘结,小便短赤,舌红苔黄,脉弦数。应首先考虑的诊断是

A. 惊风
B. 癫痫
C. 抽动障碍
D. 注意力缺陷多动障碍
E. 风湿性舞蹈病

37. 患者,男,45岁。左上臂内侧有一肿块,呈半球形,暗红色,质地柔软,状如海绵,压之可缩小。应首先考虑的是
A. 气瘤
B. 筋瘤
C. 脂瘤
D. 血瘤
E. 肉瘤

38. 患者,男,75岁。高血压、冠心病病史,近5年肢体乏力、发凉呈进行性加重,并有怕冷表现,行走时下肢出现疼痛,稍事休息又可缓解。查体:双下肢肤色苍白,皮肤温度明显降低,跌阳脉搏动弱,舌淡、苔白腻、脉沉细。此患者主病、主证应为
A. 股肿,湿热下注证
B. 臁疮,气虚血瘀证
C. 脱疽,寒湿阻络证
D. 青蛇毒,血瘀湿阻证
E. 脱疽,热毒伤阴证

39. 患者月经提前,量多,经色深红,质稠,经行不畅,有块;时有少腹胀痛,乳房胀痛,口苦咽干,经期烦躁易怒,舌红,苔薄黄,脉弦数。治疗应首选的方剂是
A. 丹栀逍遥散
B. 两地汤
C. 保阴煎
D. 固阴煎
E. 清经散

40. 患者带下量多,赤白相兼,质稠,有气味,阴部灼热感,腰酸腿软,头晕耳鸣,五心烦热,咽干口燥,烘热汗出,失眠多梦;舌质红,苔少,脉细数。其证候是
A. 肾阳虚证

B. 阴虚夹湿证
C. 湿热下注证
D. 脾虚证
E. 热毒蕴结证

41. 患者阴部瘙痒难忍,会阴部肤色变浅白,皮肤粗糙,皲裂破溃,伴眩晕耳鸣,五心烦热,腰酸腿软,舌红苔少,脉细数无力。治疗应首选
A. 六味地黄汤
B. 龙胆泻肝汤
C. 易黄汤
D. 知柏地黄丸
E. 萆薢渗湿汤

42. 患者,女,26岁。月经周期延后,量少,色暗淡,质清稀,带下清稀,腰膝酸软,头晕耳鸣,面部有暗斑,舌淡,苔薄白,脉沉细。治疗应首选
A. 当归地黄饮
B. 六味地黄丸
C. 大补元煎
D. 八珍汤
E. 滋血汤

43. 患儿,男,1岁6个月。体重9kg,纳呆,面色少华,性急易怒,大便干稀不调,舌质淡,苔薄微腻,指纹淡。其诊断是
A. 厌食
B. 疳气
C. 疳积
D. 干疳
E. 积滞

44. 患儿,男,6岁。咳嗽喘促1天。症见喘促气急,咳嗽痰鸣,恶寒发热,鼻流清涕,咯痰黄稠,口渴,大便干,舌红,苔白,脉滑数。其治法是
A. 温肺散寒,化痰定喘
B. 清肺涤痰,止咳平喘
C. 散寒清热,降气平喘
D. 泻肺补肾,标本兼顾
E. 健脾温肾,固摄纳气

45. 患者入冬后全身皮疹逐渐增多,呈点滴状,颜色鲜红,层层鳞屑,刮去鳞屑有点状出血,发展迅

速,瘙痒剧烈,伴口干舌燥,咽喉疼痛,大便干燥,小便短赤,舌质红,舌苔薄黄,脉弦滑。其诊断及证候为

  A. 湿疮,湿热蕴肤证

  B. 瘾疹,胃肠湿热证

  C. 风瘙痒,风热血热证

  D. 牛皮癣,肝郁化火证

  E. 白疕,血热内蕴证

46. 患者,男,28岁。烧伤患者,体温不升,呼吸气微,表情淡漠,神志恍惚,嗜睡,语言含糊不清,四肢厥冷,汗液淋漓,舌光无苔,脉细。其证候是

  A. 火热伤津

  B. 阴伤阳脱

  C. 火毒内陷

  D. 气血两伤

  E. 脾胃虚弱

47. 患儿,男,5岁。发热2天,体温39℃,昨晚出现右侧腮部肿痛,压痛。中医诊断为痄腮。某医生用灸法灸患儿角孙穴。最适宜用

  A. 瘢痕灸

  B. 悬起灸

  C. 白芥子灸

  D. 隔附子饼灸

  E. 灯火灸

48. 患者慢性泄泻,于黎明之前腹中微痛,痛即泄泻而痛减,舌淡,脉沉细。针灸取穴为

  A. 脾俞、阴陵泉、天枢、肾俞、关元、命门

  B. 脾俞、肝俞、胃俞、肾俞、足三里

  C. 足三里、三阴交、天枢、上巨虚、下巨虚

  D. 关元、太冲、天枢、曲池、足三里

  E. 气海、肝俞、天枢、阴陵泉、曲池

49. 患者左耳灼热,瘙痒,起水疱,糜烂及耳周皮肤潮红3天,根据临床表现应诊断为

  A. 肝胆湿热所致旋耳疮

  B. 风热湿邪所致旋耳疮

  C. 脾胃湿热所致旋耳疮

  D. 血虚生热所致旋耳疮

  E. 肺卫不固所致旋耳疮

50. 患者,女,38岁。已婚。平素月经常错后,此次停经已有百日,伴头晕耳鸣,腰膝酸软,口干咽燥,五心烦热,潮热盗汗,舌红苔少,脉弦细。针灸治疗除关元、足三里、归来外,还应加

  A. 膈俞、太冲

  B. 太溪、肝俞

  C. 阴陵泉、丰隆

  D. 血海、合谷

  E. 脾俞、气海

51. 患者,女,45岁。头痛2周,加重2天,疼痛呈持续性,以前额及两颞部疼痛为主,眠差,舌淡红,苔薄白。按头痛部位应辨证属哪条经脉

  A. 阳明头痛、厥阴头痛

  B. 阳明头痛、太阳头痛

  C. 阳明头痛、少阳头痛

  D. 少阳头痛、太阳头痛

  E. 少阳头痛、少阴头痛

52. 患者,男,62岁。弯腰端盆时突然出现腰痛如刺,痛有定处,不能转侧,痛处拒按,舌质紫暗,脉涩。属挫闪瘀血型腰痛。可用三棱针在委中放血,适宜的操作方法是

  A. 点刺法

  B. 散刺法

  C. 刺络法

  D. 挑刺法

  E. 经刺法

53. 患者,女,43岁。眩晕2个月,加重1周,昏眩欲仆,神疲乏力,面色㿠白,时有心悸,夜寐欠安,舌淡,脉细。治疗应首选

  A. 行间、率谷

  B. 中脘、阴陵泉

  C. 膈俞、阿是穴

  D. 脾俞、气海

  E. 悬钟、太溪

54. 患者,男,20岁。车祸致头部及左大腿外伤。查体:意识清楚,左大腿中段异常活动,X线片示股骨干骨折,足背及胫后动脉搏动细弱。对其首选的治疗方案是

A. 垂直悬吊牵引

B. 持续骨牵引复位

C. 切开复位内固定

D. 手法复位夹板固定

E. 手法复位石膏外固定

55. 患者,男,28岁。2小时前摔倒后左肩受伤,X线检查示左盂肱关节失去正常对应关系、未见骨折征象。给予手法复位,复位成功的标志是

A. 弹性固定

B. 肩胛盂处有空虚感

C. 方肩

D. Mills 征阴性

E. Dugas 征阴性

56. 患者自幼双眼上胞下垂,无力抬举,视物时仰首举额张口,或以手提睑。其治法为

A. 温肾阳,益化源

B. 升阳益气

C. 清脾热,除风邪

D. 祛风除湿

E. 养肝血,祛风邪

57. 患者,女,50岁。左肩部疼痛,不能梳头。查体:左肩三角肌萎缩,肩关节外展、外旋、后伸明显受限。X线片未见骨质疏松,肩峰下钙化。其诊断为

A. 肩关节周围炎

B. 肩袖损伤

C. 肱二头肌腱炎

D. 神经根型颈椎病

E. 肱骨外上髁炎

58. 患儿,男,8岁。左膝肿痛,急骤加剧,活动剧痛,伴高热。查体:左膝关节明显红、肿、热及压痛。X线片示关节间隙增宽。其诊断首先考虑

A. 膝骨关节炎

B. 风湿性关节炎

C. 类风湿关节炎

D. 化脓性关节炎

E. 膝关节半月板损伤

59. 患者,男,34岁。3天前突发腰痛,半天后出现右脚痛,咳嗽时加重。查体:腰骶部压痛,放射至小腿,右侧直腿抬高试验阳性,小腿前外侧和足背前内侧痛觉减退,足趾背伸肌肌力减弱。受累的神经根为

A. L_2

B. L_3

C. L_4

D. L_5

E. S_1

60. 患者,女,25岁。自行撞伤右胸,不能深呼吸1天来诊。查体:右锁中线第5肋压痛,为明确有无肋骨骨折在病史或体检方面最需补充

A. 伤后有无呕吐

B. 是否有血痰

C. 伤后意识是否清楚

D. 局部是否有血肿

E. 双手挤在前后胸是否引起局部剧痛

61. 患者,男,60岁。双下肢发凉麻木已有2年。时有小腿部抽痛及间歇性跛行,近1月余足痛转为持续性静止痛,夜间痛剧,不能入睡,双足背动脉搏动消失。其诊断是

A. 痛风

B. 雷诺病

C. 糖尿病足

D. 动脉硬化性闭塞症

E. 血栓闭塞性脉管炎

62. 患者,女,37岁。晚饭后突然出现呕吐,呕吐多为清水痰涎,胸闷脘胀,不思饮食,头眩心悸,舌质淡,苔白腻,脉滑。最佳治疗方剂为

A. 香砂六君子汤

B. 小半夏汤合苓桂术甘汤

C. 小半夏加茯苓汤

D. 理中汤

E. 温脾汤

63. 患者,女,21岁。双侧肩、肘、膝关节游走性疼痛1周,局部灼热红肿,痛不可触,得冷则舒,有皮下结节,伴有发热、恶风、汗出、口渴,舌红,苔黄腻,脉滑数。其诊断是

A. 痹证 行痹
B. 痹证 着痹
C. 痹证 痛痹
D. 痹证 风湿热痹
E. 痹证 痰瘀痹阻证

64. 患者,男,55岁。患者3天前自觉右胁背部疼痛,并逐渐出现疱疹,呈现带状分布,疼痛较剧,口干苦,大便干,小便黄,脉弦,舌红苔黄。针灸治疗应首选
A. 手足阳明经
B. 局部阿是穴及相应夹脊穴
C. 手足太阳经
D. 手足太阴经
E. 手足厥阴经

65. 患儿,男,5岁。白天小便频而量少,夜晚睡中遗尿,小便清长,伴夜梦多。治疗除主穴外,还应加取
A. 蠡沟、太冲
B. 气海、血海、肾俞
C. 阳陵泉、行间、太冲
D. 脾俞、肾俞、足三里
E. 百会、神门

66. 患者神昏谵语,高热烦躁,身热夜甚,心烦不寐,舌质红绛少津,苔黄干,脉滑数。治宜选用
A. 清宫汤
B. 大承气汤
C. 菖蒲郁金汤
D. 通窍活血汤
E. 黄连温胆汤送服安宫牛黄丸

A3型题

答题说明

以下提供若干个案例,每个案例下设3道考题。请根据题干所提供的信息,在每一道考题下面的A、B、C、D、E五个备选答案中选择一个最佳答案。

(67~69题共用题干)

患者,女,45岁。主因口渴多饮3月余来诊。烦渴多饮,尿频量多,口干舌燥,舌红,苔薄黄,脉洪数。中医诊断为消渴病。

67. 根据患者上述临床特点,该病例中医应辨证为
A. 肺胃热盛,伤津耗气
B. 肺胃热盛,伤津
C. 肺肾阴虚,热盛伤津
D. 肺热津伤
E. 胃热津伤

68. 根据患者的临床特点及中医辨证,下列治疗方法中最为恰当的是
A. 滋养肺肾,清热生津
B. 清胃泻火,生津止渴
C. 清泻肺胃,益气生津
D. 清热润肺,生津止渴
E. 清泻肺胃,生津止渴

69. 治疗该类型消渴,下列方剂中哪项是治疗该患者的最佳选方
A. 玉泉丸
B. 玉液汤
C. 白虎加人参汤
D. 二冬汤
E. 消渴方

(70~72题共用题干)

患者,男,54岁。刻下眩晕耳鸣,头痛且胀,每因烦劳或恼怒而头晕、头痛加剧,面时潮红,急躁易怒,少寐多梦,口苦,舌质红,苔黄,脉弦。

70. 此患者应诊断为
A. 肾阴虚眩晕
B. 肾阳虚眩晕
C. 气血亏虚眩晕
D. 肝阳上亢眩晕
E. 痰浊中阻眩晕

71. 其治法宜为

A. 平肝潜阳,清火息风
B. 补养气血,健运脾胃
C. 化痰祛湿,健脾和胃
D. 滋养肝肾,填精益髓
E. 祛瘀生新,活血通窍

72. 治疗方药宜选用
A. 天麻钩藤饮加减
B. 归脾汤加减
C. 右归丸加减
D. 左归丸加减
E. 金匮肾气丸加减

(73～75题共用题干)

患者,男,68岁。因胸闷痛反复发作3年,近日加重。现胸前闷痛如窒,气短喘促,肢体沉重,头晕沉如裹,咳吐白痰,苔腻,脉沉滑。

73. 其诊断为
A. 气滞血瘀之胸痹
B. 寒凝心脉之胸痹
C. 痰热中阻之胸痹
D. 痰浊闭阻之胸痹
E. 心阴两虚之胸痹

74. 其治法为
A. 通阳泄浊,豁痰宣痹
B. 益气养阴,活血通脉
C. 理气活血,通络止痛
D. 辛温散阳,宣通心阳
E. 清热化痰,理气止痛

75. 治疗应首选
A. 小陷胸汤
B. 丹参饮
C. 生脉散合人参养荣汤
D. 枳实薤白桂枝汤合当归四逆汤
E. 瓜蒌薤白半夏汤合涤痰汤

(76～78题共用题干)

患者,男,55岁。间歇上腹不适5年,餐后加重,嗳气。胃液分析结果:基础胃酸分泌量(BAO)为0(正常值1～2mmol/h),最大胃酸分泌量(MAO)为5mmol/h(正常值17～23mmol/h),壁细胞总数(PCM)为2.5×10^8个。

76. 诊断最可能的疾病是
A. 胃溃疡
B. 十二指肠球部溃疡
C. 慢性浅表性胃炎
D. 慢性萎缩性胃炎
E. 胃癌

77. 下列哪种疾病可见血清胃泌素减少
A. 胃溃疡
B. 慢性十二指肠球炎
C. 浅表性胃炎
D. 十二指肠溃疡
E. 慢性萎缩性胃窦炎

78. 诊断慢性胃炎,首选下列哪项检查最为适宜
A. 胃液分析
B. 临床表现
C. 胃镜检查
D. X线检查
E. 酶学检查

(79～81题共用题干)

患者,男,38岁。平素多食肥甘厚味食物,近2周来出现小便浑浊如米泔水,上有浮油,或带血色,或夹有血丝、血块,或尿道有涩热感,口渴,苔黄腻,脉濡数。

79. 该患者应诊断为
A. 气淋
B. 尿浊
C. 尿血
D. 血淋
E. 膏淋

80. 该病治当以何法为主
A. 清热化湿
B. 清热化湿,利尿通淋
C. 凉血止血
D. 清热化湿,分清泌浊

E. 清热化湿,凉血止血

81. 该病治当以何方
　A. 八正散
　B. 知柏地黄丸
　C. 小蓟饮子合导赤散
　D. 膏淋汤
　E. 程氏萆薢分清饮

(82~84题共用题干)

患者,男,52岁。近日外感,现汗出恶风,时有寒热,周身酸楚,苔薄白,脉缓。

82. 根据上述患者临床表现,按照中医的辨病辨证体系,下列选项哪个最为符合该患者的临床表现
　A. 阳虚自汗
　B. 营卫不和
　C. 心脾两虚
　D. 湿热内蕴
　E. 阴虚火旺

83. 如此,下列治疗方法中,哪种最适合该患者的辨证类型
　A. 益气固表
　B. 滋养心脾
　C. 调和营卫
　D. 益气温阳
　E. 滋阴降火

84. 针对本病及辨证类型,其最佳的治疗方剂是下列哪项
　A. 玉屏风散
　B. 桂枝汤
　C. 甘麦大枣汤
　D. 参附汤
　E. 当归六黄汤

(85~87题共用题干)

患者,男,20岁。左肩背部发现一肿块半年,近期增大,约2cm×3cm,不痛不痒,略微高起,边界清楚,呈圆形,表面光滑,质地柔软,与皮肤无粘连,中央有一个黑头,挤压后有臭脂浆溢出。舌淡红,

苔白腻,脉缓。

85. 其诊断是
　A. 疖病
　B. 流痰
　C. 痈
　D. 脂瘤
　E. 肉瘤

86. 其治法是
　A. 化痰祛湿,软坚散结
　B. 健脾理气,燥湿化痰
　C. 清热解毒,行瘀活血
　D. 补肾温经,散寒化痰
　E. 清热解毒

87. 内治应首选
　A. 参苓白术散合二陈汤
　B. 仙方活命饮
　C. 苍附导痰汤
　D. 五味消毒饮
　E. 阳和汤

(88~90题共用题干)

患者,男,65岁。湿疮10年,皮损反复发作,足背及双肘部暗红斑块,粗糙肥厚,消退后留有色素沉着,剧痒难忍,遇热瘙痒加重,伴口干不欲饮,纳差,腹胀;舌淡,苔白,脉弦细。

88. 本病例辨证是
　A. 血虚风燥证
　B. 脾虚湿蕴证
　C. 湿热蕴肤证
　D. 气滞血瘀证
　E. 湿热浸淫证

89. 本病例治疗宜选
　A. 龙胆泻肝汤
　B. 萆薢渗湿汤
　C. 除湿胃苓汤
　D. 参苓白术散
　E. 当归饮子

90. 本病例的外治法可选

A. 用三棱针刺破放血
B. 30%补骨脂酊皮损区涂擦
C. 外搽5%~10%硫黄软膏
D. 火针点刺
E. 外敷金黄膏

(91~93题共用题干)

患者,女,30岁。5年前产后出现睡眠障碍,经常出现失眠,不易入睡,多梦易醒。近因劳累再发,伴心悸、神疲乏力,纳呆便溏,面色少华,舌淡,苔薄白,脉细无力。

91. 其辨证为
A. 心胆气虚
B. 气滞心胸
C. 心肾阳虚
D. 心脾两虚
E. 心肾不交

92. 其治法为
A. 滋阴降火,交通心肾
B. 疏肝泻热,镇心安神
C. 补益心脾,养血安神
D. 益气镇惊,安神定志
E. 镇惊定志,养心安神

93. 宜选何方治疗
A. 归脾汤
B. 安神定志丸合酸枣仁汤
C. 朱砂安神丸
D. 天王补心丹
E. 六味地黄丸合交泰丸

(94~96题共用题干)

患者,女,30岁。胃脘胀痛,痛连两胁,每因情志不遂而诱发,嗳气泛酸,喜太息,苔薄白,脉弦。

94. 其辨证是
A. 胃阴不足证
B. 瘀血停胃证
C. 肝气犯胃证
D. 外邪犯胃证
E. 饮食伤胃证

95. 针灸治疗应选取的主穴是
A. 天枢、中脘、膈俞
B. 内关、中脘、胃俞
C. 内关、中脘、足三里
D. 中脘、足三里、内关、膻中、膈俞
E. 足三里、中脘、内关、公孙

96. 针灸治疗应选取的配穴是
A. 关元、脾俞
B. 膈俞、三阴交
C. 梁门、下脘
D. 期门、太冲
E. 胃俞、内庭

(97~99题共用题干)

患者,女,28岁。结婚2年多未孕,月经2~3个月一潮,量多,色淡暗质稀,腰酸膝软,头晕耳鸣,精神疲倦,小便清长,舌淡,苔薄白,脉沉细。

97. 其辨证是
A. 肾气虚证
B. 肾阳虚证
C. 肾阴虚证
D. 痰湿内阻证
E. 肝气郁结证

98. 其治法是
A. 燥湿化痰,理气调经
B. 滋肾养血,调补冲任
C. 温肾助阳,调补冲任
D. 疏肝解郁,理血调经
E. 补肾益气,调补冲任

99. 治疗应首选
A. 苍附导痰丸
B. 养精种玉汤
C. 开郁种玉汤
D. 温胞饮
E. 毓麟珠

(100～102题共用题干)

患者,女,20岁。恶寒重,发热轻,无汗,鼻塞流涕,喷嚏不断,咳嗽痰白,舌淡红,苔薄白,脉浮紧。

100. 治疗应主取的经穴是
　　A. 手太阴、手阳明经穴
　　B. 手太阴、任脉经穴
　　C. 手阳明、手太阴、督脉经穴
　　D. 手阳明、足厥阴、足少阳经穴
　　E. 足阳明、足太阳经穴

101. 治疗应选的主穴是
　　A. 膻中、太渊、太溪、肾俞、大椎
　　B. 列缺、合谷、风池、外关、太阳
　　C. 肺俞、风门、丰隆、太渊、三阴交
　　D. 天突、定喘、尺泽、膻中、列缺
　　E. 膏肓、肾俞、太溪、丰隆、合谷

102. 治疗除主穴外,应选取的配穴是
　　A. 足三里
　　B. 委中
　　C. 阴陵泉
　　D. 曲池、尺泽
　　E. 风门、肺俞

(103～105题共用题干)

患者,男,50岁。胸痛彻背,感寒尤甚,胸闷气短,心悸不适,肢冷,舌苔薄白,脉沉紧。

103. 本病例辨证是
　　A. 寒凝心脉
　　B. 心血瘀阻
　　C. 心阳欲脱
　　D. 痰浊壅滞
　　E. 心肾阳虚

104. 下列属于治疗本病主穴的是
　　A. 神门、阴郄、膈俞
　　B. 内关、神门、阴郄
　　C. 内关、郄门、膻中
　　D. 内关、神门、太冲
　　E. 内关、郄门、百会

105. 本病行耳针法治疗,可取
　　A. 耳中、胃、神门
　　B. 胃、十二指肠、脾、肝、神门
　　C. 对屏尖、肾上腺、气管、肺、皮质下
　　D. 肺、内鼻、下屏尖、额
　　E. 心、小肠、交感、神门、内分泌

(106～108题共用题干)

患者,男,68岁。因"患膝骨关节炎多年"来诊。现症:膝关节隐隐作痛,时作时止,遇劳痛甚,腰膝酸软,神疲乏力,舌红少苔,脉沉细无力。

106. 其中医证型是
　　A. 寒湿闭阻证
　　B. 气血亏虚证
　　C. 瘀血阻滞证
　　D. 肝肾亏虚证
　　E. 风湿热郁证

107. 现阶段的治疗原则是
　　A. 祛风散寒,除湿止痛
　　B. 活血化瘀,舒筋止痛
　　C. 补益肝肾,强筋壮骨
　　D. 补肾祛寒,通经活络
　　E. 清热疏风,除湿止痛

108. 现阶段治疗应选方剂是
　　A. 左归丸
　　B. 大秦艽汤
　　C. 独活寄生汤
　　D. 身痛逐瘀汤
　　E. 桃红四物汤

(109～111题共用题干)

患者,女,55岁。形体肥胖,多食易饥,大便干结,尿黄,口干口苦,喜饮水;舌质红,苔黄,脉数。

109. 本病例的治法为
　　A. 清胃泻火,佐以消导
　　B. 化痰利湿,理气消脂
　　C. 健脾益气,渗利水湿
　　D. 补益脾肾,温阳化气
　　E. 行气解郁,化痰祛瘀

110. 该患者的首选方为
　A. 导痰汤
　B. 防己黄芪汤
　C. 真武汤合苓桂术甘汤
　D. 白虎汤合小承气汤
　E. 参苓白术散

111. 若口干多饮较重,可加用
　A. 太子参
　B. 天花粉、葛根
　C. 柴胡、黄芩
　D. 更衣丸
　E. 大黄、龙胆

(112~114题共用题干)

患者,男,24岁。突然意识不清,跌倒,全身强直数秒钟后抽搐,咬破舌。2分钟后抽搐停止。醒后活动正常。

112. 首先应考虑的疾病是
　A. 脑出血
　B. 脑血栓形成
　C. 蛛网膜下腔出血
　D. 癫痫
　E. 脑栓塞

113. 应进一步进行的检查是
　A. 头颅X线片
　B. 脑电图
　C. 脑脊液检查
　D. 脑血管造影
　E. 经颅超声多普勒(TCD)

114. 治疗的首选药物是
　A. 降颅压药
　B. 溶栓治疗
　C. 止血药
　D. 扩血管药
　E. 抗癫痫药

(115~117题共用题干)

患儿,男,6岁。睡后经常遗尿,醒后方觉。平素经常感冒,面色少华,少气懒言,食欲不振,大便溏薄,舌质淡红,苔薄白,脉沉无力。

115. 其辨证是
　A. 肾气不足证
　B. 脾肾气虚证
　C. 肝经湿热证
　D. 肺脾气虚证
　E. 心肾失交证

116. 其治法是
　A. 补肺健脾,益气升清
　B. 清热利湿,泻肝止遗
　C. 温补肾阳,固涩止遗
　D. 清心滋肾,安神固脬
　E. 温补脾肾,升提固摄

117. 治疗应首选
　A. 补中益气汤合缩泉丸
　B. 导赤散合交泰丸
　C. 龙胆泻肝汤
　D. 缩泉丸
　E. 桑螵蛸散合菟丝子散

(118~120题共用题干)

患儿,男,6个月。腹泻30天,下利清稀,完谷不化,日行4~6次,不发热,面白肢冷,睡时露睛,舌淡,苔白,指纹色淡红。

118. 其病机是
　A. 外感风寒
　B. 脾湿不运
　C. 脾肾阳虚
　D. 伤食泄泻
　E. 脾胃虚弱

119. 其治疗宜选
　A. 藿香正气散
　B. 葛根芩连汤
　C. 保和丸
　D. 七味白术散
　E. 附子理中汤合四神丸

120. 关于本病的预防调护,下列错误的是

A. 注意饮食卫生
B. 注意科学喂养,在夏季及小儿患病时断奶
C. 防止感受外邪,避免腹部受凉
D. 对吐泻严重及伤食泄泻患儿可暂时禁食
E. 及早发现泄泻变证

D. 仙方活命饮
E. 甘露消毒丹

(124～126题共用题干)

患者,男,66岁。5年前诊断为左股骨颈骨折,近1年左髋疼痛,行走困难。X线片示左髋关节间隙变窄,股骨头变形。

124. 最可能的诊断是
A. 骨折畸形愈合
B. 缺血性骨坏死
C. 骨折不愈合
D. 骨化性肌炎
E. 骨折延迟愈合

125. 股骨颈骨折后出现本病最主要的原因是
A. 固定不牢固
B. 年龄高、体质虚弱
C. 采用切开复位内固定
D. 没有达到解剖学复位
E. 股骨头血运破坏

126. 下列最佳治疗方案是
A. 左下肢皮肤牵引
B. 切开复位钢板内固定
C. 人工关节置换术
D. 闭合复位内固定
E. 卧床休息、对症治疗

(121～123题共用题干)

患者,男,36岁。右眼微痒不适,睑内血络模糊,眦部红赤,颗粒累累,痒涩不适,舌尖红,苔薄黄,脉浮数。

121. 诊断是
A. 针眼
B. 椒疮
C. 粟疮
D. 睑内结石
E. 眼痛

122. 辨证是
A. 初感疠气
B. 血热瘀滞
C. 热毒壅盛
D. 风热客睑
E. 气血不足

123. 治疗的最佳方剂是
A. 银翘散
B. 桑菊饮
C. 除湿汤

A4型题

答题说明

以下提供若干个案例,每个案例下设5道考题。请根据题干所提供的信息,在每一道考题下面的A、B、C、D、E五个备选答案中选择一个最佳答案。

(127～131题共用题干)

患者,男,21岁。平素胆怯,前日晚间突闻巨响后,有心悸不安,善惊易恐,晚间多梦,舌苔薄白,脉弦。

127. 根据上述临床表现,按照中医辨证理论,该病例应诊断辨证为
A. 阴虚火旺之心悸
B. 痰火扰心之心悸

C. 心虚胆怯之心悸
D. 水饮凌心之心悸
E. 心阳不振之心悸

128. 其治法是
A. 温阳化饮,利水宁心
B. 滋阴清火,养心安神
C. 清热化痰,宁心安神
D. 镇惊定志,养心安神

E. 温补心阳,安神定悸

129. 治疗应首选
　A. 黄连阿胶汤
　B. 桂枝甘草龙骨牡蛎汤
　C. 黄连温胆汤
　D. 苓桂术甘汤
　E. 安神定志丸

130. 患者失治日久,出现心中悸动,不能自控,面色不华,体倦乏力,舌淡红,苔薄白,脉细弱无力,治疗宜选
　A. 归脾汤加减
　B. 真武汤加减
　C. 炙甘草汤加减
　D. 桂枝甘草龙骨牡蛎汤
　E. 安神定志丸

131. 若患者过服温燥补剂,出现心悸不宁,心烦少寐,口干,五心烦热,梦遗腰酸,治疗方剂最宜选用
　A. 归脾汤
　B. 知柏地黄丸
　C. 沙参麦冬汤
　D. 六味地黄丸
　E. 朱砂安神丸

(132~136题共用题干)
患者,女,40岁。腹部胀痛半年余。现症:自觉腹中有条索状物隆起,按之痛更甚,舌淡红,苔白腻,脉弦滑。

132. 其诊断是
　A. 肝胃不和(胃痞)
　B. 食滞痰阻(聚证)
　C. 瘀血内结(积证)
　D. 气滞血阻(积证)
　E. 肝郁气结(聚证)

133. 其治法是
　A. 理气消积,活血散瘀
　B. 疏肝和胃
　C. 导滞通便,理气化痰

D. 祛瘀软坚,扶正健脾
E. 疏肝解郁,行气散结

134. 其选方是
　A. 膈下逐瘀汤
　B. 六磨汤
　C. 疏肝健胃丸
　D. 逍遥散
　E. 柴胡疏肝散

135. 若患者脘腹胀痛,下痢泄泻,或大便秘结,小便短赤,宜选方
　A. 枳实导滞丸
　B. 保和丸
　C. 化积丸
　D. 二陈汤
　E. 平胃散

136. 若患者痰浊中阻,呕恶苔腻,可加
　A. 半夏、陈皮、生姜
　B. 当归、川芎
　C. 桃红、红花
　D. 五灵脂、蒲黄
　E. 刘寄奴、姜黄

(137~141题共用题干)
患儿,女,6岁。水肿先从眼睑开始,继而四肢,最后全身浮肿,颜面为甚,皮肤光亮,按之凹陷即起,小便少,苔薄白,脉浮。

137. 其诊断为
　A. 湿热壅盛证
　B. 风水相搏证
　C. 水湿浸渍证
　D. 脾阳衰微证
　E. 湿毒侵淫证

138. 其治法是
　A. 温阳利水
　B. 宣肺解毒,利湿消肿
　C. 分利湿热
　D. 疏风利水
　E. 运脾化湿,通阳利水

139. 其选方为
   A. 疏凿饮子
   B. 实脾饮
   C. 麻黄连翘赤小豆汤
   D. 五皮饮
   E. 越婢加术汤

140. 若患者出现表寒症状,可合用
   A. 泽泻
   B. 大腹皮
   C. 羌活、防风
   D. 金银花、紫花地丁
   E. 白茅根、丹皮

141. 若患者出现血尿,可加
   A. 小蓟、白茅根
   B. 莱菔子、附子
   C. 沉香、干姜
   D. 苏子、槟榔
   E. 肉桂、木香

(142~146题共用题干)

患者,女,36岁。颈前正中憋胀月余,其他无异常感觉,查两侧甲状腺肿大、质软、光滑,查甲状腺功能均在正常范围,甲状腺B超示两侧甲状腺弥漫性肿大,苔薄白,脉滑弦。

142. 中医诊断为
   A. 痰结血瘀
   B. 气郁痰阻
   C. 痰热互结
   D. 肝火旺盛
   E. 心肝阴虚

143. 其治法为
   A. 清肝胆火,消瘿散结
   B. 滋阴降水,宁心柔肝
   C. 清热化痰,消瘿散结
   D. 理气活血,化痰消瘿
   E. 理气舒郁,化痰消瘿

144. 其选方是
   A. 一贯煎
   B. 清金化痰汤
   C. 四海舒郁丸
   D. 海藻玉壶汤
   E. 栀子清肝汤

145. 若患者兼见胸闷胁痛者,可加
   A. 茵陈蒿汤
   B. 六磨汤
   C. 龙胆泻肝汤
   D. 柴胡疏肝散
   E. 甘露消毒丹

146. 若肝郁化火,症见烦热,舌红苔黄,脉数者,可加
   A. 黄芩、黄连
   B. 黄柏、知母
   C. 大黄、栀子
   D. 夏枯草、丹皮、玄参
   E. 生地、丹皮

(147~151题共用题干)

患儿,女,1岁6个月。平时易感冒,体质较虚,近1个月来常汗出,以头部、肩部明显,活动后加重,伴神倦乏力,面色少华,舌质淡,苔薄白,脉弱。

147. 其辨证是
   A. 表虚不固证
   B. 营卫失调证
   C. 气阴两虚证
   D. 脾胃积热证
   E. 肝肾阴虚证

148. 其治法是
   A. 调和营卫
   B. 益气固表敛汗
   C. 益气养阴
   D. 清暑祛湿
   E. 滋补肝肾

149. 治疗应首选的方剂是
   A. 桂枝汤
   B. 黄芪桂枝五物汤
   C. 玉屏风散合牡蛎散
   D. 当归六黄汤

E. 生脉散

150. 若见气短乏力,便溏,可加
   A. 党参、黄芪
   B. 煅龙骨、麻黄根
   C. 山药、炒扁豆
   D. 砂仁、炒麦芽、炒谷芽
   E. 党参、怀山药

151. 关于本病的调护,错误的是
   A. 勤换衣被,保持皮肤清洁和干燥
   B. 关心患儿,耐心对患儿及家长进行健康宣教
   C. 室内温度、湿度要调节适宜
   D. 积极治疗各种急、慢性疾病,注意病后调护
   E. 用湿冷毛巾擦干汗液

(152~156题共用题干)

患者,男,42岁。大便数日不行,欲便不得,伴有胸胁胀满,腹中胀痛,善太息,食后腹胀尤甚,嗳气频作,舌苔略腻,脉弦。

152. 证属
   A. 热秘
   B. 气秘
   C. 湿秘
   D. 气虚便秘
   E. 阳虚便秘

153. 其治法为
   A. 泻热导滞,润肠通便
   B. 温里散寒,通便止痛
   C. 养血滋阴,润燥通便
   D. 滋阴增液,润肠通便
   E. 顺气导滞,降逆通便

154. 治疗应首选
   A. 六磨汤
   B. 润肠丸
   C. 济川煎
   D. 增液汤
   E. 黄芪汤

155. 若兼见忧郁寡言,可加
   A. 厚朴、枳壳、莱菔子
   B. 酸枣仁、菖蒲、桃仁
   C. 白芍、柴胡、郁金、合欢皮
   D. 半夏、陈皮、赤芍
   E. 麦冬、龙眼肉、白芍

156. 关于本病的生活调护,不正确的是
   A. 饮食以清淡饮食为主
   B. 增加粗粮、果蔬摄入,多饮水
   C. 可使用泻药以通便
   D. 避免精神过度紧张焦虑,保持心情舒畅,精神乐观
   E. 可配合生物反馈训练改善便秘症状

(157~161题共用题干)

患者,男,36岁。身上见二三个肿块,大小不一,质地柔软,表面光滑,有囊性感,可压入皮下,放手随即弹起。舌淡红,苔薄白,脉缓。

157. 本病可诊为
   A. 气瘤
   B. 脂瘤
   C. 血瘤
   D. 肉瘤
   E. 筋瘤

158. 其辨证为
   A. 痰湿凝结证
   B. 肝郁痰凝证
   C. 气滞血瘀证
   D. 肾伏郁火证
   E. 痰气凝结证

159. 内治治法为
   A. 宣肺理气,化痰散结
   B. 化痰祛湿,软坚散结
   C. 活血化瘀,舒筋散结
   D. 疏肝解郁,理气化痰
   E. 清肝凉血祛瘀

160. 内治方药为
   A. 通气散坚丸
   B. 苍附导痰汤
   C. 十全流气饮

D. 调元肾气丸

E. 凉血地黄汤合丹栀逍遥散

161. 若病程日久,瘤体逐渐增大增多,呈淡褐色,形体虚弱,气短倦怠,舌淡苔白,脉弱无力。治宜选用

A. 六味地黄丸

B. 阳和汤

C. 和荣散坚丸

D. 补中益气汤合通气散坚丸

E. 逍遥散合二陈汤

(162～166题共用题干)

患者,男,42岁。1周前腰部扭伤后,突然剧烈腰痛,伴左下肢放射痛。查体:腰部活动受限,左直腿抬高时沿着坐骨神经出现剧烈疼痛,左臀中肌处压痛明显,左小腿后外侧感觉减弱,左蹞趾背伸力减弱。X线检查:腰椎右侧凸,骨质增生。

162. 最可能的诊断是

A. 急性腰扭伤

B. 坐骨神经痛

C. 腰椎间盘突出症

D. 腰椎骨质增生

E. 臀中肌损伤

163. 对诊断该病价值较大的是

A. 腰椎正位片

B. 腰椎侧位片

C. 腰椎左斜位片

D. 腰椎右斜位片

E. 腰椎斜位片加正位片

164. 有关椎间盘功能的论述,下列哪一项是错误的

A. 保持脊柱的高度

B. 联结椎间盘上下两个椎体,构成运动单位

C. 起力传导缓冲作用

D. 保持椎间孔大小

E. 直立位时椎间盘的高度较卧位时高

165. 有关 L_{4-5} 椎间盘突出,下列哪一项论述是错误的

A. 为 L_5 神经根受压

B. 疼痛向下放射至大腿和小腿后外侧及足背,包括蹞趾

C. 蹞趾背伸无力

D. 膝反射减弱或消失

E. 跟腱反射一般无改变

166. 如病史2年,并逐年加重,已严重影响生活及工作,且出现大小便障碍。应采取的治疗方法是

A. 手术

B. 按摩

C. 牵引

D. 化疗

E. 理疗

(167～171题共用题干)

患者,女,15岁。近半年经来无期,过多,过频,行经时间长。现经来10余天,量多,势如血崩,经血色淡,质清,面色晦暗,肢冷畏寒,腰膝酸软,小便清长,夜尿多,舌淡暗,苔薄白,脉沉细。

167. 其诊断是

A. 肾阴虚型崩漏

B. 肾气虚型月经过多

C. 脾虚型崩漏

D. 肾阳虚型崩漏

E. 虚热型崩漏

168. 其治法是

A. 补气升阳,止血调经

B. 温肾固冲,止血调经

C. 补肾益气,固冲调经

D. 滋肾益阴,止血调经

E. 养阴清热,止血调经

169. 治疗应首选

A. 上下相资汤

B. 清热固经汤

C. 右归丸

D. 左归丸合二至丸

E. 固阴煎

170. 若患者症见经血时下时止,色紫黑有块,舌质紫暗,苔薄白,脉涩。治疗应选

A. 复元活血汤
B. 失笑散
C. 八珍汤
D. 四草汤
E. 血府逐瘀汤

171. 若失治、误治,患者出血暴崩,四肢厥逆,脉微欲绝,应选用
   A. 独参汤
   B. 固本止崩汤
   C. 补中益气汤
   D. 固冲汤
   E. 参附汤

(172～176题共用题干)

患者,男,37岁。患慢性肝炎2个月余。现症:身目俱黄,头重身困,食欲减退,脘腹痞胀,大便不实,恶心,舌苔厚腻微黄,脉濡缓。

172. 其诊断是
   A. 泄泻
   B. 萎黄
   C. 急黄
   D. 黄疸(阴黄)
   E. 黄疸(阳黄)

173. 其证候是
   A. 热重于湿证
   B. 湿重于热证
   C. 胆腑郁热证
   D. 脾虚湿滞证
   E. 寒湿阻遏证

174. 其治法是
   A. 温中化湿,健脾和胃
   B. 利湿化浊运脾,兼以清热
   C. 清热通腑,利湿退黄
   D. 健脾养血,利湿退黄
   E. 疏肝利胆,利湿退黄

175. 治疗首选
   A. 茵陈四苓汤
   B. 茵陈五苓散合甘露消毒丹

C. 茵陈蒿汤
D. 大柴胡汤
E. 茵陈术附汤

176. 治疗过程中若患者有寒热头痛,属邪郁肌表者,宜选用
   A. 葱豉汤
   B. 麻黄汤
   C. 麻黄连翘赤小豆汤
   D. 荆防败毒散
   E. 桂枝汤

(177～181题共用题干)

患者,女,63岁。肩部酸痛、活动受限1年,常因劳累而加重,现上举、外展均受限,肩部喜温喜按,伴头晕乏力,舌质淡,苔薄白,脉细弱。

177. 其诊断为
   A. 颈椎病
   B. 肱二头肌长头肌腱炎
   C. 肩关节脱位
   D. 漏肩风
   E. 落枕

178. 治疗应选取的经穴是
   A. 局部穴位及手足太阳经穴
   B. 局部阿是穴和足太阳经穴
   C. 局部穴位配合循经远端取穴
   D. 局部阿是穴配合远端取穴
   E. 手、足太阳经穴

179. 针灸治疗应选取的主穴是
   A. 肩井、肩髃、肩前、肩贞、天宗、秉风、曲池
   B. 肩前、肩髃、肩髎、肩贞、阿是穴、曲池、阳陵泉
   C. 肩前、肩髃、肩髎、肩贞、手三里、合谷
   D. 天柱、阿是穴、外劳宫
   E. 颈夹脊、阿是穴、天柱、后溪、申脉

180. 若患者以肩后侧疼痛为主,肩内收时疼痛加剧,属于
   A. 手少阳经证
   B. 手阳明经证

C. 手太阳经证

D. 手太阴经证

E. 手厥阴经证

181. 若患者属于上述经脉病证,治疗除主穴外,还应配

A. 外关

B. 合谷

C. 列缺

D. 后溪

E. 委中

(182～186题共用题干)

患者,女,53岁。声音嘶哑多年,每因多讲话后症状加重。查体:双声带暗红,边缘增厚,闭合不全,干咳少痰,颧红,虚烦少寐,腰膝酸软,手足心热,舌红少苔,脉细数。

182. 中医诊断为

A. 乳蛾

B. 喉喑

C. 喉风

D. 喉痈

E. 喉癣

183. 中医辨证为

A. 热毒困结,化腐成脓

B. 肺阴虚

C. 肾阴虚

D. 肺肾阴虚

E. 痰瘀互结

184. 中医治法为

A. 滋养肺阴,利喉开音

B. 滋补肾阴,利喉开音

C. 滋养肺肾,降火清音

D. 泄热解毒,消肿排脓

E. 活血化瘀,祛痰利咽

185. 治疗应首选

A. 养阴清肺汤

B. 六味地黄汤

C. 百合固金汤

D. 仙方活命饮

E. 会厌逐瘀汤

186. 若咽喉干燥,咳嗽炽热,可加

A. 黄柏、知母

B. 天冬、石斛、枇杷叶、黄芩

C. 半夏、茯苓

D. 瓜蒌仁、杏仁、贝母、天竺黄

E. 半夏、僵蚕、白前

(187～191题共用题干)

患者,男,42岁。患慢性肝炎10余年。近1周来出现腹部胀大,按之不坚,胁下胀满疼痛,纳食减少,食后作胀,嗳气不爽,小便短少,苔白腻,脉弦。

187. 其辨证是

A. 食滞痰阻证

B. 气滞血阻证

C. 水湿浸渍证

D. 气滞湿阻证

E. 脾肾阳虚证

188. 其治法是

A. 疏肝理气,运脾利湿

B. 温补脾肾,化气利水

C. 导滞通便,理气化痰

D. 理气活血,通络消积

E. 运脾化湿,通阳利水

189. 根据患者上述临床特点及中医辨证类型,下列选项中对此患者治疗最佳的方剂是

A. 胃苓汤合柴胡疏肝散

B. 中满分消丸

C. 大七气汤

D. 六磨汤

E. 五皮饮合胃苓汤

190. 若患者胸脘痞闷,腹胀,嗳气为快,气滞偏甚,应加用

A. 佛手、木香、沉香

B. 砂仁、大腹皮、车前子

C. 党参、黄芪、附片、干姜、川椒

D. 延胡索、莪术、丹参、鳖甲

E. 党参、黄芪、山药、泽泻

191. 若经治效果不佳,出现腹大胀满,按之如囊裹水,脘腹痞胀,下肢浮肿,精神困倦,怯寒懒动,大便稀溏,小便短少,舌苔白腻,脉缓。治疗宜用

A. 附子理苓汤
B. 越婢加术汤
C. 实脾饮
D. 疏凿饮子
E. 二陈平胃散

C 型题

答题说明

以下提供若干个案例,每个案例下设若干道考题。每个考题有多个备选答案,其中正确答案有 1 个或几个。

(192~196 题共用题干)

患者,女,26 岁。近半年来工作较为紧张劳累,休息欠佳,出现大便次数增多,每天 3~4 次,质烂或稀,与情绪变化有关,便前伴有腹痛,便后腹痛缓解,但反复发作,曾检查肠镜未见明显异常,服用思密达、得舒特等药物可暂时缓解症状,但病情反复。现在仍然每次情绪紧张或激动时即欲大便,日 3~4 次,大便偶带有未消化食物,偶有黏液,无脓血,伴有胁肋、脘腹胀闷不舒,饮食减少,神疲,面色萎黄,体重稍有减轻。舌淡,苔白略腻,脉弦细。

192. 该患者应考虑为何种病证

A. 脾胃虚弱泄泻
B. 饮食积滞泄泻
C. 脾胃虚寒腹痛
D. 饮食积滞腹痛
E. 肝气乘脾泄泻
F. 脾肾阳虚泄泻
G. 寒邪内阻腹痛
H. 湿热壅滞腹痛
I. 寒凝气滞腹痛
J. 肝郁气滞腹痛

193. 该患者目前证候特点主要有

A. 年轻女性,工作紧张劳累
B. 胁肋、脘腹胀闷不舒
C. 反复发作
D. 大便次数增多,大便与情绪有关
E. 便前腹痛

F. 大便偶有黏液
G. 脉弦细
H. 疲劳、面色萎黄
I. 饮食减少
J. 体重减轻

194. 该患者可选择的治法是

A. 消食导滞
B. 清热燥湿
C. 解表散寒
D. 芳香化湿
E. 健脾益气
F. 温肾健脾
G. 固涩止泻
H. 化湿止泻
I. 抑肝扶脾
J. 和中止泻

195. 目前该患者可采用何方药加减治之

A. 藿香正气散
B. 保和丸
C. 六君子汤
D. 痛泻要方
E. 四神丸
F. 参苓白术散
G. 柴胡疏肝散
H. 附子理中丸
I. 桃花汤
J. 葛根芩连汤

196. 该患者在临床上很可能合并哪些其他症状
　　A. 月经不调
　　B. 寐差
　　C. 里急后重
　　D. 烦躁易怒
　　E. 大便带血
　　F. 乳房胀痛
　　G. 善太息
　　H. 寒热往来
　　I. 身目发黄
　　J. 肠鸣

(197～201题共用题干)

患者,女,65岁。有消渴病史10年。口渴引饮,能食,便溏,精神不振,四肢乏力,体瘦,舌质淡红,苔白而干,脉弱。

197. 该患者所患疾病属于何种证型
　　A. 气阴亏虚证
　　B. 阴阳两虚证
　　C. 肾阴亏虚证
　　D. 肺热津伤证
　　E. 胃热炽盛证
　　F. 脾肾阳虚证
　　G. 寒饮伏肺证
　　H. 心血不足证

198. 此证的治法是
　　A. 滋阴固肾
　　B. 滋阴温阳
　　C. 清热润肺
　　D. 益气健脾
　　E. 清胃泻火
　　F. 滋阴降火
　　G. 生津止渴
　　H. 补肾固涩

199. 治疗此证应首选的方剂是
　　A. 七味白术散加减
　　B. 六味地黄丸加减
　　C. 金匮肾气丸加减

　　D. 消渴方加减
　　E. 玉女煎加减
　　F. 竹叶石膏汤加减
　　G. 增液承气汤加减
　　H. 参附龙牡汤加减

200. 本病的并发症可有
　　A. 肺痨
　　B. 水肿
　　C. 中风
　　D. 胸痹
　　E. 痈疽
　　F. 白内障
　　G. 雀目
　　H. 耳聋

201. 关于本病的治疗,说法正确的是
　　A. 生活方式指导是消渴治疗之首要策略
　　B. 重视凉血化瘀法
　　C. 要适当运动,保持情志平和
　　D. 应以养阴生津、润燥清热为基本治法
　　E. 治上消者,宜清其肺,兼润其胃
　　F. 治中消者,宜清其胃,兼滋其肾
　　G. 治下消者,宜滋其肾,兼补其肺
　　H. 病机以阴虚燥热为主

(202～206题共用题干)

患者,女,18岁。未婚。主诉:经行腹痛4年。患者诉14岁初潮,月经不规则,时有提前,时有推后,曾用中药调理(具体不详)后月经基本规则,但仍有月经临行小腹酸胀疼痛,尚可忍受。今日月经第一天,小腹胀痛难忍,面色苍白,头冒冷汗,全身无力,四肢发冷,恶心欲呕,头痛,经下血块较多,乳房胀。查体:T 36.6℃,R 20次/分,P 78次/分,BP 110/65mmHg,腹部拒按,舌淡红,有瘀斑,苔薄白,脉弦涩。

202. 为明确诊断,可进行的辅助检查有(提示:本病初步诊断为痛经)
　　A. 心电图检查
　　B. 盆腔超声

C. X 线检查

D. 腹部 CT 检查

E. 血常规

F. 子宫输卵管碘油造影

G. 小便检查

H. 盆腔 MRI 检查

I. 腹腔镜

J. 宫腔镜

203. 本病的证型为

A. 寒湿凝滞

B. 气血不足

C. 气滞血瘀

D. 肝肾不足

E. 脾不统血

F. 肾阳不足

G. 脾气亏虚

H. 肝气郁滞

I. 湿热蕴结

J. 血虚肝旺

204. 本病为实证,针灸以足少阴经及任脉穴为主,应取下列哪些穴位为主穴

A. 天枢

B. 中极

C. 次髎

D. 气海

E. 三阴交

F. 足三里

G. 血海

H. 膈俞

I. 十七椎

J. 地机

205. 根据本病中医证型,针灸治疗还可选用下列哪些穴位来配伍

A. 血海

B. 关元

C. 天枢

D. 气海

E. 太冲

F. 足三里

G. 支沟

H. 阳陵泉

I. 膻中

J. 内关

206. 下列属于三阴交穴临床主治病证的是

A. 腹胀、腹泻

B. 月经不调、不孕

C. 黄疸

D. 遗精、阳痿

E. 头痛、目眩

F. 遗尿

G. 咳嗽、气喘

H. 高血压

I. 失眠

J. 下肢痿痹

(207~211 题共用题干)

患者,男,60岁。吸烟史30年,慢性咳嗽、咳痰12年,气急3年,呈逐渐加重,胸部 X 线片示肋间隙增宽、双肺透亮度增加、双下肺纹理乱。

207. 最可能的诊断是

A. 支气管扩张症

B. 慢性支气管炎

C. 慢性阻塞性肺疾病

D. 肺炎

E. 支气管哮喘

F. 特发性肺纤维化

G. 肺结核

H. 急性左心衰竭

I. 嗜酸性粒细胞性支气管炎

J. 冠心病

208. 关于慢性支气管炎的诊断必备条件,下列哪项是正确的(提示:患者来院就诊,问医生自己是否患了慢性支气管炎、慢性阻塞性肺气肿)

A. 慢性咳嗽、咳痰或伴喘息

B. 每年发病持续 3 个月、连续 2 年以上(含 2 年)

C. 排除其他心、肺疾病

D. 支气管激发试验阳性

E. 肺部啰音

F. 血常规嗜酸性粒细胞比例增加

G. 若发病症状持续不足3个月则必须有其他明确客观依据(胸部X线片、肺功能)

H. 痰液查找抗酸杆菌

I. 抗生素治疗无效

J. 血气分析示动脉血氧分压降低

209. 为进一步明确诊断,首选以下哪项检查(提示:患者诉无心脏疾患,无结核病史)

A. 纤维支气管镜活检,BALF

B. 胸部CT

C. 肺功能

D. 痰培养+药敏

E. 痰涂片检查

F. 血常规

G. 尿常规

H. 肝功能

I. 肾功能

J. 心肌酶检查

210. 此期治疗措施包括(提示:此患者为稳定期)

A. 抗生素治疗

B. 静脉给予糖皮质激素治疗

C. 长期家庭氧疗

D. 劝导患者戒烟

E. 缩唇呼气

F. 应用支气管扩张剂

G. 高流量吸氧

H. 积极处理弥散性血管内凝血等并发症

I. 增强体质、提高免疫力

J. 机械通气

211. 考虑有哪些疾病的可能(提示:此患者在晨起大便时突然气急显著加重,伴有胸痛,送来急诊)

A. 肺炎

B. 胸膜炎

C. ARDS

D. 肺栓塞

E. 急性肺水肿

F. 气胸

G. 肺癌

H. 肺脓肿

I. 肺结核

J. 脓胸

(212~216题共用题干)

患者,男,50岁。胃大部切除术后,整个下肢肿胀疼痛,皮色紫暗,扣之灼热,腿胯部疼痛固定不移,舌暗有瘀斑,苔白,脉弦。

212. 应辨为何证

A. 血脉瘀阻

B. 气虚血瘀

C. 湿热下注

D. 热毒蕴阻

E. 气血两虚

F. 气虚湿阻

G. 湿热瘀滞

H. 寒湿阻络

213. 此证的最佳代表方为

A. 参苓白术散

B. 补阳还五汤

C. 萆薢渗湿汤

D. 黄连解毒汤

E. 十全大补汤

F. 活血通脉汤

G. 阳和汤

H. 顾步汤

214. 本病的好发部位常为

A. 腋静脉

B. 锁骨下静脉

C. 小腿肌肉静脉丛

D. 颈内静脉

E. 胫后动脉

F. 髂股静脉

G. 贵要静脉

H. 肘正中静脉

215. 本病当与下列哪些疾病相鉴别

A. 放射性臁疮

B. 下肢动脉硬化闭塞症

C. 小腿肌纤维炎

D. 下肢淋巴水肿

E. 下肢丹毒

F. 原发性下肢深静脉瓣膜功能不全

216. 关于本病的预防调护,正确的是

A. 发病 1 个月内不做剧烈活动

B. 肥胖患者饮食宜清淡

C. 患病后应卧床休息

D. 戒烟

E. 术后患者慎用止血药物

F. 术后患者可适当垫高下肢或对小腿进行按摩

G. 发病后期可使用弹力绷带以促进静脉血液回流

H. 高危患者可适当服用活血化瘀中药或抗凝药物

试卷标识码:

中医医师规范化培训结业理论考核模拟试卷(四)

考生姓名：_____

准考证号：_____

工作单位：_____

模拟试卷（四）

A1 型题

> **答题说明**
> 每一道试题下面有 A、B、C、D、E 五个备选答案，请从中选择一个最佳答案。

1. 医师在执业活动中遵守法律规定和技术操作规范是
   A. 医师的社会地位
   B. 医师的执业条件
   C. 医师的职责
   D. 医师的权利
   E. 医师的义务

2. 对于长期慢性患者，宜采取的医患关系模式是
   A. 主动－被动型
   B. 被动－主动型
   C. 指导－合作型
   D. 共同参与型
   E. 合作－指导型

3. 《中华人民共和国药品管理法》规定：生产、销售劣药的，没收违法生产、销售的药品和违法所得，并
   A. 处违法生产、销售的药品货值金额十倍以上二十倍以下的罚款
   B. 处三年以上十年以下有期徒刑
   C. 处十年以上有期徒刑或者无期徒刑，并处销售金额百分之五十以上二倍以下罚金或者没收财产
   D. 责令限期改正，给予警告
   E. 处所获收入百分之三十以上三倍以下罚款，终身禁止从事药品生产经营活动

4. 下列医疗机构临床用血管理职责的说法，错误的是
   A. 医疗机构应当加强组织管理，明确岗位职责，健全管理制度
   B. 医疗机构临床用血管理委员会为临床用血管理第一责任人
   C. 二级以上医院和妇幼保健医院应当设立临床用血管理委员会
   D. 临床用血管理委员会负责本机构临床合理用血管理工作
   E. 临床用血管理委员会主任委员由院长或者分管医疗的副院长担任

5. 由国务院制定的有关卫生的规范性法律文件，称为
   A. 卫生法律
   B. 卫生行政法规
   C. 卫生规章
   D. 基本法律
   E. 行政法

6. 不属于患者权利的是
   A. 医疗监督权
   B. 生命健康权
   C. 知情同意权
   D. 隐私保护权
   E. 保管病志权

A2 型题

> **答题说明**
> 每一道试题是以一个小案例出现的，其下面都有 A、B、C、D、E 五个备选答案，请从中选择一个最佳答案。

7. 患者，女，27岁。平素息促气短，动则为甚，呼多吸少，咳痰质黏起沫，脑转耳鸣，腰酸腿软，心慌，不耐劳累，五心烦热，颧红，口干，舌红少苔，脉细数。治疗应首选
   A. 小青龙汤
   B. 射干麻黄汤
   C. 六君子汤
   D. 金匮肾气丸

E. 三子养亲汤

8. 患者,男,65岁。冠心病病史6年,体力活动后突然胸骨后疼痛,有压迫感、胸闷,被迫停止原来活动,持续3~5分钟疼痛自行缓解。最可能的诊断是
   A. 肋间神经痛
   B. 急性心肌梗死
   C. 胆绞痛
   D. 胃食管反流病
   E. 心绞痛

9. 患者,男,46岁。2天前突然喘急胸闷,咳嗽,咳痰稀薄而白,恶寒,头痛,无汗,舌苔薄白,脉象浮紧。其诊断为
   A. 风寒咳嗽
   B. 风寒袭肺型喘证
   C. 饮犯胸肺型饮证
   D. 虚寒型肺痿
   E. 冷哮证

10. 患者,女,55岁。近1个月来心悸不宁,少寐心烦,手足心热,舌红少苔,脉象细数。此患者辨证当属
    A. 心阳不足
    B. 肝阳上亢
    C. 痰热扰心
    D. 心虚胆怯
    E. 阴虚火旺

11. 患者,女,36岁。潮热盗汗,虚烦少寐,五心烦热,口渴,月经不调,舌红少苔,脉细数。治宜选用
    A. 养心安神敛汗
    B. 清里泻热
    C. 滋阴降火
    D. 滋补肝肾
    E. 调和营卫

12. 患者,男,70岁。多种慢性病迁延难愈,现虚烦不寐,形体消瘦,易疲劳,头晕健忘,纳少,面色㿠白,舌淡,脉细弱。其治疗宜用
    A. 酸枣仁汤

B. 天王补心丹
C. 归脾汤
D. 安神定志丸
E. 朱砂安神丸

13. 患者,男,58岁。冠心病病史8年,近因活动较多而发。现症:心前区疼痛阵发,稍事活动则心悸而痛,伴胸闷,气短,面色㿠白,四肢欠温,舌淡胖,苔腻,脉沉细迟。辨证为
    A. 寒凝心脉
    B. 气滞心胸
    C. 气阴两虚
    D. 心肾阴虚
    E. 心肾阳虚

14. 患者,男,43岁。上腹不适5年。近1个月来食后饱胀感,嗳气,近3天来粪隐血(++),胃酸正常,血清抗壁细胞抗体阴性。胃镜:幽门区见黏膜下血管网。其诊断为
    A. 浅表性胃炎
    B. 浅表性胃炎合并出血
    C. 慢性胃体炎
    D. 慢性萎缩性胃炎
    E. 急性胃炎

15. 患者,女,26岁。支气管哮喘病史13年,今晨上班途中因吸入汽车尾气突然发作,以喘憋、呼吸困难为主,伴心悸、乏力,遂急诊。为控制发作应首选的药物是
    A. 沙丁胺醇气雾剂
    B. 溴化异丙托品气雾剂
    C. 泼尼松口服
    D. 色甘酸钠
    E. 茶碱缓释片

16. 患者眩晕,动则加剧,劳累即发,面色苍白,神疲乏力,倦怠懒言,唇甲不华,发色不泽,心悸少寐,纳呆腹胀,舌淡,苔薄白,脉细弱。宜选用
    A. 当归补血汤
    B. 归脾汤
    C. 八珍汤
    D. 补中益气汤

E. 四君子汤

17. 患者,女,21岁。近年来头昏、乏力、腰痛,下肢凹陷性水肿,尿蛋白(++++),红细胞0~1/HP,血浆白蛋白22g/L,胆固醇>8mmol/L,血尿素氮及肌酐正常。其诊断为
   A. 慢性肾盂肾炎
   B. 急性肾小球肾炎
   C. 慢性肾小球肾炎
   D. 糖尿病肾病
   E. 肾病综合征

18. 患者,女,56岁。表情呆滞,智力衰退,喃喃自语,呆若木鸡,伴脘腹胀痛,痞满不适,头重如裹,口多涎沫,不思饮食,舌质淡,苔白腻,脉滑。其治法是
   A. 补肾健脾,益气生精
   B. 理气解郁,化痰醒神
   C. 清热泻火,化痰开窍
   D. 化痰开窍,醒神益智
   E. 清心平肝,安神定志

19. 患者,男,58岁。患病已久,身体虚弱。症见四肢痿弱,肌肉瘦削,手足麻木,四肢青筋显露,舌痿不能伸缩,舌质暗淡,脉细涩。其辨证是
   A. 湿热浸淫
   B. 肺热津伤
   C. 脾胃虚弱
   D. 肝肾亏虚
   E. 脉络瘀阻

20. 患者,男,66岁。患颤证已久。现症见头摇肢颤,持物不稳,腰膝酸软,失眠心烦,头晕耳鸣,善忘,神呆,舌质红,苔薄白,脉细数。其证型是
   A. 痰热风动
   B. 阴虚风动
   C. 气血亏虚
   D. 阳气虚衰
   E. 风阳内动

21. 患者突然跌仆,神志不清,口吐涎沫,两目上视,四肢抽搐,口中如作猪羊叫声,移时苏醒,舌苔白腻,脉弦滑。治疗应首选

A. 二阴煎
B. 涤痰汤
C. 导痰汤
D. 黄连解毒汤合定痫丸
E. 控涎丹

22. 患者,男,60岁。黎明之前泄泻,腹痛肠鸣即泻,泻后则安,形寒肢冷。舌淡苔白,脉沉。其辨证是
   A. 寒湿客脾
   B. 湿热伤脾
   C. 肾阳虚衰
   D. 食滞肠胃
   E. 肝气乘脾

23. 患儿,男,19岁。腹痛,里急后重,下痢赤白脓血,肛门灼热,小便短赤,舌苔黄,脉滑数。其治法是
   A. 清热凉血,和胃利湿
   B. 清肠和胃,利湿解毒
   C. 清热化湿,理气止痛
   D. 清肠化湿,调气和血
   E. 清胃利湿,和胃通降

24. 患者,女,45岁。体型偏瘦,双膝关节疼痛反复发作3年。现症见双膝关节红肿热痛,痛如刀割,发热烦渴,舌红,苔黄腻,脉滑数。治疗应首选
   A. 白虎加桂枝汤合宣痹汤
   B. 独活寄生汤
   C. 虎潜丸
   D. 乌头汤
   E. 双合汤

25. 患者,男,40岁。胃脘灼热疼痛,痛势急迫,烦怒,口苦,泛吐酸水,舌红苔薄黄,脉弦数。治疗应首选
   A. 小建中汤
   B. 柴胡疏肝散
   C. 四七汤
   D. 清中汤
   E. 龙胆泻肝汤

26. 患者，男，69岁。大便艰涩，排出困难，小便清长，面色㿠白，四肢不温，喜热怕冷，腹中冷痛，舌淡苔白，脉沉迟。此属
   A. 热秘
   B. 虚秘
   C. 冷秘
   D. 气秘
   E. 实秘

27. 患者，女，30岁。因进食海鲜后，四肢出现出血点，对称分布。检查：血象示嗜酸性粒细胞偏高，骨髓象正常，毛细血管脆性试验阳性。应首先考虑的是
   A. 过敏性紫癜
   B. 败血症
   C. 急性粒细胞白血病
   D. 急性型原发免疫性血小板减少症
   E. 慢性型原发免疫性血小板减少症

28. 患者身肿日久，腰以下肿甚，按之凹陷不起，脘腹胀满，纳减便溏，面色不华，神疲乏力，肢体倦怠，小便短少，舌质淡，苔白腻，脉沉弱。治疗应首选
   A. 五皮饮合胃苓汤
   B. 桃红四物汤
   C. 五苓散
   D. 实脾饮
   E. 真武汤

29. 患者，男，60岁。因发热咳嗽，继而再现小便不畅，点滴不爽，烦渴欲饮，呼吸急促，舌红苔薄黄，脉数。其辨证是
   A. 脾气不升
   B. 肺热壅盛
   C. 湿热蕴结
   D. 肾元亏虚
   E. 气机阻滞

30. 患者，女，40岁。精神恍惚，心神不宁，多疑易惊，悲忧善哭，喜怒无常，舌质淡，脉弦。其辨证是
   A. 心神失养
   B. 心脾两虚
   C. 痰气郁结
   D. 肝气郁结
   E. 心肾阴虚

31. 患者腹大胀满，按之如囊裹水，颜面微浮肿，胸脘胀闷，遇热则舒，精神困倦，怯寒懒动，小便少，大便溏，舌苔白腻，脉缓。治疗应首选
   A. 实脾饮
   B. 调营饮
   C. 附子理苓汤
   D. 柴胡疏肝散
   E. 胃苓汤

32. 患者便血紫暗，腹部隐痛，喜热饮，面色不华，神倦懒言，便溏，舌质淡，脉细。治疗应首选
   A. 黄土汤
   B. 无比山药丸
   C. 归脾汤
   D. 当归补血汤
   E. 黄芪建中汤

33. 患者，女，20岁。结喉两侧弥漫性肿大，边界不清，皮色如常，无疼痛，伴急躁易怒，善太息，舌淡红，苔薄，脉沉弦。治疗应首选
   A. 海藻玉壶汤
   B. 四海舒郁丸
   C. 柴胡清肝汤
   D. 逍遥散
   E. 消瘰丸

34. 患者，男，28岁。齿龈出血，血色鲜红，齿龈红肿疼痛，头痛，口臭，舌红，苔黄，脉洪数。其首选方剂是
   A. 泻心汤合十灰散
   B. 龙胆泻肝汤
   C. 泻白散合黛蛤散
   D. 六味地黄丸合茜根散
   E. 加味清胃散合泻心汤

35. 患者，男，30岁。咳嗽阵作，痰中带血鲜红，烦躁易怒，胸胁疼痛，小便黄赤，大便干结，舌红，苔黄，脉弦数。治疗宜用

A. 桑杏汤
B. 清燥救肺汤
C. 百合固金汤
D. 泻白散合黛蛤散
E. 龙胆泻肝汤

36. 患者,男,70岁。患"哮喘"病30余年,冬季为重、平素身倦乏力,气息短促,动则汗出,舌质淡,脉细无力。用灸法施治,可采用
A. 大椎、风门、肺俞、膻中,秋季治疗
B. 列缺、尺泽、肺俞、中府、定喘,夏季治疗
C. 肺俞、太渊、尺泽、合谷,秋季治疗
D. 肺俞、太渊、尺泽、合谷,夏季治疗
E. 肺俞、膏肓、肾俞、太渊、太溪、足三里、定喘,夏季治疗

37. 患者,男,78岁。背部患有头疽月余,局部疮形平塌,根盘散漫,疮色紫滞,溃后脓水稀少,伴有唇燥口干,便艰溲短,舌质红,脉细数。内治应首选
A. 仙方活命饮
B. 竹叶黄芪汤
C. 普济消毒饮
D. 知柏地黄汤
E. 清骨散

38. 患者,女,25岁。右乳肿块2年,初起肿块如花生粒大小,逐渐增大,近期伴乳房坠胀不适,胸胁牵痛,烦躁易怒,月经不调。检查:右乳外侧肿块呈圆形,直径约4cm,质韧硬,表面光滑,推之活动,无压痛,乳头及腋下未见异常。舌质暗红,苔薄腻,脉弦滑。其中医诊断及方药应为
A. 乳癖,逍遥蒌贝散加减
B. 乳漏,六味地黄汤合清骨汤加减
C. 粉刺性乳痈,柴胡清肝汤加减
D. 乳痨,开郁散合消瘰丸加减
E. 乳核,逍遥散合桃红四物汤加减

39. 患者,女,32岁。经行期间少腹疼痛拒按,有灼热感,伴腰骶疼痛,低热起伏,带下量多,色黄、质稠,溲黄,舌红苔黄腻,脉弦滑。其治法是
A. 清热除湿,化瘀止痛

B. 行气活血,化瘀止痛
C. 补养肝肾,调经止痛
D. 温经散寒,化瘀止痛
E. 益气养血,调经止痛

40. 患者,女,42岁。乳头溢出血性液体1周,同时伴有急躁易怒,胸胁胀痛,口苦咽干,舌红苔黄,脉弦数。其辨证是
A. 阴虚火旺
B. 肝郁脾虚
C. 肝郁火旺
D. 脾虚失摄
E. 气阴两虚

41. 患者月经先后无定期,量少,色暗有块,乳房、少腹胀痛,脘闷不舒,时叹息,嗳气食少,苔薄白,脉弦。其辨证是
A. 气滞证
B. 肾虚证
C. 脾虚证
D. 肝郁肾虚证
E. 气滞血瘀证

42. 患儿,女,4岁。昨天外出游玩,今天舌边尖溃烂,色赤疼痛,饮食困难,心烦不安,口干欲饮,小便短赤,舌尖红,苔薄黄。治疗应首选
A. 导赤散
B. 凉膈散
C. 泻心汤
D. 泻心导赤散
E. 六味地黄丸

43. 患儿,男,4岁。有久泻病史。近3个月来,面黄唇淡,发黄稀疏,食欲不振,体倦乏力,头晕目眩,睡眠不安,舌淡红,脉细弱。查血常规:血红蛋白95g/L。其治法是
A. 健运脾胃,益气养血
B. 补脾养心,益气生血
C. 滋养肝肾,填精养血
D. 温补脾肾,益阴养血
E. 益气养阴,宁心安神

44. 患者,女,23岁。妊娠7个月,面浮肢肿,下肢尤

甚,按之没指,头晕耳鸣,心悸气短,腰酸无力,小便不利,面色晦暗,舌淡,苔白润,脉沉迟。其诊断是

A. 子肿,脾虚证
B. 子肿,肾虚证
C. 子肿,气滞证
D. 胎动不安,肾虚证
E. 滑胎,肾虚证

45. 患者,女,50岁。已婚,月经紊乱3年余,2~3个月一潮,量不多,淋漓数十天不止,色鲜红,质稍稠,头晕耳鸣,腰膝酸软,时或心烦口干,舌红少苔,脉细数。妇检、B超检查无异常,子宫内膜检查为"囊腺型增生过长"。其诊断是

A. 肾阴虚型崩漏
B. 血热型崩漏
C. 肝热型崩漏
D. 肾阴虚型经期延长
E. 血热型经期延长

46. 患者,女,23岁。2年前经期淋雨后出现痛经。经期腹痛拒按,经色紫红有块,得暖痛减,舌淡苔白,脉沉。针灸治疗应首选

A. 关元、三阴交、肾俞、太溪
B. 关元、足三里、归来
C. 中极、三阴交、地机、十七椎、次髎
D. 中极、地机、太冲、三阴交
E. 中极、关元、次髎、地机

47. 患者,男,18岁。因过食生冷发生腹泻,半日已达3次。大便常规检查,白细胞0~3/HP。便质清稀,肠鸣腹痛,舌淡,苔白滑。针灸取穴为

A. 天枢、阴陵泉、上巨虚、内庭
B. 神阙、天枢、大肠俞、上巨虚、阴陵泉
C. 天枢、脾俞、足三里、三阴交
D. 天枢、脾俞、足三里、太冲
E. 天枢、脾俞、足三里、关元

48. 患者,男,40岁。牙痛2天,左侧颊部微肿,便秘,口苦,脉数,舌红苔黄。治疗除主穴外,还应加

A. 大椎、曲池

B. 内庭、二间
C. 外关、风池
D. 太溪、行间
E. 风池、商阳

49. 患儿,5岁。经常梦中遗尿,睡眠不安,白天多动,较少安静,手足心热,舌红,苔薄少津,脉沉细而数。治疗应首选的方剂是

A. 补中益气汤合缩泉丸
B. 交泰丸合导赤散
C. 缩尿丸
D. 导赤散
E. 五子衍宗丸

50. 患儿,女,2岁。易发腹泻,形体消瘦,面色少华,毛发稀疏,不欲饮食,急躁易怒,大便溏稀,舌质略淡,苔薄微腻,脉细有力,指纹淡。其诊断是

A. 厌食,脾胃气虚证
B. 积滞,脾虚夹积证
C. 疳证,疳气证
D. 疳证,疳积证
E. 厌食,脾失健运

51. 患者,女,50岁。下楼梯时跌倒,左髋部剧烈疼痛,不能活动。经X线检查见左股骨颈骨折,但断端相互嵌插,无明显移位,测Pauwels角<30°。其最佳治疗方法是

A. 切开复位内固定
B. 人工关节置换术
C. 转子间截骨术
D. 植骨或血管移植术
E. 持续皮牵引6~8周

52. 患者,男,24岁。颈项强痛,活动受限,头向患侧倾斜,项背牵拉痛,颈项部压痛明显,恶风畏寒。治疗除取主穴外,还应选用

A. 内关、外关
B. 肩井、后溪
C. 肺俞、风门
D. 膻中、膈俞
E. 肾俞、关元

53. 患者,男,53岁。患者久病体虚,3天前见鼻痒,

打喷嚏,鼻塞鼻胀较重,面色萎黄,四肢倦怠,食少纳呆,大便溏,舌淡胖,边有齿痕,苔薄白,脉弱无力。治疗除主穴外,还应选
- A. 肺俞、气海
- B. 肾俞、命门
- C. 脾俞、胃俞
- D. 太溪、三阴交
- E. 风池、外关

54. 患者,男,70岁。家属代诉:患者于今晨起床后半小时,突然昏仆,不省人事,目合口张,遗尿,手撒,四肢厥冷,脉细弱。治疗用隔盐灸,应首选
- A. 内关
- B. 神阙
- C. 水沟
- D. 合谷
- E. 太冲

55. 患者肩周疼痛,以肩后部为重,疼痛拒按,除肩部穴外,还应选取的是
- A. 手太阳小肠经穴
- B. 手阳明大肠经穴
- C. 手少阳三焦经穴
- D. 足少阳胆经穴
- E. 足太阳膀胱经穴

56. 患者,女,36岁。已婚,平素月经常错后,此次停经已有百日,伴头晕耳鸣,腰膝酸软,口干咽燥,五心烦热,潮热盗汗,舌质红,苔少,脉沉细数。采用穴位注射疗法,下列说法错误的是
- A. 可取太溪、肝俞
- B. 可取气海、关元
- C. 可取中极
- D. 可取膈俞、血海
- E. 常用当归注射液

57. 患儿,男,4岁。妈妈在给穿衣服时牵拉左腕,患儿突然大哭,左肘功能障碍,左手不肯拿取玩物。查体:肘关节略屈曲,桡骨头外有压痛。其可能的诊断是
- A. 左肘关节脱位
- B. 左肱骨髁上骨折
- C. 左肱骨内髁撕脱骨折
- D. 左肱骨外髁撕脱骨折
- E. 左桡骨头半脱位

58. 患者,女,42岁。腰腿痛2个月。查体:下腰椎旁压痛,左下肢直腿抬高试验阳性(50°),加强试验阳性,外踝及足背外侧皮肤感觉减弱,踝反射消失,考虑为腰椎间盘突出症,最可能突出的间隙是
- A. 腰4～5
- B. 腰5～骶1
- C. 腰2～3
- D. 腰1～2
- E. 腰3～4

59. 患者,男,66岁。右髋部疼痛、活动受限半年余,2年前因右股骨颈骨折行空心钉内固定治疗。查体:右髋关节内旋和外旋受限,X线显示右股骨头负重区出现新月征,囊性变。最可能的诊断是
- A. 化脓性髋关节炎
- B. 股骨颈骨折不愈合
- C. 股骨头缺血性坏死
- D. 髋关节结核
- E. 类风湿关节炎

60. 患者,女,60岁。不慎跌倒,右手背着地,当即右腕肿痛,腕下垂,活动受限。其诊断是
- A. Colles 骨折
- B. Smith 骨折
- C. 尺神经损伤
- D. 桡神经损伤
- E. 腕关节脱位

61. 患者,男,26岁。诊断为股骨干闭合性骨折,给予胫骨结节骨牵引治疗,其牵引重量一般为
- A. 体重的1/2
- B. 体重的1/3
- C. 体重的1/4
- D. 体重的1/7
- E. 体重的1/5

62. 患者,男,67岁。吸烟史40年。家属发现患者

呼之不应半小时急送医院。有COPD病史30余年。查体:BP 150/75mmHg,浅昏迷状,球结膜水肿。双肺可闻及干湿啰音,$A_2 < P_2$。下肢水肿。为明确诊断首选的检查是

A. 动脉血气分析

B. 胸部X线片

C. 心脏超声波

D. 动态心电图

E. 肺功能

63. 患者无时泪下,泪液清冷稀薄,不耐久视;伴面色无华,神疲乏力,心悸健忘;舌淡,苔薄白,脉细弱。其辨证是

A. 气血不足

B. 心脾湿热

C. 肝气不舒

D. 脾气不足

E. 心血亏损

64. 患者咽部干燥,灼热疼痛不适,午后较重,黏膜暗红而干燥,干咳痰少而稠,手足心热,潮热盗汗,颧红,失眠多梦,舌红少苔,脉细数。其辨证是

A. 外邪侵袭证

B. 肝肾阴虚证

C. 脾气虚弱证

D. 肺肾阴虚证

E. 脾肾阴虚证

65. 患者突发腹痛、腹胀,冷汗出,恶寒,口淡无味,呕吐清涎,小便清长,大便溏,舌质暗,苔薄白,脉沉紧。其辨证是

A. 腑实内结证

B. 气滞血瘀证

C. 痰湿阻滞证

D. 中脏虚寒证

E. 寒凝肠腑证

66. 患者,男,45岁。1年前体检发现血尿酸升高,当时无症状,未予重视,平时也不注意饮食控制。患者1天前参加同学聚餐,吃较多海鲜及肉食,并饮啤酒约500mL,晨起感觉右𬂩趾关节疼痛,局部肿胀、发热。目前考虑最可能的诊断是

A. 痛风

B. 类风湿关节炎

C. 糖尿病足

D. 风湿性关节炎

E. 足部细菌性感染

A3型题

答题说明

以下提供若干个案例,每个案例下设3道考题。请根据题干所提供的信息,在每一道考题下面的A、B、C、D、E五个备选答案中选择一个最佳答案。

(67~69题共用题干)

患者,男,18岁。2天前感冒,现症见无恶寒,咳嗽,痰黄稠,咳时汗出,口渴身热,恶风肢楚,舌苔薄黄,脉浮数。

67. 根据上述临床表现,该患者中医辨证为

A. 风燥伤肺

B. 风热犯肺

C. 痰湿蕴肺

D. 痰热郁肺

E. 风寒袭肺

68. 其治法为

A. 疏风清热,宣肺止咳

B. 疏风散寒,宣肺止咳

C. 辛凉解表,疏风清热

D. 疏风清肺,润燥止咳

E. 燥湿化痰,理气止咳

69. 根据上述辨证类型,下列哪种方剂最为适合对患者的治疗

A. 麻杏石甘汤加减

B. 银翘散加减

C. 桑杏汤加减

D. 桑菊饮加减

E. 越婢加术汤加减

(70～72题共用题干)

患者,男,57岁。形体肥胖,近1周来心悸善惊,烦躁痰多,食少泛恶,舌苔黄腻,脉象滑数。

70. 根据上述临床表现,按照中医辨证理论,该病例应诊断辨证为
A. 阴虚火旺之心悸
B. 痰热内扰之心悸
C. 水饮凌心之心悸
D. 心神不宁之心悸
E. 心阳虚衰之心悸

71. 根据上述辨证特点,治疗方法以下列何者为宜
A. 健脾化痰,定惊安神
B. 补血养心,益气安神
C. 滋阴清火,养心安神
D. 振奋心阳,化气行水
E. 清化痰热,以安心神

72. 根据上述辨证类型及治疗原则,治疗本证的最佳方剂为
A. 苓桂术甘汤加减
B. 甘麦大枣汤加减
C. 黄连温胆汤加减
D. 酸枣仁汤加减
E. 朱砂安神丸加减

(73～75题共用题干)

患者,女,53岁。因"肥胖多年,口干5个月"来诊。实验室检查:尿糖(+),空腹血糖7.9mmol/L,餐后2小时血糖12.4mmol/L。

73. 患者可诊断为
A. 1型糖尿病
B. 2型糖尿病
C. 空腹血糖调节受损
D. 类固醇性糖尿病
E. 糖耐量异常

74. 首选降糖方案为
A. 磺脲类降糖药
B. 注射胰岛素
C. 饮食和运动 + 双胍类降糖药
D. 饮食控制
E. 吡格列酮

75. 以下生化指标中,达到糖尿病临床控制目标的是
A. 空腹血糖 < 4.3mmol/L,餐后2小时血糖 < 7.2mmol/L,糖化血红蛋白 < 4.0%
B. 空腹血糖 < 6.1mmol/L,餐后2小时血糖 < 8.0mmol/L,糖化血红蛋白 < 6.5%
C. 空腹血糖 < 7.2mmol/L,餐后2小时血糖 < 8.3mmol/L,糖化血红蛋白 < 6.8%
D. 空腹血糖 < 7.8mmol/L,餐后2小时血糖 < 8.3mmol/L,糖化血红蛋白 < 8.0%
E. 空腹血糖 < 8.3mmol/L,餐后2小时血糖 < 10.0mmol/L,糖化血红蛋白 < 10.0%

(76～78题共用题干)

患者,男,45岁。平素嗜酒10余年,每日饮酒8两,近半月来腹大坚满,脉络怒张,胁腹刺痛,面色暗黑,面颈胸臂有多个血痣,呈丝纹状,手掌赤痕,口渴不欲饮,舌质紫红,脉细涩。

76. 根据患者上述临床特点及发病过程,下列诊断哪项最符合
A. 寒湿困脾型
B. 气滞湿阻型
C. 肝肾阴虚型
D. 肝脾血瘀型
E. 湿热蕴结型

77. 如此,下列治疗方法中最为适合上述诊断特点的是
A. 温补脾肾,化气利水
B. 活血化瘀,化气利水
C. 疏肝理气,行湿散满
D. 温中健脾,行气利水
E. 清热利湿,攻下逐水

78. 根据上述辨证特点及治疗方法,下列选项中最佳治疗方剂是
A. 中满分消丸加减
B. 膈下逐瘀汤加减

C. 抵挡汤加减

D. 调营饮加减

E. 代抵挡汤加减

(79~81题共用题干)

患者,女,65岁。左胁下包块年余,曾行B超示脾大,肝功能正常,血小板正常。现觉左胁下胀痛不适,包块质软而不坚,固定不移,舌质暗,苔薄白,脉弦细。

79. 本病例诊断为

  A. 食滞痰阻证(聚证)

  B. 气滞血阻证(积证)

  C. 正虚瘀结证(积证)

  D. 肝气郁结证(聚证)

  E. 瘀血内结证(积证)

80. 其治法是

  A. 祛瘀软坚

  B. 补益气血,活血化瘀

  C. 导滞通便,理气化痰

  D. 疏肝解郁,行气散结

  E. 理气活血,通络消积

81. 治疗应首选

  A. 逍遥散

  B. 六磨汤

  C. 膈下逐瘀汤

  D. 化积丸

  E. 大七气汤

(82~84题共用题干)

患者,男,65岁。排尿不畅3年,加重1个月,小便点滴而出,小腹胀痛,腰膝酸痛,神疲乏力,畏寒肢冷,舌质淡,苔白,脉沉细无力。

82. 此患者应诊为

  A. 关格

  B. 淋证

  C. 腰痛

  D. 癃闭

  E. 尿浊

83. 应辨证为

  A. 尿路阻塞

  B. 肺脾气虚,水道不利

  C. 肾阳衰惫

  D. 脾肾阳虚,湿浊内蕴

  E. 中气不足

84. 治疗应首选

  A. 补中益气汤合七味都气丸

  B. 香茸丸合知柏地黄丸

  C. 济生肾气丸

  D. 补中益气汤合春泽汤

  E. 温脾汤合吴茱萸汤

(85~87题共用题干)

患者,男,68岁。胸闷痛反复发作10年,加重半小时,现胸痛彻背,心悸,大汗出,四肢厥冷,面色唇甲青紫,脉沉微欲绝。

85. 根据上述临床表现及病史,按照中医的辨证理论,考虑诊断及辨证分型为

  A. 心阳欲脱

  B. 心肾阳虚

  C. 气阴两虚

  D. 阴寒凝滞

  E. 胸阳虚衰

86. 如此,按照中医治疗体系,应相应采取下列哪种治疗方法

  A. 回阳救逆固脱

  B. 通阳豁痰

  C. 益气养阴

  D. 补益心肾

  E. 辛温通阳

87. 按照上述辨证特点及治疗原则,应选用的最佳方剂为

  A. 参附汤合右归饮

  B. 参附龙牡汤

  C. 生脉散

  D. 乌头赤石脂丸

  E. 参附汤合左归饮

(88~90题共用题干)

患者,男,66岁。咳嗽,气息粗促,痰多质黏,色黄,咳吐不爽,胸胁胀满,咳时引痛,面赤身热,口干而黏,欲饮水,舌质红,舌苔薄黄腻,脉滑数。

88. 此病证的证机概要是
   A. 肝郁化火,上逆侮肺
   B. 脾湿生痰,上渍于肺,壅遏肺气
   C. 风燥伤肺,肺失清润
   D. 痰热壅肺,肺失肃降
   E. 风热犯肺,肺失清肃

89. 选方为
   A. 桑菊饮
   B. 二陈平胃散
   C. 清金化痰汤
   D. 黛蛤散
   E. 沙参麦冬汤

90. 本病除了以治肺为主外,还应注意治
   A. 脾、肝、肾
   B. 心、肝、肾
   C. 心、脾、肾
   D. 心、肝、脾
   E. 肝、胃、肾

(91~93题共用题干)

患者,女,24岁。孕20周,阴道少量下血,色淡红,质稀薄,小腹空坠而痛,腰酸,神疲肢倦,面色㿠白,心悸气短,舌淡,苔薄白,脉滑无力。

91. 其诊断是
   A. 胎漏
   B. 胎动不安
   C. 异位妊娠
   D. 堕胎
   E. 滑胎

92. 其治法是
   A. 益气养血,固冲安胎
   B. 固肾安胎,佐以益气
   C. 活血化瘀,佐以益气
   D. 补肾健脾,固冲安胎
   E. 补肾益气固冲

93. 治疗应首选
   A. 补肾固冲丸
   B. 寿胎丸
   C. 胎元饮
   D. 保阴煎
   E. 桂枝茯苓丸

(94~96题共用题干)

患儿,女,2岁。突然高热,壮热不解,烦躁口渴,咽喉肿痛,伴有糜烂白腐,皮疹密布,色红如丹,紫如瘀点。疹由颈、胸开始,继而弥漫全身,压之褪色,舌红起刺,舌苔黄糙,3~4天后舌苔剥脱,舌面光红起刺,状如草莓,脉数有力。

94. 其诊断是
   A. 丹痧
   B. 奶麻
   C. 麻疹
   D. 风痧
   E. 水痘

95. 其治法是
   A. 辛凉宣透,清热利咽
   B. 清气凉营,泻火解毒
   C. 养阴生津,清热润喉
   D. 清凉解毒,透疹达邪
   E. 宣肺开闭,清热解毒

96. 治疗应首选
   A. 沙参麦冬汤
   B. 银翘散
   C. 凉营清气汤
   D. 清解透表汤
   E. 麻杏石甘汤

(97~99题共用题干)

患者,男,50岁。右小腿突然红肿热痛1天,伴高热40℃。局部症见右小腿前外侧大片红肿色鲜,边界清楚,扪之灼手,压痛明显,压之褪色。舌红,苔黄腻,脉滑数。

97. 本病的诊断是
　　A. 发
　　B. 丹毒
　　C. 流注
　　D. 接触性皮炎
　　E. 痛风
98. 内治应首选
　　A. 犀角地黄汤合黄连解毒汤
　　B. 普济消毒饮
　　C. 龙胆泻肝汤
　　D. 银翘散
　　E. 五神汤合萆薢渗湿汤
99. 外治可选用
　　A. 中药熏洗
　　B. 红油膏外敷
　　C. 冲和膏外敷
　　D. 千捶膏外敷
　　E. 砭镰法

(100~102题共用题干)

患者,男,68岁。消渴病史近20年,10年前出现足部麻木、发凉不适,近5年症状加重,下肢乏力,伴有足趾疼痛,3周前洗脚后出现左足破溃,近1周足部溃疡发展迅速,伴脓性分泌物,肉色灰暗,周围组织红肿。身热口干,昼夜疼痛,便秘溲赤,舌红,苔黄腻,脉弦数。

100. 其辨证是
　　A. 寒湿阻络证
　　B. 血脉瘀阻证
　　C. 湿热毒盛证
　　D. 热毒伤阴证
　　E. 气阴两虚证
101. 其治法是
　　A. 温阳散寒,活血通络
　　B. 活血化瘀,通络止痛
　　C. 益气养阴
　　D. 清热解毒,养阴活血
　　E. 清热利湿,解毒活血

102. 其选方为
　　A. 黄芪鳖甲汤加减
　　B. 温胆汤加减
　　C. 四妙勇安汤加减
　　D. 八珍汤加减
　　E. 阳和汤加减

(103~105题共用题干)

患者,男,29岁。2天前感冒之后出现左侧乳突区及面部轻度疼痛,昨日起左侧眼睑闭合不全,额纹消失,眼裂扩大,鼻唇沟平坦,口角歪向右侧,舌红,苔薄黄,脉浮数。

103. 其辨证是
　　A. 气阴两虚证
　　B. 风寒侵袭证
　　C. 风热侵袭证
　　D. 气血不足证
　　E. 肝阳上亢证
104. 针刺治疗应选取的主穴是
　　A. 阳白、四白、颧髎、颊车、地仓、翳风、牵正、太阳、合谷
　　B. 四白、下关、地仓、合谷、内庭、太冲
　　C. 百会、四神聪、风池、太冲、合谷、阳陵泉
　　D. 水沟、百会、后溪、内关、印堂、间使、太冲
　　E. 百会、印堂、四神聪、内关、太溪、悬钟、合谷
105. 治疗除主穴外,味觉减退应配
　　A. 风池
　　B. 足三里
　　C. 水沟
　　D. 承浆
　　E. 迎香

(106~108题共用题干)

患者,男,41岁。重体力劳动工人,腰腿痛,并向左下肢放散,咳嗽、打喷嚏时加重。检查腰部活动明显受限,并向左倾斜,直腿抬高试验阳性。病程中无低热、盗汗、消瘦症状。

106. 首先考虑的诊断是

A. 腰肌劳损

B. 腰椎管狭窄症

C. 腰椎间盘突出症

D. 强直性脊柱炎

E. 腰椎结核

107. 如有小腿及足外侧麻木,足趾跖屈力及跟腱反射弱,病变的节段应考虑是

A. 腰 1~2

B. 腰 2~3

C. 腰 3~4

D. 腰 4~5

E. 腰 5~骶 1

108. 为明确诊断,最有意义的检查是

A. X 线检查

B. CT

C. 超声

D. 腰椎穿刺

E. 肌电图

(109~111 题共用题干)

患者,女,45 岁。四肢无力,站立不稳,进行性加重半年,无外伤史。查体:双下肢肌张力高,腱反射亢进。Hoffmann 征(+),Babinski 征(+)。

109. 其诊断最可能为

A. 脊髓型颈椎病

B. 神经根型颈椎病

C. 椎动脉型颈椎病

D. 交感神经型颈椎病

E. 混合型颈椎病

110. 本病最重要的诊断依据为

A. 头痛、头晕

B. 双上肢麻木

C. 眼痛、面部出汗失常

D. 肢体发凉,无或少汗

E. 四肢麻木、无力,病理反射(+)

111. 首选的治疗方法是

A. 理疗

B. 手术治疗

C. 推拿按摩

D. 颌枕带牵引

E. 带围领和颈托

(112~114 题共用题干)

患儿,女,2 岁。腹泻 2 天,大便酸臭如败卵,腹胀不食,烦躁不安,泻后则安,舌苔厚腻,脉沉有力。

112. 患儿泄泻属何常证

A. 伤食泻

B. 风寒泻

C. 湿热泻

D. 脾虚泻

E. 脾肾阳虚泻

113. 其治法是

A. 补脾温肾

B. 健脾益气

C. 清热利湿

D. 疏风散寒

E. 消食化积

114. 治疗应首选

A. 葛根黄芩黄连汤合六一散

B. 藿香正气散

C. 保和丸

D. 参苓白术散

E. 七味白术散

(115~117 题共用题干)

患者,女,15 岁。发热伴下肢和腹部皮肤瘀斑 5 天。查体:双下肢和腹部皮肤有多处瘀斑,双侧颈部、腋窝和腹股沟可触及淋巴结肿大,活动,无压痛,最大者为 2cm×2.5cm,胸骨压痛(+),腹软,肝肋下 1.5cm,脾肋下 2cm。实验室检查:Hb 78g/L,WBC $18×10^9$/L,分类可见原始和幼稚细胞,PLT $25×10^9$/L,Ret 0.002。

115. 该患者最可能的诊断是

A. 急性淋巴细胞白血病

B. 非霍奇金淋巴瘤

C. 急性粒细胞白血病

D. 霍奇金淋巴瘤

E. 系统性红斑狼疮

116. 为明确诊断,首选的检查是

A. 骨髓细胞学检查

B. 淋巴结活检

C. 骨髓活检

D. 腹部 B 超

E. 抗核抗体谱

117. 明确诊断后,下列首选的治疗措施是

A. 放射治疗

B. 化学治疗

C. 大剂量糖皮质激素治疗

D. 对症治疗

E. 针灸治疗

(118~120 题共用题干)

患者,男,31 岁。右眼涩痛,怕光流泪,视物不清 3 天,伴头痛、鼻塞流涕、咽痛。查体:视力右眼 0.4,左眼 1.5,右眼抱轮红赤,角膜中央浑浊,上皮脱落呈线状凹陷,2% 荧光素染色呈树枝状阳性,病变角膜知觉消失,舌红,苔薄黄,脉浮微数。

118. 最可能的诊断是

A. 天行赤眼

B. 聚星障

C. 混睛障

D. 天行赤眼暴翳

E. 凝脂翳

119. 辨证为

A. 肝火炽盛

B. 心肺热毒

C. 风热客目

D. 心脾湿热

E. 湿热蕴蒸

120. 治疗应首选

A. 龙胆泻肝汤

B. 修肝散

C. 羌活胜风汤

D. 银翘散

E. 泻肺饮

(121~123 题共用题干)

患者,男,54 岁。症见半身不遂,舌强语謇,口角㖞斜,神志清,兼肢体麻木,手足拘挛,眩晕耳鸣,舌红,苔少,脉细数。

121. 其诊断是

A. 痉证

B. 面瘫

C. 痹证

D. 中风

E. 痿证

122. 治疗应选取的经脉是

A. 督脉、手厥阴及足太阴经穴

B. 督脉、手厥阴经穴

C. 足少阳、足厥阴经及督脉穴

D. 局部穴、手足阳明经穴

E. 督脉穴及相应的背俞穴

123. 治疗除水沟、内关穴外,还应选取的主穴是

A. 三阴交、极泉、尺泽、委中

B. 足三里、极泉、尺泽、曲池

C. 三阴交、曲池、尺泽、委中

D. 足三里、天枢、尺泽、委中

E. 三阴交、足三里、尺泽、委中

(124~126 题共用题干)

患者,女,20 岁。恣食生冷,月经延后 10 余天,已连续 3 个周期,量少,色暗有块,小腹冷痛拒按,得热痛减,畏寒肢冷,面色青白,舌质暗,苔白,脉沉紧。

124. 其诊断是

A. 月经先期虚热证

B. 月经先期气虚证

C. 月经后期实寒证

D. 月经后期血虚证

E. 月经先后无定期肾虚证

125. 针灸治疗应选取的主穴是

A. 关元、三阴交、血海、地机

B. 气海、三阴交、归来

C. 关元、三阴交、肝俞
D. 中极、次髎、地机、三阴交、十七椎
E. 关元、三阴交、肾俞、太溪

126. 治疗除主穴外,应选取的配穴是
    A. 脾俞、足三里
    B. 肾俞、太溪
    C. 足三里、气海、脾俞
    D. 天枢、神阙、子宫
    E. 命门、关元

A4 型题

答题说明

以下提供若干个案例,每个案例下设5道考题。请根据题干所提供的信息,在每一道考题下面的A、B、C、D、E五个备选答案中选择一个最佳答案。

(127~131题共用题干)

患者,男,78岁。喘促日久,动则喘甚,呼多吸少,气不得续,形瘦神疲,跗肿,汗出肢冷,面青唇紫,舌淡苔白,脉沉弱。

127. 治疗应首选
    A. 参附汤
    B. 金匮肾气丸合参蛤散
    C. 六味地黄丸
    D. 左归丸
    E. 真武汤

128. 若症见中气上逆,脐下筑动,气从小腹上奔者可加
    A. 胡桃肉、肉桂
    B. 肉桂、附子
    C. 黄芪、白术
    D. 桂枝、虫草
    E. 紫石英、沉香、磁石

129. 若见喘息面红,咽干烦躁,足冷,汗出如油等症,可加
    A. 紫石英
    B. 龙骨、牡蛎
    C. 人参
    D. 磁石
    E. 紫河车

130. 若兼见痰浊蕴肺,喘咳痰多,气急,胸闷,苔腻之上实下虚证,可用
    A. 定喘汤
    B. 小青龙汤
    C. 苏子降气汤
    D. 三子养亲汤
    E. 二陈汤

131. 若阳虚水泛,上凌心肺,可用
    A. 防己黄芪汤
    B. 大补元煎
    C. 苓桂术甘汤
    D. 金匮肾气丸
    E. 真武汤合葶苈大枣泻肺汤

(132~136题共用题干)

患者,男,46岁。突发左侧腰痛,绞痛难忍,小便涩滞不畅,疼痛向左下部放射,B超示右输尿管结石,尿中红、白细胞增多,舌红,苔薄黄,脉略数。

132. 其诊断为
    A. 劳淋
    B. 血淋
    C. 热淋
    D. 石淋
    E. 气淋

133. 其治法是
    A. 益气利尿
    B. 清热凉血通淋
    C. 清热利湿,排石通淋
    D. 清热利湿通淋
    E. 行气疏导,利尿通淋

134. 其选方
    A. 无比山药丸

B. 石韦散

C. 沉香散

D. 小蓟饮子

E. 八正散

135. 腰腹绞痛,可加

A. 元胡、川楝子

B. 木香、沉香

C. 芍药、甘草

D. 青皮、乌药

E. 当归、川芎

136. 小腹胀痛,可加

A. 王不留行、赤芍

B. 厚朴、枳实

C. 槟榔、沉香

D. 木香、乌药

E. 芒硝、大黄

(137~141题共用题干)

患者,女,47岁。反复咳嗽7年。现咳声重浊,痰色白,量多,质稠,胸闷,脘痞,食少,体倦,苔白腻,脉滑。

137. 其辨证是

A. 痰湿蕴肺

B. 风热犯肺

C. 痰热郁肺

D. 肝火犯肺

E. 风燥伤肺

138. 其治法是

A. 疏风清热,宣肺止咳

B. 清热化痰,肃肺止咳

C. 燥湿化痰,理气止咳

D. 清肺泄肝,化痰止咳

E. 疏风清肺,润燥止咳

139. 治疗应首选

A. 清金化痰汤

B. 黛蛤散合黄芩泻白散

C. 桑杏汤

D. 二陈汤、平胃散合三子养亲汤

E. 桑菊饮

140. 若兼见恶寒背冷,四肢不温,怕冷喜温,痰黏白如沫,舌淡,苔白滑,可加

A. 干姜、细辛、白芥子

B. 附子、肉桂

C. 白术、陈皮

D. 党参、黄芪

E. 生姜、半夏

141. 如经治疗病情平稳后,服下列何药以资调理

A. 枳术丸

B. 玉屏风散

C. 参苓白术散

D. 六君子丸

E. 补中益气汤

(142~146题共用题干)

患者,男,43岁。有失眠病史2年。不寐多梦,有时彻夜不眠,伴急躁易怒,头晕脑涨,口苦,大便偏干,尿黄赤,诊见舌红,苔黄,脉弦数。

142. 其辨证为

A. 肝火扰心

B. 痰热扰心

C. 心胆气虚

D. 心肾不交

E. 心血瘀阻

143. 该证首选方剂为

A. 黄连温胆汤加减

B. 安神定志丸加减

C. 龙胆泻肝汤加减

D. 天王补心丹加减

E. 归脾汤加减

144. 若心神不安重者,可加

A. 酸枣仁、柏子仁等

B. 朱茯神、生龙骨、生牡蛎

C. 远志、酸枣仁、琥珀

D. 酸枣仁、朱砂、合欢花

E. 琥珀、珍珠母

145. 若兼胸闷胁胀,善太息,宜加

A. 香附、郁金、佛手
B. 川楝子、元胡等
C. 党参、黄芪等
D. 酸枣仁、柏子仁等
E. 木香、陈皮等

146. 若急躁易怒,大便干燥难解,宜加
A. 大黄、芒硝
B. 当归龙荟丸
C. 火麻仁、郁李仁
D. 火麻仁丸
E. 润肠丸

(147~151题共用题干)
患者,男,16岁。全身浮肿轻重不一已2年,2年前诊断为肾病综合征,先后用激素、雷公藤皂苷、消炎活血等药治疗,病情仍反复不愈。现症:全身浮肿,按之没指,皮肤光亮,下肢明显,小便量少,身体困重,胸闷纳呆,苔白腻,脉沉缓。

147. 其诊断为
A. 脾阳衰微证
B. 湿热壅盛证
C. 湿毒侵淫证
D. 风水相搏证
E. 水湿浸渍证

148. 其治法是
A. 分利湿热
B. 疏风清热,利水消肿
C. 运脾化湿,通阳利水
D. 宣肺解毒,利湿消肿
E. 健脾温阳利水

149. 其选方为
A. 越婢加术汤
B. 实脾饮
C. 麻黄连翘赤小豆汤
D. 五皮饮合胃苓汤
E. 疏凿饮子

150. 若因外感风邪而诱发,肿甚而喘者,可加
A. 炒苏子、黄芩

B. 白芥子、杏仁
C. 百部、地龙
D. 桑白皮、连翘
E. 麻黄、杏仁、葶苈子

151. 若面肿,胸满不得卧,可加
A. 杏仁、地龙
B. 木香、槟榔
C. 白芥子、莱菔子
D. 苏子、葶苈子
E. 沉香、猪苓

(152~156题共用题干)
患者,女,45岁。来诊时见颈部肿块。

152. 若肿块坚硬如石,高低不平,不能随吞咽上下移动,诊为
A. 筋瘿
B. 气瘿
C. 肉瘿
D. 瘿痈
E. 石瘿

153. 若为突发肿块,肿胀疼痛,吞咽时疼痛加重,伴恶寒发热,诊为
A. 石瘿
B. 筋瘿
C. 气瘿
D. 肉瘿
E. 瘿痈

154. 若为弥漫性肿大,边缘不清,随吞咽上下移动,诊为
A. 筋瘿
B. 肉瘿
C. 气瘿
D. 瘿痈
E. 石瘿

155. 若肿块柔韧而圆,如肉团状,发展缓慢,诊为
A. 气瘿
B. 石瘿
C. 瘿痈

D. 肉瘿

E. 筋瘿

156. 若确诊为石瘿,应首选的治法为

A. 手术治疗

B. 放射疗法

C. 金黄散外敷

D. 多食含碘丰富的食物

E. 外贴冲和膏

E. 独活寄生汤

161. 如果患者日久不愈,见腰酸,下肢软弱无力等肝肾气血亏虚之症,则应投以

A. 桃红饮

B. 蠲痹汤

C. 独活寄生汤

D. 薏苡仁汤

E. 乌头汤

(157~161题共用题干)

患者,男,40岁。3个月前受凉后出现四肢关节疼痛,游走不定,关节屈伸不利,起病之初曾有恶风,发热,纳可,二便调。舌淡红,苔薄白,脉浮紧。

157. 根据患者上述临床表现,此患者中医应辨证诊断为

A. 中风

B. 痛痹

C. 着痹

D. 行痹

E. 风湿热痹

158. 根据上述辨证特点,此患者应以何方为主治疗

A. 地黄饮子

B. 乌附麻辛桂姜汤

C. 防风汤加减

D. 白虎桂枝汤加减

E. 薏苡仁汤加减

159. 如果该患者还兼见腰背酸痛,下肢无力,夜尿频多,精神倦怠等,此患者辨证为

A. 气血亏虚

B. 寒湿阻络

C. 阴津亏乏

D. 肾气不足

E. 痰瘀痹阻

160. 如果该患者关节逐渐肿大,身体羸瘦,苔薄黄。应投以

A. 宣痹汤

B. 白虎桂枝汤

C. 桂枝芍药知母汤

D. 犀角散

(162~166题共用题干)

患者,女,31岁。患者近5个月来,经后1~2天,小腹隐痛喜按,阴部空坠不适,月经量少,色淡,质清稀,面色无华,神疲乏力,头晕心悸,舌淡,脉细无力。

162. 此病辨证为

A. 肝肾亏损证

B. 寒湿凝滞证

C. 气血虚弱证

D. 气滞血瘀证

E. 湿热瘀阻证

163. 此病的治法为

A. 温经暖宫止痛

B. 温经散寒,化瘀止痛

C. 理气行滞,化瘀止痛

D. 补养肝肾,调经止痛

E. 益气养血,调经止痛

164. 此病宜选用

A. 圣愈汤

B. 少腹逐瘀汤

C. 艾附暖宫丸

D. 膈下逐瘀汤

E. 血府逐瘀汤

165. 若患者伴腰腿酸软,可酌加

A. 杜仲、川断

B. 川断、桑寄生

C. 巴戟天、杜仲

D. 菟丝子、杜仲

E. 柴胡、升麻

166. 若患者兼胁痛,乳胀,小腹胀痛,酌加
    A. 远志、合欢皮、夜交藤
    B. 枸杞子、酸枣仁、柏子仁
    C. 乌药、香附、九香虫
    D. 川楝子、柴胡、乌药
    E. 附子、细辛、巴戟天

(167~171题共用题干)
患者,男,52岁。突发呕吐,呕吐量多,发热恶寒,头身疼痛,舌苔白,脉濡缓。

167. 诊断是
    A. 呕吐
    B. 胃痛
    C. 腹痛
    D. 胁痛
    E. 呃逆

168. 治疗应选取的主穴是
    A. 期门、太冲、支沟、阳陵泉
    B. 足三里、天枢、关元
    C. 足三里、中脘、内关
    D. 中脘、内关、足三里
    E. 膈俞、内关、中脘、足三里、膻中

169. 其辨证是
    A. 饮食停滞
    B. 肝气犯胃
    C. 外邪犯胃
    D. 脾胃虚弱
    E. 胃阴不足

170. 治疗除取主穴外,还应加用的腧穴是
    A. 外关、合谷
    B. 肝俞、太冲
    C. 肾俞、太溪
    D. 脾俞、丘墟
    E. 胃俞、血海

171. 若呕吐清水痰涎,脘痞纳呆,眩晕心悸,苔白滑,脉滑,应加
    A. 丰隆、公孙
    B. 下脘、梁门

    C. 太冲、期门
    D. 脾俞、胃俞
    E. 关元、下巨虚

(172~176题共用题干)
患者,女,23岁。3天前过食辛辣食物,现咽部疼痛剧烈,痛连耳根,吞咽困难,痰涎较多。喉核红肿,表面有黄白色脓点。颌下淋巴结肿大、压痛。舌红,苔黄,脉洪数。

172. 诊断是
    A. 乳蛾
    B. 喉痹
    C. 梅核气
    D. 喉咳
    E. 喉痛

173. 其治法是
    A. 清热解毒,消肿利咽
    B. 泄热解毒,祛痰开窍
    C. 滋阴降火,润肺止咳
    D. 泄热解毒,消肿排脓
    E. 清泻肺胃,消肿利咽

174. 治疗应首选
    A. 清瘟败毒饮
    B. 仙方活命饮
    C. 月华丸
    D. 百合固金汤
    E. 清咽利膈汤

175. 若患者咳嗽痰黄稠,颌下淋巴结肿大、压痛,宜加
    A. 马齿苋、熊胆
    B. 射干、贝母、瓜蒌
    C. 射干、桔梗、板蓝根
    D. 大青叶、金银花
    E. 菊花、桑叶

176. 若患者高热,宜加
    A. 石膏、天竺黄
    B. 马勃、蒲公英
    C. 菊花、薄荷

D. 银翘、板蓝根

E. 六神丸

(177～181题共用题干)

患者,男,35岁。12小时前不慎于2层楼坠地摔伤,下肢不能活动。

177. 家属在急救搬运时,必须3人用手同时将患者平托至木板上运送到医院,其原因为

A. 便于观察神志、呼吸

B. 使患者放松肢体,较好地休息

C. 保证大脑的血供

D. 便于运送

E. 制动、防止骨折进一步移位,以至加重脊髓损伤

178. 如果医师查体,患者神清,血压、脉搏正常,第一腰椎椎体棘突明显后凸,叩击痛阳性,左侧腹股沟韧带以下感觉消失,右侧感觉减退,左侧下肢肌力为0,右下肢肌力减退。该患者应首先进行何种辅助检查

A. 血常规、生化

B. X线检查

C. CT扫描

D. MRI检查

E. 核素骨扫描

179. X线片显示第一腰椎椎体压缩骨折(压缩超过1/2),CT显示第一腰椎椎体椎板骨折,椎体骨折呈爆裂型,骨折块向椎管内移位,压迫脊髓,根据以上情况准备采取的处理方法是

A. 卧硬板床,腰部垫枕休息

B. 高低两桌法过伸复位,石膏背心固定

C. 手术减压

D. 手术减压并内固定

E. 推拿

180. 如果患者手术中采用全身麻醉,术后第3天出现高热39.5℃,脉搏快,呼吸急促,医师应首先考虑

A. 椎管内活动性出血

B. 术后血容量不足

C. 肺部感染

D. 大手术的创伤反应

E. 切口感染

181. 如果患者伤后出现便秘腹胀、舌红苔黄、脉数,应选用何方对证治疗

A. 四物汤

B. 桃核承气汤

C. 补阳还五汤

D. 接骨丹

E. 柴胡疏肝散

(182～186题共用题干)

患者,女,29岁。昨日受花粉刺激后出现喉中哮鸣,不得平卧,咳呛阵作,咳痰色黄,烦闷不安,口苦、面赤,舌苔黄腻,质红,脉滑数。

182. 其治疗原则为

A. 外解表寒,内清郁热

B. 清热宣肺,化痰定喘

C. 温肺散寒,化痰平喘

D. 养阴清热,敛肺化痰

E. 涤痰利窍,降气平喘

183. 若患者肺气壅实,痰鸣息涌不得卧,可在治疗中加用

A. 胡桃肉、沉香

B. 大黄、芒硝

C. 葶苈子、广地龙

D. 石膏

E. 海蛤粉、青黛

184. 若患者大发作持续不已,喘急鼻扇,胸高气促,张口抬肩,汗出肢冷,面色青紫,提示

A. 气不归原

B. 下虚上实

C. 真阴衰竭

D. 胸痹

E. 喘脱危象

185. 若病久出现气急难续、咳呛、痰少质黏、口燥咽干、烦热颧红、舌红花剥、脉细数者,可选用

A. 石膏

B. 海蛤壳、射干、知母

C. 大黄、芒硝、全瓜蒌、枳实

D. 沙参、知母、天花粉

E. 附子、干姜

186. 该病的预防注意事项中不包括

A. 逐渐增多与花粉接触,以期改善其高敏体质

B. 清淡饮食

C. 忌食生冷

D. 防寒保暖

E. 忌吸烟

(187~191题共用题干)

患儿,男,2岁。高热,两侧耳下腮部肿胀疼痛,坚硬拒按,张口咀嚼困难,口渴欲饮,头痛,咽红肿痛,颌下肿块胀痛,纳少,大便秘结,尿少而黄,舌红苔黄,脉滑数。

187. 其辨证为

A. 湿热蒸盛证

B. 热毒蕴结证

C. 温毒外袭证

D. 邪伤肺卫证

E. 邪炽气营证

188. 其治法为

A. 疏风清热,消肿散结

B. 清气凉营,解毒化湿

C. 疏风清热,利湿解毒

D. 清热解毒,散结软坚

E. 清热解毒,活血止痛

189. 治疗应首选

A. 普济消毒饮

B. 清胃解毒汤

C. 柴胡葛根汤

D. 银翘散

E. 黄连解毒汤

190. 若在腮肿的同时,出现高热不退,烦躁不安,头痛项强,呕吐,嗜睡神昏,四肢抽搐,舌质红,苔黄,脉弦数。治宜选用

A. 犀角地黄汤

B. 清瘟败毒饮

C. 竹叶石膏汤

D. 黄连温胆汤

E. 白虎汤

191. 若腮部肿胀消退后,一侧睾丸肿胀疼痛,痛时拒按,恶心呕吐,腹胀泄泻,舌红苔黄,脉数。治宜选用

A. 麻杏石甘汤

B. 羚角钩藤汤

C. 参附龙牡救逆汤

D. 龙胆泻肝汤

E. 清解透表汤

C 型题

答题说明

以下提供若干个案例,每个案例下设若干道考题。每个考题有多个备选答案,其中正确答案有1个或几个。

(192~196题共用题干)

患者,女,24岁。新婚,突发左侧腰痛1周,寒战、高热1天。查体:体温39.2℃,血压100/60mmHg,双肾区叩痛(+),左侧明显。尿常规白细胞50~60/HP,红细胞10~15/HP,可见白细胞管型,尿蛋白(+)。

192. 最可能的诊断是

A. 急性膀胱炎

B. 急性肾盂肾炎

C. 急性肾小球肾炎

D. 急性间质性肾炎

E. 急性尿道炎

F. 慢性肾盂肾炎

G. 膀胱结石

H. 肾结石
I. 输尿管结石
J. 肾结核

193. 应进一步完善的检查是
A. IVP
B. 肾B超检查
C. 清洁中段尿培养+药敏试验
D. 膀胱镜检查
E. 肾活检病理检查
F. 新鲜中段尿沉渣革兰染色油镜观察
G. 排尿期膀胱输尿管反流造影
H. 尿中找抗酸杆菌
I. 逆行肾盂造影
J. 输尿管镜检查

194. 药敏结果未回报,临床首选的抗菌药物应针对的细菌是
A. 金黄色葡萄球菌
B. 铜绿假单胞菌
C. 大肠埃希菌
D. 变形杆菌
E. 粪链球菌
F. 肺炎克雷伯菌
G. 柠檬酸杆菌
H. 肠球菌
I. 结核分枝杆菌
J. 衣原体

195. 尿培养回报均为大肠埃希菌,下列治疗措施不合理的有
A. 应用药物3天体温无明显变化、症状无改善应该根据药敏试验更换抗生素
B. 积极治疗后症状仍无明显改善,膀胱刺激征明显,应该注意结核分枝杆菌感染
C. 停药后复查尿常规和尿细菌培养阴性可以说明临床治愈
D. 性生活后排尿是有效的预防方法
E. 全身感染症状消退、体温恢复正常后,可以停药
F. 停药后第2、6周应该复查尿细菌培养,均为

阴性提示临床治愈
G. 急性期注意休息
H. 多饮水
I. 勤排尿
J. 及时去除诱发因素

196. 如果上述诊断成立,可选用的抗感染药物有
A. 氧氟沙星
B. 左氧氟沙星
C. 链霉素
D. 阿莫西林
E. 庆大霉素
F. 环丙沙星
G. 阿米卡星
H. 头孢呋辛
I. 依替米星
J. 卡那霉素

(197～201题共用题干)

患者,女,56岁。近1年来容易口干舌燥,烦渴喜饮,常觉五心烦热,腰酸膝软,失眠盗汗,尿频量多,浊如脂膏,并自觉几月来开始消瘦,今日来医院求治。查体:舌质红,舌体瘦而干,苔少,脉细数。

197. 该患者考虑何辨证
A. 消渴肾阴亏虚
B. 消渴阴阳两虚
C. 消渴气阴亏虚
D. 消渴胃热炽盛
E. 消渴肺热津伤
F. 虚劳肺气虚
G. 虚劳心气虚
H. 虚劳脾气虚
I. 虚劳肾气虚
J. 虚劳心血虚

198. 消渴病的病机特点是
A. 气虚为本,风热为标
B. 阴虚为本,燥热为标
C. 肺燥津伤
D. 热郁于胃,消灼胃液

E. 肾精亏虚,阴阳俱损
F. 肾精亏虚,肾失封藏
G. 先天不足,体质薄弱
H. 重病久病,耗伤正气
I. 误治失治,损耗精气
J. 饮食不节,气血匮乏

199. 本病与瘿病常见的相同症状有
    A. 多饮
    B. 多食易饥
    C. 多汗
    D. 多尿
    E. 心悸
    F. 消瘦
    G. 眼球突出
    H. 颈前肿有形
    I. 情绪激动
    J. 咳嗽

200. 本病的辨证要点包括哪几方面
    A. 辨轻重
    B. 辨病位
    C. 辨虚实
    D. 辨标本
    E. 辨本症与并发症
    F. 辨阴阳
    G. 辨气血
    H. 辨外感内伤
    I. 辨已发未发
    J. 辨病邪性质

201. 本病目前可采用哪种方药加减治之
    A. 右归丸
    B. 生脉散
    C. 六味地黄丸
    D. 大补阴丸
    E. 金匮肾气丸
    F. 归脾丸
    G. 增液汤
    H. 七味白术散
    I. 玉女煎

J. 竹叶石膏煎

(202~206题共用题干)

患者,男,37岁。周身浮肿5年,加重6个月。患者5年前出现周身浮肿,腰以下为甚,确诊为肾病综合征,间断应用激素治疗。近半年来病情加重,时有心悸、气促,激素治疗效果不明显。现症:周身浮肿,腰以下肿甚,按之凹陷,伴心悸,腰部冷痛,怯寒肢冷,神疲乏力,面色㿠白,舌质淡胖,苔白滑,脉沉细。尿蛋白(+++)。

202. 本病的基本病机是
    A. 肺失通调
    B. 脾失转输
    C. 肾失开合
    D. 三焦气化不利
    E. 肝阴虚
    F. 湿热蕴结下焦
    G. 肾与膀胱气化不利
    H. 脾肾亏虚

203. 本病的病理因素有
    A. 风寒
    B. 水湿
    C. 疮毒
    D. 痰浊
    E. 瘀血
    F. 湿热
    G. 气滞
    H. 风热

204. 患者的中医诊断为
    A. 感冒
    B. 鼓胀
    C. 溢饮
    D. 水肿
    E. 阴水
    F. 阳水
    G. 支饮
    H. 痰饮

205. 患者治疗宜选方为

A. 济生肾气丸
B. 五苓散
C. 真武汤
D. 实脾饮
E. 五皮饮
F. 桃红四物汤
G. 胃苓汤
H. 越婢加术汤

206. 若患者久病不愈,后期可演变为
A. 癃闭
B. 喘脱
C. 心悸
D. 淋证
E. 眩晕
F. 惊厥
G. 关格
H. 呕逆

(207～211题共用题干)

患者,男,57岁。主诉:上腹闷痛反复发作4年余,加重3天。4年前因工作原因经常在外不规则就餐,出现上腹部疼痛不适,疼痛多在餐后半小时出现,持续1～2小时,逐渐消失,直至下次进餐后重复上述症状,伴嗳气、反酸、恶心等症,到附近医院检查,诊断为胃溃疡。采用西药(具体药物不详)后症状缓解,但仍经常发作,3天前上述症状加重。经查:舌质淡,苔薄白,脉弦。上腹部剑突下偏左压痛明显,肝脾胁下未及,肠鸣音正常。

207. 下列关于内关穴描述正确的是(提示:胃镜检查示胃溃疡,大便检查示隐血阳性。本病针灸治疗以和胃止痛为主,以中脘、内关、足三里穴为主穴)
A. 腕横纹上2寸,掌长肌腱与尺侧腕屈肌腱之间
B. 八脉交会穴,通阴跷脉
C. 内关穴是手少阴心经的经穴
D. 手厥阴心包经的络穴
E. 四总穴之一

F. 主治心胸疾病
G. 内关穴深层主要有正中神经经过,故临床针刺时为增强针感而经常反复提插行针
H. 内关穴是治疗中风醒脑开窍法之主穴
I. 以交通要冲命名
J. 直刺0.5～1寸

208. 为明确诊断,应选择的辅助检查有
A. 上消化道钡餐
B. 纤维胃镜
C. 组织病理活检
D. B超
E. 肝功能
F. 胆道X线造影
G. ^{14}C呼气试验
H. 胸部CT
I. X线检查
J. 磁共振

209. 本病中医诊断为胃痛,古人对本病又称为
A. 心痛
B. 心下痛
C. 真心痛
D. 心腹痛
E. 胃脘痛
F. 小腹痛
G. 心窝痛
H. 腹痛
I. 胸下痛
J. 上腹痛

210. 本病针灸取穴除中脘、内关、足三里、公孙外,还可选用哪些穴位
A. 太冲
B. 期门
C. 膈俞
D. 气海
E. 胃俞
F. 三阴交
G. 太溪
H. 脾俞

I. 神阙
J. 天枢

211. 中脘穴为任脉经上穴位,下列关于中脘穴的说法正确的有
   A. 该穴位于前正中线上,脐上3寸
   B. 该穴位于脐与剑突下端连线的中点处
   C. 胃的募穴
   D. 八会穴之脏会
   E. 主治脾胃疾病
   F. 可用于癫狂、脏躁
   G. 可与胃俞配伍,组成俞募配伍法
   H. 该穴在腹白线上,其深部为胃大弯部
   I. 操作时应直刺1~1.5寸
   J. 该穴位于第7、8肋间神经前皮支的内侧支

(212~216题共用题干)

患儿,男,9岁。频繁发作皱眉眨眼,摇头耸肩,抽动有力,不时喊叫,声音高亢,自控力差,伴头晕头痛,面红目赤,便干尿黄,舌红苔黄,脉弦数。检查:脑电图正常,抗链球菌溶血素O阴性。

212. 该患儿最可能的诊断是
   A. 抽动障碍
   B. 肌阵挛
   C. 多动症
   D. 急惊风
   E. 风湿性舞蹈病
   F. 癫痫
   G. 痉证

213. 患儿出现该病的病机为
   A. 气郁化火,引动肝风
   B. 脾虚痰聚,肝风夹痰上扰
   C. 水不涵木,虚风内动

   D. 气郁化火,耗伤阴精,筋脉失养
   E. 脾肾阳虚,不能温煦筋脉
   F. 外风引动
   G. 脾气虚弱,土虚木旺,肝亢风动

214. 治疗宜选
   A. 银翘散
   B. 天麻钩藤饮
   C. 黄连温胆汤
   D. 缓肝理脾汤
   E. 大定风珠
   F. 羚角钩藤汤
   G. 清瘟败毒饮
   H. 琥珀抱龙丸

215. 若患儿伴点头、摇头,可酌加
   A. 夏枯草
   B. 山豆根
   C. 大黄
   D. 葛根
   E. 牛膝
   F. 白芍
   G. 蝉蜕
   H. 牛蒡子

216. 该病与哪些脏腑有关系
   A. 心
   B. 肺
   C. 肝
   D. 脾
   E. 肾
   F. 三焦
   G. 胃
   H. 脑

试卷标识码:

中医医师规范化培训结业理论考核
模拟试卷(五)

考生姓名：_____

准考证号：_____

工作单位：_____

A1 型题

> **答题说明**
> 每一道试题下面有 A、B、C、D、E 五个备选答案，请从中选择一个最佳答案。

1. 下列情形可以进行医师执业注册的是
   A. 因医师定期考核不合格被注销注册不满 6 个月
   B. 被吊销医师执业证书,自处罚决定之日起不满 2 年
   C. 被吊销医师执业证书,自处罚决定之日起满 2 年不满 3 年
   D. 受刑事处罚,刑罚执行完毕不满 1 年或者被依法禁止从事医师职业的期限未满
   E. 受刑事处罚,刑罚执行完毕不满 2 年或者被依法禁止从事医师职业的期限未满

2. 下列乙类传染病中依法采取甲类传染病预防控制措施的是
   A. 病毒性肝炎
   B. 肺结核
   C. 风疹
   D. 流行性出血热
   E. 传染性非典型肺炎

3. 因未进行皮试导致患者过敏性休克死亡的,属于
   A. 一级医疗事故
   B. 二级医疗事故
   C. 三级医疗事故
   D. 四级医疗事故
   E. 严重医疗差错

4. 发生或者可能发生传染病暴发、流行时,省、自治区、直辖市人民政府向国务院卫生行政主管部门报告的时限是
   A. 发现 1 小时内
   B. 接到报告 1 小时内
   C. 发现 2 小时内
   D. 接到报告 2 小时内
   E. 发现 24 小时内

5. 医疗机构限于设备或者技术条件不能诊治的患者,应当依法采取的措施是
   A. 立即抢救
   B. 及时转诊
   C. 继续观察
   D. 提请上级医院派人会诊
   E. 请示当地卫生局依法处理

6. 急诊处方一般不得超过几天用量
   A. 1 天
   B. 3 天
   C. 5 天
   D. 7 天
   E. 10 天

A2 型题

> **答题说明**
> 每一道试题是以一个小案例出现的,其下面都有 A、B、C、D、E 五个备选答案,请从中选择一个最佳答案。

7. 患者面浮,下肢浮肿,脘痞,腹部胀满有水,尿少,心悸,喘咳不能平卧,咳痰清稀,怕冷,面唇青紫,舌体胖质暗,舌苔白滑,脉沉细,方选
   A. 真武汤合五苓散
   B. 金匮肾气丸
   C. 养心汤
   D. 猪苓汤
   E. 香砂六君子汤

8. 患者,男,58 岁。慢性肺心病病史 5 年。受凉后出现咳嗽,痰量较多,伴气喘加重,下肢浮肿。其关键性治疗措施是
   A. 控制肺部感染

B. 解痉平喘

C. 吸氧

D. 应用利尿剂

E. 使用洋地黄

9. 患者慢性咳嗽病史12年,近1~2年咳嗽加重,无明显季节性,伴活动后气短、胸闷等,应考虑的诊断是

A. 慢性阻塞性肺疾病

B. 慢性肺源性心脏病

C. 支气管哮喘

D. 间质性肺炎

E. 支气管扩张症

10. 患者,男,42岁。发热恶寒,肢节疼痛,头痛,鼻塞声重,咳嗽轻微,咯吐白稀痰,苔薄白,脉浮。其辨证为

A. 风寒感冒

B. 风热感冒

C. 时行感冒

D. 气虚感冒

E. 阴虚感冒

11. 患者,女,25岁。2年前因暴受惊恐出现心悸失眠,多方治疗不能根治。现患者心烦失眠,常被噩梦惊醒,醒后难于入睡,伴心悸气短,自汗,舌淡,脉细。首选方剂为

A. 安神定志丸

B. 安神定志丸合酸枣仁汤

C. 归脾汤

D. 天王补心丹合朱砂安神丸

E. 六味地黄丸合交泰丸

12. 患者,女,57岁。高血压病病史23年,高血压性心脏病病史3年。近半个月血压控制不理想,劳累后出现气短、呼吸困难,伴咳嗽、咳痰、心悸、交替脉。应考虑出现的并发症是

A. 左心衰竭

B. 右心衰竭

C. 全心衰竭

D. 急性肺水肿

E. 肾衰竭

13. 患者,男,82岁。咳喘病史40余年。现喘促短气,声低气怯,咳声低弱,痰吐稀薄,自汗畏风,咽喉不利,舌质淡红,脉软弱。其辨证为

A. 肺脾气虚证

B. 脾肾阳虚证

C. 肺肾阴虚证

D. 肾虚证

E. 肺虚证

14. 患者,男,60岁。表情迟钝,言语不利,易惊恐,善忘,行为古怪,肌肤甲错,双目晦暗,口干不欲饮,舌有瘀点,脉细涩。治疗应首选

A. 通窍活血汤

B. 还少丹

C. 补阳还五汤

D. 血府逐瘀汤

E. 补中益气汤

15. 患者,女,55岁。2年前患脊髓空洞症。近半年来渐见四肢痿软无力,腰脊酸软,不能久站,眩晕耳鸣,左下肢明显消瘦,舌红少苔,脉沉细数。其治法是

A. 益气养阴

B. 补益肝肾,滋阴清热

C. 清热利湿,通利经脉

D. 滋阴降火

E. 补中益气,健脾升清

16. 患者,男,49岁。平素性情急躁易怒。现症见头摇肢颤,不能自主,伴头胀、眩晕、项强不舒,口干舌燥,舌红,苔薄黄,脉弦数。其证型为

A. 髓海不足

B. 痰热风动

C. 气血亏虚

D. 风阳内动

E. 脾虚动风

17. 患者胸闷气短,心悸,活动后加剧,神疲乏力,自汗,面色㿠白,口唇发绀,胸部闷痛,喘息不得卧,舌淡暗,有瘀斑,脉沉细。治疗应首选

A. 保元汤合血府逐瘀汤

B. 生脉散合血府逐瘀汤

C. 复元活血汤
D. 真武汤合葶苈大枣泻肺汤
E. 归脾汤

18. 患者,男,38岁。脘痞满闷,时轻时重,喜温喜按,纳呆便溏,神疲乏力,舌质淡,苔薄白,脉细弱。其辨证分型是
    A. 胃阴不足
    B. 饮食内停
    C. 脾胃虚弱
    D. 肝胃不和
    E. 湿热阻胃

19. 患者,男,37岁。胃痛,脘腹胀满,嗳腐吞酸,吐不消化食物,大便不爽,舌苔厚腻,脉滑。其治法是
    A. 理气和胃
    B. 消食健脾
    C. 消食导滞
    D. 理气消胀
    E. 和胃止呕

20. 患者,女,47岁。前晚不慎受凉,突然出现呕吐,呕吐胃内容物及清水,伴有恶寒发热,头身疼痛,无汗,口不渴,胸脘满闷,舌苔白腻,脉濡缓。其诊断为
    A. 痰饮内停型呕吐
    B. 脾胃虚寒型呕吐
    C. 饮食停滞型呕吐
    D. 外邪犯胃型呕吐
    E. 肝气犯胃型呕吐

21. 患者,男,72岁。大便不干硬,虽有便意,临厕努挣无力,挣则汗出短气,便后疲乏,面色㿠白,舌淡苔白,脉弱。其治法是
    A. 益气补肺
    B. 温中健脾
    C. 滋阴增液,润肠通便
    D. 养血滋阴,润燥通便
    E. 补脾益气,润肠通便

22. 患者,女,55岁。平素眩晕耳鸣,腰酸,突然发生口舌㖞斜,舌强语謇,半身不遂,但其神志清楚,面红目赤,口苦咽干,便干,舌红少苔,脉弦数。治疗应首选
    A. 龙胆泻肝汤
    B. 镇肝熄风汤
    C. 天麻钩藤饮
    D. 大秦艽汤
    E. 苏合香丸

23. 患者腹部疼痛,里急后重,痢下赤白脓血,黏稠如胶冻,腥臭,肛门灼热,小便短赤,舌苔黄腻,脉滑数。治疗应首选
    A. 桃花汤合真人养脏汤
    B. 芍药汤
    C. 不换金正气散
    D. 连理汤
    E. 葛根芩连汤

24. 患者腹大坚满绷急,腹胀拒按,烦热口苦,渴不欲饮,小便赤涩,大便溏垢,面目肌肤发黄,舌边尖红,苔黄腻或灰黑而润,脉弦数。治疗应首选
    A. 胃苓汤合柴胡疏肝散
    B. 济生肾气丸
    C. 调营饮
    D. 实脾饮
    E. 中满分消丸

25. 患者,女,26岁。突发尿痛、尿频、尿急,腹痛半天。检查:肾区无叩痛,尿中白细胞(++),菌培养为大肠杆菌。其诊断是
    A. 急性肾盂肾炎
    B. 肾结核
    C. 急性膀胱炎
    D. 肾结石
    E. 慢性肾炎

26. 患者小便量极少而短赤灼热,小便胀满,口苦口黏,大便不畅,舌质红,苔黄腻,脉数。其治法是
    A. 理气解郁,通利水道
    B. 行瘀散结,通利小便
    C. 清利湿热,通利小便
    D. 清泄肺热,通利水道
    E. 升清降浊,化气行水

27. 患者右胁下癥块巨大,痛处固定拒按,痛引肩背,入夜尤甚,烦热,口干唇燥,大便干结,小便短赤,舌质紫暗,有瘀斑、瘀点,脉弦数。其辨证是
   A. 肝热血瘀证
   B. 肝胆湿热证
   C. 脾虚湿困证
   D. 肝肾阴亏证
   E. 肝郁脾虚证

28. 患者,女,56岁。患者咳嗽痰少,经常痰中带血,血色鲜红,口干咽燥,颧红,潮热盗汗,舌质红,脉细数。治疗应首选
   A. 龙胆泻肝汤
   B. 桑杏汤
   C. 百合固金汤
   D. 泻白散合黛蛤散
   E. 清燥救肺汤

29. 患者,男,56岁。半年来尿频量多,口干咽燥,腰膝酸软,五心烦热,体重减轻,舌红少苔,脉细数。查体:空腹血糖12mmol/L。治疗应首选
   A. 杞菊地黄丸
   B. 六味地黄丸
   C. 多味地黄丸
   D. 金匮肾气丸
   E. 参芪地黄丸

30. 患者,男,65岁。平素嗜食肥甘厚味,经常酗酒。1个月前出现胁下癥块,伴胁肋胀痛,身目发黄,心烦易怒,口干口苦,脘痞,纳差,溲赤便干,舌质紫暗,苔黄腻,脉弦滑。诊断为肝癌,其辨证是
   A. 肝胆湿热
   B. 肝肾阴虚
   C. 脾虚湿困
   D. 气滞血瘀
   E. 瘀血内阻

31. 患者,女,30岁。患风湿热10年,诊断为风心病5年。查体:心尖部可闻及舒张期隆隆样杂音。X线显示左心房增大。应首先考虑的是
   A. 二尖瓣关闭不全
   B. 二尖瓣狭窄
   C. 主动脉瓣关闭不全
   D. 主动脉瓣狭窄
   E. 肺动脉瓣狭窄

32. 患者,女,49岁。近1个月以来出现情绪不宁,心悸,健忘,失眠,多梦,五心烦热,盗汗,口咽干燥,舌红少津,脉细数。治疗应首选
   A. 加味逍遥散
   B. 半夏厚朴汤
   C. 柴胡疏肝散
   D. 甘麦大枣汤
   E. 天王补心丹合六味地黄丸

33. 患者,女,39岁。恶风,发热,咽痛3天。现多个关节肌肉酸楚疼痛,游走不定,屈伸不利,舌苔薄白,脉浮缓。其首选方剂是
   A. 薏苡仁汤
   B. 白虎加桂枝汤
   C. 乌头汤
   D. 防风汤
   E. 独活寄生汤

34. 患者,女,40岁。平素善惊易恐,现因受惊而心悸1个月,坐卧不安,少寐多梦,舌苔薄白,脉虚弦。治疗应首选
   A. 归脾汤
   B. 炙甘草汤
   C. 朱砂安神丸
   D. 天王补心丹
   E. 安神定志丸

35. 患者,男,28岁。大便带血,血色鲜红,便后脱出,自行回纳,无疼痛。可能的诊断是
   A. 脱肛(Ⅰ度脱垂)
   B. 脱肛(Ⅱ度脱垂)
   C. 脱肛(Ⅲ度脱垂)
   D. 内痔Ⅰ期
   E. 内痔Ⅱ期

36. 患儿,男,12岁。8月上旬前额部出现红肿结块,约2cm×2cm,中央有脓头未溃,疼痛拒按,口渴便秘,尿短赤,舌苔黄腻,脉滑数。治疗应首选

A. 五味消毒饮
B. 仙方活命饮
C. 清暑汤
D. 防风通圣散
E. 黄连解毒汤

37. 患儿，女，9岁。右乳晕下发现肿块6个月，约1.5cm×1.5cm大小，质地中等，边界清楚，活动良好，局部轻度胀感。应考虑的疾病是
A. 乳痈
B. 乳疬
C. 乳岩
D. 乳核
E. 乳癖

38. 患者，男，32岁。肛内肿物脱出，呈三角形，位于齿状线部，上覆皮肤，色灰白，质硬，有触痛，无出血，可回纳。诊断为
A. 直肠脱垂
B. 肛乳头肥大
C. 低位直肠息肉
D. 肛管直肠癌
E. 肛裂

39. 患者，男，26岁。患咳喘10余年，开始数年以冬季为重，以后冬夏皆发。现症见呼吸困难，张口抬肩。查体：胸部饱满，两肺布满哮鸣音，咳痰多而稀白，舌苔白腻，脉沉滑。治疗应首选
A. 风门
B. 气海
C. 中脘
D. 膻中
E. 肾俞

40. 患者停经45天，1周前查尿妊娠试验阳性，近2天恶心，呕吐酸水，恶闻油腻，口干口苦，胸满胁痛，舌淡红，苔微黄，脉弦滑。治疗应首选的方剂是
A. 香砂六君子汤
B. 橘皮竹茹汤
C. 左金丸
D. 小半夏加茯苓汤

E. 加味温胆汤

41. 患者新产后，高热寒战，热势不退，小腹疼痛拒按，恶露量多，色紫暗如败酱，气臭秽；心烦口渴，舌红苔黄，脉数有力。其辨证是
A. 热入营血证
B. 感染邪毒证
C. 外感证
D. 血瘀证
E. 血虚证

42. 患者经血非时暴下不止，血色淡，质清稀；面色㿠白，神疲气短，面浮肢肿，小腹空坠，四肢不温，纳呆便溏；舌质淡胖，边有齿印，苔白，脉沉弱。其证候是
A. 血热证
B. 肾虚证
C. 脾虚证
D. 肝郁证
E. 血瘀证

43. 患儿，女，3岁。2天来发热恶风，咳嗽频频，气急鼻扇，涕泪俱无，喉中痰鸣，舌红苔黄，脉浮数而滑。其辨证是
A. 痰热咳嗽
B. 风热咳嗽
C. 痰热闭肺
D. 风热闭肺
E. 热性哮喘

44. 患儿，女，1岁2个月。近日不思乳食，嗳腐酸馊，脘腹胀满疼痛，大便酸臭，烦躁啼哭，夜眠不安，手足心热，舌质红，苔黄厚腻，指纹紫滞。治疗应首选的方剂是
A. 保和丸
B. 消乳丸
C. 健脾丸
D. 八珍汤
E. 肥儿丸

45. 患儿，男，8岁。皮肤出现瘀点瘀斑，色泽鲜红，伴见鼻衄、齿衄，尿色红赤，大便如柏油样，心烦，口渴，舌红，脉数有力。治疗应首选的方剂是

A. 麻黄连翘赤小豆汤

B. 清瘟败毒饮

C. 连翘败毒散

D. 黄连解毒汤

E. 犀角地黄汤

46. 患儿,女,8个月。素来体弱,泄泻2天,大便日行二十余次,质稀如水,精神萎靡,时而烦闹,皮肤干燥,囟门凹陷,啼哭无泪,小便量少,舌红少津。其治法是

A. 健脾温阳,助运止泻

B. 健脾益气,酸甘化阴

C. 补肾滋阴,平肝降火

D. 补肾温阳,涩肠止泻

E. 挽阴回阳,救逆固脱

47. 患者,女,72岁。滑倒后左髋部先着地,伤后感到左髋部疼痛,但仍然可以行走,次日疼痛加重。查体:左下肢外旋。最可能的诊断是

A. 腰部扭伤

B. 外伤性椎间盘突出

C. 股骨粗隆间骨折

D. 股骨颈骨折

E. 软组织挫伤

48. 患者,男,40岁。2天来食入即吐,呕吐量多,发热恶寒,头身疼痛,舌苔白,脉濡缓。针灸取穴除中脘、足三里、内关外,还应取

A. 外关、合谷

B. 上脘、脾俞

C. 丰隆、公孙

D. 下脘、梁门

E. 太冲、阳陵泉

49. 患者,女,23岁。经期腹痛半年。半年前天气炎热,经期不避冷水,并食冷饮,致当月经水中断,后每逢经行初期,即感小腹疼痛,曾自服西药止痛,效果短暂。本次月经来潮,小腹冷痛加剧,畏寒肢冷,经血量少色暗,夹有血块。舌淡,苔白,脉沉弦。妇科检查未见明显异常。针灸治疗应取

A. 中极、地机、次髎、三阴交、十七椎

B. 肾俞、命门、大赫、关元、归来

C. 关元、肾俞、太溪、次髎、三阴交

D. 气海、血海、足三里、三阴交

E. 关元、三阴交、肾俞、太溪

50. 患者,男,78岁。左侧肢体乏力1周。症见神清,半身不遂,口角歪斜,语言欠利,口干痰多,大便秘结,舌红,苔黄腻,脉弦滑。治疗应首选的主穴是

A. 太冲、太溪、水沟、外关、足三里

B. 风池、外关、关元、神阙、水沟

C. 水沟、内关、三阴交、极泉、尺泽、委中

D. 关元、神阙、外关、太冲、大肠俞

E. 太冲、太溪、丰隆、劳宫、三阴交

51. 患儿,女,6岁。睡中时有遗尿,平素易感冒,面白神疲,纳少,大便时溏。舌淡苔白,脉弱。针灸治疗应取

A. 中极、三阴交、膀胱俞、关元、足三里、气海、肺俞

B. 中极、三阴交、膀胱俞、关元、印堂、合谷、太冲

C. 中极、三阴交、膀胱俞、关元、足三里、四缝

D. 中极、三阴交、膀胱俞、关元、肾俞、命门

E. 中极、三阴交、膀胱俞、关元、四缝、天枢

52. 患者,女,32岁。妊娠期,阴道少量下血,时下时止,无腰酸腹痛,恶心,时有呕吐,神疲肢倦,气短懒言。中医诊断为

A. 胎动不安

B. 堕胎

C. 恶阻

D. 胎漏

E. 滑胎

53. 患者,女,31岁。2年前分娩时发生出血性休克,至今无月经。目光呆滞,畏寒,嗜睡,性欲低下。妇科检查提示子宫明显小于正常。引起该患者闭经的病变部位在

A. 卵巢

B. 子宫

C. 垂体

D. 甲状腺
E. 下丘脑

54. 患者,男,36岁。上齿剧痛3天,伴口臭,口渴,便秘,舌苔黄,脉洪。治疗应首选
    A. 风池
    B. 外关
    C. 足三里
    D. 内庭
    E. 地仓

55. 患者,男,28岁。平素头痛头晕。突发昏厥,神志不清,四肢抽搐,体温正常,经针刺合谷、内关穴后仍神志不清。治宜选用下列何穴
    A. 涌泉
    B. 然谷
    C. 太溪
    D. 复溜
    E. 阴谷

56. 患者,女,26岁。昨日起突发头痛,以颠顶部为重,伴恶寒发热,食欲不振,舌淡,苔白,脉浮。针灸治疗应选
    A. 上星、头维、合谷、阿是穴
    B. 太阳、丝竹空透率谷、风池、阿是穴、外关、侠溪
    C. 天柱、后顶、风池、阿是穴、后溪、申脉
    D. 百会、四神聪、阿是穴、太冲、中冲
    E. 头维、印堂、阳白、阿是穴、合谷、内庭

57. 患者,男,25岁。昨日因俯身搬重物,不慎将腰部扭伤,检查腰部正中有明显压痛点,腰痛不可俯仰,腰部侧弯尚可。针灸治疗取穴可选
    A. 手三里、三间
    B. 水沟、后溪
    C. 后溪、申脉
    D. 攒竹、昆仑
    E. 阿是穴、大肠俞

58. 患者,男,25岁。左肩于3个月前跌伤,诊断为左肩关节脱位。入院整复后无固定,2周后又脱位,反复脱位已4次。治疗宜选的手术方式是
    A. 肱骨头切除术
    B. 肩关节融合术
    C. 人工肩关节置换术
    D. 肩关节囊修复术
    E. 骨移植成形术

59. 患者双眼隐痛,视物昏蒙,眼前黑花飞舞,眼底见边界模糊之黄白色渗出斑,黄斑区水肿,中心凹光反射不清,角膜后壁见羊脂状沉着物,房水轻度浑浊,全身症见头重胸闷,食少口苦,苔黄腻。中医诊断为"视瞻昏渺",浊邪上犯型。首选的方剂是
    A. 龙胆泻肝丸
    B. 丹栀逍遥散
    C. 温胆汤
    D. 涤痰汤
    E. 柴胡疏肝散

60. 患儿,男,9岁。1小时前不慎摔倒,当时左手掌先着地。伤后左肘部肿胀明显,肘部呈靴形畸形。局部疼痛剧烈,前臂活动受限,肱骨髁上有环形压痛。最可能的诊断是
    A. 肘关节后脱位
    B. 肱骨髁上骨折
    C. 桡骨干骨折
    D. 尺骨鹰嘴骨折
    E. 肱骨干下1/3骨折

61. 患者,女,50岁。左肩疼痛1个月余,并向左上臂放射,伴肩关节活动受限,症状逐渐加重,有夜痛甚至影响睡眠。发病前曾有外伤史,但伤时症状不明显。查体:左肩有肌肉萎缩,肩活动受限,以外展和旋转较甚,肩前有局限压痛点,畸形不明显。最可能的诊断是
    A. 颈椎病
    B. 肩袖损伤
    C. 左肩关节周围炎
    D. 左肩关节软组织伤
    E. 左肱骨近端转移性肿瘤

62. 患者,男,65岁。低热,咳嗽并痰中带血丝3个月。胸部X线片显示左肺上叶不张,少量胸腔积液。为确诊,进一步检查应首选

A. 胸部CT
B. 剖胸探查
C. 胸腔镜检查
D. 支气管镜检查
E. 经胸壁穿刺活组织检查

63. 患者,女,35岁。双侧交替性鼻塞半年余,遇寒症状加重,鼻涕白黏。伴咳嗽痰稀。检查见鼻肌膜肿胀色淡,舌质淡红,苔薄白,脉缓。此患者最可能的诊断是
    A. 伤风鼻塞
    B. 鼻窒
    C. 鼻鼽
    D. 鼻槁
    E. 鼻疳

64. 患者精神萎靡或昏迷,声低息微,突然汗出不止,四肢厥冷,目合口张,瞳仁散大,面色苍白,气短不续,二便失禁。舌淡苔白润,脉微弱。其辨证是
    A. 血脱证
    B. 阴脱证
    C. 阳脱证
    D. 气脱证

E. 血瘀气脱证

65. 患者,男,15岁。右腕部被锐器切割伤8小时,已行消毒包扎,注射抗生素和破伤风抗毒素等处理。查体:小指不能外展。诊断考虑是
    A. 骨间肌损伤
    B. 屈指肌腱损伤
    C. 桡神经损伤
    D. 尺神经损伤
    E. 正中神经损伤

66. 患者,女,40岁。3天前因车祸而致下颈椎骨折伴脊髓损伤,入院经检查后诊断为颈椎6~7骨折脱位伴脊髓半横切损伤,损伤平面以下的感觉与运动改变应该是
    A. 双侧肢体完全性瘫痪
    B. 同侧肢体运动消失,双侧肢体深浅感觉消失
    C. 同侧肢体运动和痛、温感觉消失,对侧肢体深感觉消失
    D. 同侧肢体运动与深感觉消失,对侧肢体痛觉与温觉消失
    E. 同侧肢体痛、温觉消失,对侧肢体运动和深感觉消失

A3型题

答题说明

以下提供若干个案例,每个案例下设3道考题。请根据题干所提供的信息,在每一道考题下面的A、B、C、D、E五个备选答案中选择一个最佳答案。

(67~69题共用题干)

患者,女,56岁。平素体质较差,近1个月来出现干咳,少痰色白,声哑,口咽干燥,神疲渐瘦,舌红少苔,脉细数。

67. 根据上述临床表现及中医辨证体系,下列哪种证型最符合该患者的病机
    A. 痰湿蕴肺
    B. 肝火犯肺
    C. 风热犯肺
    D. 风燥伤肺
    E. 肺阴亏虚

68. 治疗时宜选用的治法为
    A. 清肺润燥,化痰止咳
    B. 养阴清热,润肺止咳
    C. 养阴清肺,化痰止咳
    D. 疏风清肺,润燥止咳
    E. 益气养阴,清热化痰

69. 根据上述辨证类型,下列哪种方剂最为适合该患者的治疗
    A. 竹叶石膏汤加减
    B. 清燥救肺汤加减
    C. 二陈汤加减

D. 百合固金汤加减

E. 沙参麦冬汤加减

(70~72题共用题干)

患儿,女,6岁。因稍有浮肿3天入院。查体:浮肿不显,小便黄赤短少,发热口渴,烦躁,头痛头晕,大便干结,舌红,苔黄腻,脉滑数。

70. 其诊断是

A. 水肿之风水相搏证

B. 水肿之湿热内侵证

C. 水肿之肺脾气虚证

D. 水肿之肝肾阳虚证

E. 水肿之气阴两虚证

71. 其治法是

A. 疏风利水

B. 益气养阴,化湿清热

C. 健脾益气

D. 清热利湿

E. 温肾健脾

72. 治疗应首选

A. 麻黄连翘赤小豆汤

B. 玉屏风散合六味地黄丸

C. 真武汤

D. 参苓白术散合玉屏风散

E. 三妙丸合导赤散

(73~75题共用题干)

患者,女孩,1岁。腹泻4天。每天大便10余次,为蛋花汤水样便,无腥臭味,伴呕吐、尿少。查体:T 38.5℃,前囟、眼窝凹陷,皮肤弹性差,四肢稍凉。实验室检查:血WBC 6.0×10^9/L,血 Na^+ 127mmol/L,K^+ 3.7mmol/L,BE −15mmol/L。

73. 最可能的诊断是腹泻病伴

A. 中度等渗性脱水,代谢性碱中毒

B. 重度等渗性脱水,代谢性碱中毒

C. 轻度低渗性脱水,代谢性碱中毒

D. 轻度等渗性脱水,代谢性酸中毒

E. 中度低渗性脱水,代谢性酸中毒

74. 最可能的病原体是

A. 侵袭性大肠埃希菌

B. 白色念珠菌

C. 产毒性大肠埃希菌

D. 金黄色葡萄球菌

E. 轮状病毒

75. 补液过程中患儿突然惊厥,此时首选的辅助检查是

A. 头颅MRI

B. 血电解质

C. 头颅CT

D. 脑脊液

E. 血糖

(76~78题共用题干)

患者,男,43岁。5年前始发哮喘,每逢天冷易发,平时怕冷,不欲饮水,哮喘逐年加重,面色青晦,此次发作已4天,西药仍不能控制。现症:喉中痰鸣如水鸡声,呼吸急促,喘憋气逆,痰少色白,呈泡沫,咯吐不爽,舌苔白滑,脉浮紧。

76. 其辨证是

A. 风痰哮证

B. 虚哮证

C. 寒包热哮证

D. 寒哮证

E. 热哮证

77. 其治法是

A. 解表散寒,清化痰热

B. 补肺纳肾,降气化痰

C. 祛痰降逆,宣肺干喘

D. 宣肺散寒,化痰平喘

E. 清热宣肺,化痰定喘

78. 治疗应首选

A. 小青龙汤

B. 定喘汤

C. 麻杏石甘汤

D. 二陈汤合三子养亲汤

E. 射干麻黄汤

(79～81题共用题干)

患者,男,56岁。平素咳嗽咳痰,刻下症见头痛,昏蒙,胸脘满闷,呕恶痰涎,苔白腻,脉滑。

79. 根据患者上述临床表现,中医辨证应诊断为

　　A. 血虚头痛

　　B. 肝阳头痛

　　C. 痰浊头痛

　　D. 肾虚头痛

　　E. 风寒头痛

80. 那么根据患者上述诊断特点,下列哪项为本病主要治法

　　A. 活血化瘀,通窍止痛

　　B. 滋阴补肾,填精生髓

　　C. 养血滋阴,和络止痛

　　D. 健脾化痰,降逆止痛

　　E. 疏风散寒止痛

81. 根据上述临床辨证特点及主要治疗方法,下列方药宜选用

　　A. 大补元煎加减

　　B. 半夏白术天麻汤加减

　　C. 加味四物汤加减

　　D. 天麻钩藤饮加减

　　E. 通窍活血汤加减

(82～84题共用题干)

患者,男,46岁。形体肥胖,倦卧乏力,刻下眩晕。头昏如蒙,胸闷恶心,食少多寐,苔白腻,脉濡滑。

82. 此患者应诊断为

　　A. 气血亏虚眩晕

　　B. 肾精不足眩晕

　　C. 肝阳上亢眩晕

　　D. 痰浊中阻眩晕

　　E. 瘀血阻窍眩晕

83. 治法宜选用

　　A. 补肾滋阴

　　B. 补养气血,健运脾胃

　　C. 化湿祛痰,健脾和胃

　　D. 平肝潜阳,滋养肝肾

　　E. 补肾助阳

84. 方药宜选

　　A. 天麻钩藤饮加减

　　B. 左归丸加减

　　C. 归脾汤加减

　　D. 半夏白术天麻汤加减

　　E. 右归丸加减

(85～87题共用题干)

患者,男,57岁。患痹证5年余,经久不愈,关节屈伸不利,肌肉瘦削,腰膝酸软,骨蒸潮热,心烦口干,舌质淡红,苔薄白少津,脉细数。

85. 其辨证为

　　A. 肝阴虚

　　B. 肝肾两虚

　　C. 肝血虚

　　D. 肾阴虚

　　E. 痰瘀痹阻

86. 其治法为

　　A. 化痰行瘀,蠲痹通络

　　B. 培补肝肾,舒筋止痛

　　C. 补血养肝,祛风止痛

　　D. 滋补肝阴,舒筋止痛

　　E. 滋阴补肾,活血止痛

87. 代表方剂是

　　A. 双合汤

　　B. 一贯煎

　　C. 壮骨关节丸

　　D. 左归丸

　　E. 独活寄生汤

(88～90题共用题干)

患者,男,60岁。有糖尿病病史15年。现症:小便频多,浑浊如膏,夜尿尤多,伴有腰膝酸软,形寒畏冷,阳痿不举,双下肢轻度浮肿,舌淡有齿痕,苔白,脉沉细无力。

88. 根据患者上述临床特征,该患者中医诊断应为

A. 膏淋
B. 消渴
C. 虚劳
D. 尿浊
E. 滑精

89. 根据患者的临床特点及中医辨证,下列治疗方法中最为恰当的是
A. 滋阴补肾,固摄精微
B. 温阳补肾,固肾摄精
C. 益气养阴,固肾摄精
D. 益气补肾,固摄精微
E. 滋阴温阳,补肾固涩

90. 下列方剂中哪项是治疗该患者的最佳选方
A. 参芪地黄汤合金锁固精丸
B. 六味地黄丸合真武汤
C. 六味地黄丸合金锁固精丸
D. 消渴方
E. 金匮肾气丸

(91~93题共用题干)

患者,女,60岁。半身不遂,口眼歪斜,口角流涎,言语謇涩,面色无华,气短乏力,心悸,自汗,便溏,舌质暗淡,苔薄白,脉沉细。

91. 其辨证是
A. 风痰入络
B. 风阳上扰
C. 阴虚风动
D. 气虚血瘀
E. 肝肾亏虚

92. 其治法是
A. 祛风化痰通络
B. 平肝息风,活血通络
C. 滋养肝肾,潜阳息风
D. 滋养肝肾
E. 益气活血,化瘀通络

93. 治疗应首选
A. 苏合香丸
B. 镇肝熄风汤

C. 安宫牛黄丸
D. 补阳还五汤
E. 解语丹

(94~96题共用题干)

患者,女,25岁。产后23天,乳汁排出不畅,乳房局部疼痛,肿胀,结块直径2cm,皮色微红,身冷,发热,头痛骨楚,口渴,便秘,舌苔薄,脉数。

94. 其诊断是
A. 乳癖
B. 乳发
C. 乳痨
D. 乳痈
E. 乳核

95. 其辨证是
A. 热毒炽盛证
B. 气滞热壅证
C. 冲任失调证
D. 正虚毒恋证
E. 肝郁痰凝证

96. 治疗应首选的方剂是
A. 瓜蒌牛蒡汤
B. 透脓散
C. 二仙汤
D. 逍遥蒌贝散
E. 托里消毒散

(97~99题共用题干)

患儿,女,5岁。右臂有一扁平肿块,质软如海绵,色鲜红,按压肿块可缩小,边界不清,不痛不痒,伴面赤口渴,口舌生疮,尿黄便干,舌红,苔薄黄,脉细数。

97. 其诊断为
A. 气瘤
B. 筋瘤
C. 血瘤
D. 肉瘤
E. 脂瘤

98. 其证型为
    A. 心肾火毒证
    B. 肝经火旺证
    C. 脾统失司证
    D. 心火妄动证
    E. 肝郁化火证

99. 其治疗宜选
    A. 芩连二母丸合凉血地黄汤
    B. 丹栀逍遥散
    C. 清肝芦荟丸
    D. 顺气归脾丸
    E. 化坚二陈丸

(100~102题共用题干)

患者,男,50岁。有高血压病史5年,因近期未按时服药,2小时前出现明显头痛、烦躁、心悸多汗、面色苍白,视力模糊,测血压230/130mmHg。

100. 其诊断为
    A. 嗜铬细胞瘤
    B. 高血压伴心力衰竭
    C. 高血压危象
    D. 高血压脑病
    E. 高血压肾脏改变

101. 上述表现产生的主要原因是
    A. 脑血管自身调节障碍
    B. 交感神经亢进
    C. 血循环中醛固酮增多
    D. 血循环中皮质醇增高
    E. 心房利钠因子减少

102. 该患者治疗应为
    A. 立即静脉给药,控制血压,并随访数天
    B. 立即静脉药物降压
    C. 卧床休息,暂不需治疗
    D. 先随访数天,再决定是否治疗
    E. 立即给予口服药物治疗,血压下降后立即停药,无须随访

(103~105题共用题干)

患者,女,18岁。患者年过16周岁,月经尚未来潮,体质素弱,腰膝酸软,倦怠乏力,头晕耳鸣,尿频多,舌淡暗,苔薄白,脉沉细。

103. 其诊断是
    A. 月经后期
    B. 虚劳
    C. 闭经
    D. 早孕
    E. 月经过少

104. 其治法是
    A. 益气养血调经
    B. 理气活血调经
    C. 养阴清热调经
    D. 温经养血,活血调经
    E. 补肾益气,调理冲任

105. 治疗应首选的方剂是
    A. 人参养荣汤
    B. 加减苁蓉菟丝子丸
    C. 圣愈汤
    D. 举元煎
    E. 加味一阴煎

(106~108题共用题干)

患者,男,32岁。2年前因高处跌落致腰痛,至今未愈,腰部僵硬,刺痛明显,舌质淡暗,边有瘀点。

106. 其辨证是
    A. 寒湿腰痛
    B. 瘀血腰痛
    C. 湿热腰痛
    D. 肾阴虚腰痛
    E. 肾阳虚腰痛

107. 治疗除局部阿是穴外,还应选取的是
    A. 督脉穴
    B. 任脉穴
    C. 足太阳经穴
    D. 足少阴经穴
    E. 足太阴经穴

108. 针灸治疗除主穴外,应加取
  A. 膈俞
  B. 肾俞、足三里
  C. 命门、后溪
  D. 昆仑
  E. 志室、太溪

(109～111题共用题干)

患者,女,45岁。掌骨头掌侧鞘管处疼痛,屈伸时有弹响3年余。查体:局部可扪及一小结节,有压痛。

109. 最可能的诊断是
  A. 滑囊炎
  B. 腱鞘囊肿
  C. 神经纤维瘤
  D. 桡骨茎突狭窄性腱鞘炎
  E. 屈指肌腱鞘炎

110. 这种疾病又被称作
  A. 扳机指
  B. 冻结肩
  C. 网球肘
  D. 跳跃膝
  E. 跟痛症

111. 下列哪项治疗对此患者不适合
  A. 局部夹板固定
  B. 减少手工工作
  C. 按揉弹拨
  D. 痛点局部封闭
  E. 如反复发作时行腱鞘切开术

(112～114题共用题干)

患儿,男,10岁。左膝外伤后当晚出现寒战、高热、短暂谵妄。查体:T 39.6℃,左膝局部肿胀、疼痛明显,浮髌试验阳性。实验室检查:血 WBC 14.0×10^9/L,N 0.85,ESR 75mm/h。X线片未见明显异常。

112. 首先考虑的诊断是
  A. 恶性骨肿瘤
  B. 类风湿关节炎
  C. 急性骨髓炎
  D. 关节结核
  E. 急性化脓性关节炎

113. 本病最常见的病原菌为
  A. 金黄色葡萄球菌
  B. 大肠埃希菌
  C. 肺炎链球菌
  D. 白色葡萄球菌
  E. 淋病双球菌

114. 对本病早期诊断最有价值的方法是
  A. 关节活动度检查
  B. X线检查
  C. MRI检查
  D. 关节液检查
  E. 手术探查

(115～117题共用题干)

患者,男,28岁。心悸、无力、手颤抖3个月,大便每日2～3次,不成形,体重下降5kg,1周前诊断为甲状腺功能亢进症,尚未治疗,昨晚饮白酒半斤,呕吐一次,晨起醒来发现双下肢不能活动。

115. 为明确下肢不能活动的原因首先应测定
  A. 血钠
  B. 血镁
  C. 血糖
  D. 血钾
  E. 血钙

116. 下肢不能活动的紧急处理是
  A. 口服大剂量β受体阻滞剂
  B. 静脉补钾
  C. 口服丙硫氧嘧啶
  D. 补充B族维生素
  E. 静脉滴注氢化可的松

117. 为避免再次出现下肢不能活动,甲亢治疗应采用
  A. 抗甲状腺药物
  B. 放射性碘

C. 肾上腺皮质激素
D. 立即行甲状腺手术
E. 复方碘溶液

(118～120题共用题干)

患者,男,30岁。近3年来经常打喷嚏、流清涕、鼻塞,每遇风冷即发,平素畏风自汗,易感冒,气怯声低,余无特殊。检查见鼻黏膜色淡,双下鼻甲肿胀。舌淡苔白,脉虚弱。

118. 诊断为
   A. 鼻窒
   B. 伤风鼻塞
   C. 鼻鼽
   D. 鼻渊
   E. 鼻槁

119. 其治法为
   A. 温肺散寒,益气固表
   B. 健脾益气,升清化湿
   C. 温补肾阳,固肾纳气
   D. 健脾益肾,利湿通窍
   E. 健脾益气,散寒通窍

120. 治疗应首选
   A. 温肺止流丹
   B. 补中益气汤
   C. 参苓白术散
   D. 清燥救肺汤
   E. 肾气丸

(121～123题共用题干)

患者,女,47岁。近1年来月经周期紊乱,时而提前,时而错后,有时半月一潮或3个月一至,经来量多,时感头晕耳鸣,失眠多梦,腰酸腿软,口干咽燥,颈面烘热汗出,舌红少苔,脉细数。

121. 其诊断是
   A. 月经过多
   B. 月经先后无定期
   C. 闭经
   D. 绝经前后诸证

E. 崩漏

122. 针灸治疗应选取的主穴是
   A. 中极、次髎、地机、三阴交、十七椎
   B. 关元、三阴交、肝俞
   C. 关元、足三里、归来
   D. 关元、三阴交、隐白
   E. 关元、三阴交、肾俞、太溪

123. 针灸治疗应选的配穴是
   A. 心俞、命门
   B. 中脘、丰隆
   C. 少海、然谷
   D. 命门
   E. 照海

(124～126题共用题干)

患者,男,31岁。在某大排档进食1小时后突然出现腹痛腹泻,便稀,伴白色黏液,肛门灼热,腹痛,口渴喜冷饮,小便短赤,舌红,苔黄腻,脉濡数。

124. 以下说法中正确的是
   A. 治疗主在除湿导滞,通调腑气
   B. 患者为急性泄泻,证型为湿热中阻
   C. 患者为急性泄泻,证型为寒湿内盛
   D. 患者因肝失疏泄,横逆乘脾,运化失常而导致泄泻
   E. 针刺以足阳明、手阳明经经穴为主

125. 针刺治疗应选的主穴是
   A. 神阙、天枢、大肠俞、上巨虚、阴陵泉
   B. 天枢、关元、上巨虚、合谷
   C. 天枢、大肠俞、支沟、上巨虚
   D. 天枢、水分、建里、阴陵泉
   E. 天枢、中脘、内关、足三里

126. 治疗除主穴外,应选取的配穴是
   A. 肝俞、太冲
   B. 内庭、曲池
   C. 下脘、梁门
   D. 中脘、气海
   E. 脾俞、太白

A4 型题

答题说明

以下提供若干个案例,每个案例下设5道考题。请根据题干所提供的信息,在每一道考题下面的A、B、C、D、E五个备选答案中选择一个最佳答案。

(127~131题共用题干)

患者,男,45岁。大便秘结不通,排便艰难,伴身热,口干口臭,喜冷饮,小便短赤,舌红,苔黄,脉滑数。

127. 其辨证是
A. 热秘
B. 气秘
C. 冷秘
D. 气虚秘
E. 阴虚秘

128. 治疗应选取的主穴是
A. 上巨虚、天枢、支沟、大肠俞、照海
B. 上巨虚、天枢、支沟、中脘、行间
C. 上巨虚、天枢、支沟、脾俞、胃俞
D. 上巨虚、天枢、支沟、神阙、气海
E. 上巨虚、天枢、支沟、三阴交、足三里

129. 治疗除取主穴外,还应选用的穴位是
A. 曲池、合谷
B. 肝俞、太冲
C. 神阙、关元、肾俞
D. 合谷、曲池、腹结
E. 气海、脾俞

130. 若患者大便干结,欲便不得出,肠鸣矢气,嗳气频作,胁腹痞满胀痛,舌苔薄黄,脉弦。应配
A. 中脘、行间、太冲
B. 中脘、建里
C. 肝俞、胃俞
D. 关元、下巨虚
E. 肾俞、命门、关元

131. 下列关于该患者推拿疗法的操作中,不正确的是
A. 患者取仰卧位,医师以一指禅推法作用于中脘、天枢、大横穴,每穴2~3分钟
B. 患者取俯卧位,医师以一指禅推法作用于肝俞、脾俞、胃俞、肾俞、大肠俞、八髎穴,每穴1~2分钟
C. 擦法沿脊柱两侧从肝俞、脾俞到八髎穴往返治疗,约5分钟
D. 逆时针方向摩腹8分钟
E. 顺时针方向摩腹8分钟

(132~136题共用题干)

患者,男,43岁。长夏时节,因起居不慎而外感。症见身热,微恶风,汗少,肢体酸重,头昏重胀而痛,心烦口渴,胸闷恶心,小便短赤,舌苔薄黄腻,脉濡数。

132. 根据上述临床表现中医可辨证为哪种疾病
A. 时行感冒
B. 风寒感冒
C. 暑湿感冒
D. 风热感冒
E. 气虚感冒

133. 根据上一题的辨证类型。中医所采用的治疗方法,下列哪项最符合临床证型
A. 清热祛湿
B. 清热解表利尿
C. 清热利尿
D. 清暑化湿解表
E. 清暑利尿

134. 如此,下列哪种方剂最适合上述中医辨证及治疗原则
A. 竹叶石膏汤
B. 银翘散
C. 新加香薷饮
D. 藿香正气散
E. 清暑益气汤

135. 如未及时治疗,症见心烦躁扰,口渴,小便短赤,舌苔黄厚,舌尖红,可酌加
A. 藿香、苍术

B. 黄豆卷
C. 六一散
D. 白豆蔻
E. 黄连、青蒿

136. 如患者症见胸闷,口中黏腻加重、口渴不多饮,胸闷犯恶,舌苔黄厚腻加重,可加
   A. 黄连
   B. 银花、连翘
   C. 苍术、白豆蔻
   D. 藿香、佩兰
   E. 赤苓、猪苓

(137~141题共用题干)
患者,男,54岁。2小时前因家事不和突然出现心前区疼痛,呈阵发性,现已发作3次,每次持续数分钟。伴脘腹胀闷,嗳气则舒,时时太息,苔薄,脉细弦。

137. 辨证为
   A. 气滞心胸
   B. 心肾阳虚
   C. 寒凝心脉
   D. 痰浊闭阻
   E. 心血瘀阻

138. 治法为
   A. 豁痰化瘀,调畅气血
   B. 疏肝理气,活血通络
   C. 活血化瘀,息风通络
   D. 活血化瘀,通脉止痛
   E. 通阳泄浊,豁痰宣痹

139. 治疗应首选
   A. 枳实薤白桂枝汤合当归四逆汤
   B. 柴胡疏肝散
   C. 血府逐瘀汤
   D. 生脉散合人参养荣汤
   E. 瓜蒌薤白半夏汤合涤痰汤

140. 若患者心烦易怒,口干便秘,舌红苔黄,脉弦数,则应
   A. 加龙胆草、栀子
   B. 改用龙胆泻肝汤

C. 改用加味逍遥散
D. 加酸枣仁、柏子仁
E. 加黄连、黄芩

141. 若胸闷心痛明显,可合用
   A. 失笑散
   B. 黄连温胆汤
   C. 越鞠丸
   D. 血府逐瘀汤
   E. 天王补心丹

(142~146题共用题干)
患者,女,46岁。颈部觉胀,伴心慌、消瘦、汗出,食量增大,两手稍颤1周。经查FT_3、FT_4增高,TSH偏低。舌质红,苔少,脉细数。确诊为甲状腺功能亢进症。

142. 其辨证为
   A. 肝火旺盛
   B. 心肝阴虚
   C. 肺阴虚
   D. 肝肾阴虚
   E. 气阴亏虚

143. 其治法是
   A. 清肝泻火,消瘿散结
   B. 理气舒郁,化痰消瘿
   C. 清热化痰,平肝息风
   D. 滋阴降火,宁心柔肝
   E. 疏肝解郁,清肝泻火

144. 其选方是
   A. 消瘰丸
   B. 加味逍遥散
   C. 天王补心丹
   D. 四海舒郁丸
   E. 导痰汤合羚角钩藤汤

145. 若大便稀溏、次数增多,可加
   A. 黄芪、太子参、山茱萸、熟地黄
   B. 茯苓、白术、人参
   C. 白术、薏苡仁、山药、麦芽
   D. 芡实、锁阳、莲子

E.五倍子、五味子

146.若耳鸣,腰膝酸软,可加
  A.人参、北沙参、麦冬、牛膝
  B.龟甲、桑寄生、牛膝、女贞子
  C.枸杞子、龟甲、黑芝麻、墨旱莲
  D.鳖甲、龟甲、枸杞子、甘草
  E.天冬、石斛、黄精、鳖甲

(147~151题共用题干)

患者,女,28岁。昨起小便频急,涩痛而赤,腰酸,疼痛满急加剧,心烦,少寐,舌质红,苔黄,脉滑数。

147.此患者诊断为
  A.淋证气淋
  B.淋证石淋
  C.淋证血淋
  D.淋证劳淋
  E.淋证热淋

148.其治法为
  A.清热利湿通淋
  B.清热利湿,通淋排石
  C.健脾益肾
  D.利尿疏导
  E.清热通淋,凉血止血

149.治疗应首选
  A.石韦散
  B.八正散
  C.无比山药丸
  D.沉香散
  E.小蓟饮子合导赤散

150.若小便频急,出血多,涩痛较甚者,可另吞服
  A.黄芪、白术
  B.白芍、甘草
  C.参三七、琥珀粉
  D.丹皮、赤芍
  E.当归、鹿角胶

151.若患者小便淋沥、出血不止,可先用何药以止血
  A.黄柏、黄芩

B.侧柏叶、仙鹤草
C.黄芪、白术
D.赤芍、丹皮
E.熟地、当归

(152~156题共用题干)

患者,男,52岁。患慢性肝炎8年,其间病情时轻时重,体质渐虚。现症:腹大胀满,形似蛙腹,朝宽暮急,面色苍黄,晦暗不泽,脘闷纳呆,神倦怯寒,肢冷浮肿,小便短少不利,舌体胖,苔白润,脉沉细无力。

152.其诊断是
  A.阴虚水停证
  B.脾肾阳虚证
  C.水湿困脾证
  D.瘀结水留证
  E.水热蕴结证

153.其治法是
  A.活血化瘀,行气利水
  B.温补脾肾,化气利水
  C.滋肾柔肝,养阴利水
  D.温中健脾,行气利水
  E.清热利湿,攻下逐水

154.治疗应首选
  A.中满分消丸
  B.调营饮
  C.实脾饮
  D.六味地黄丸
  E.附子理苓汤

155.服上方10天后,小便量多,腹胀减轻,但仍纳少便溏,神疲乏力,上方可加
  A.补骨脂、炒山楂
  B.肉桂、仙茅
  C.车前子、五味子
  D.吴茱萸、诃子
  E.黄芪、山药、薏苡仁、扁豆

156.若面色苍白,怯寒肢冷,腰膝酸冷疼痛,酌加
  A.菟丝子、吴茱萸

B. 桂枝、干姜、甘草

C. 附子、干姜

D. 肉桂、仙茅、淫羊藿

E. 鹿茸、黄芪、党参

(157～161题共用题干)

患者,男,57岁。因失眠多梦2周就诊,现夜难入眠,兼头重如裹,胸脘满闷,心烦口苦,头晕目眩,痰多质黏,大便不爽,舌红苔黄腻,脉滑。

157. 如此,按照中医治疗体系,应采取下列哪种治疗方法

　　A. 补养心脾,以生气血

　　B. 滋阴降火,养心安神

　　C. 化痰理气,宁心安神

　　D. 疏肝泻热,佐以安神

　　E. 化痰清热,和中安神

158. 此时,根据上述辨证特点,应选用的最佳方剂为

　　A. 半夏秫米汤加味

　　B. 黄连阿胶汤加味

　　C. 龙胆泻肝汤加味

　　D. 黄连温胆汤加味

　　E. 归脾汤加味

159. 患者经治疗后2周,症状有所缓解,头重胸闷消失,痰少而黏,仍有心烦不安,有时头晕耳鸣,手足心热,口干津少,大便干,舌红苔少,脉细数,此时治疗宜

　　A. 滋阴降火,养心安神

　　B. 疏肝泻热,佐以安神

　　C. 化痰清热,和中安神

　　D. 补养心脾,以生气血

　　E. 益气镇惊,安神定志

160. 此时根据上述辨证特点,方剂可选用

　　A. 交泰丸

　　B. 琥珀多寐丸

　　C. 归脾汤

　　D. 黄连阿胶汤

　　E. 安神定志丸

161. 如患者兼见面热微红、眩晕、耳鸣则可加

A. 琥珀、夜交藤

B. 牡蛎、磁石

C. 枣仁、柏子仁

D. 龙骨、牡蛎

E. 枳实、竹茹

(162～166题共用题干)

患者,女,49岁。带下量多,色白,质地稀薄,如涕如唾,无臭味;伴面色萎黄,神疲乏力,少气懒言,倦怠嗜睡,纳少便溏,舌体胖质淡,边有齿痕,苔薄白。

162. 中医辨证为

　　A. 肾阳虚

　　B. 肾阴虚

　　C. 湿热

　　D. 脾虚

　　E. 热毒

163. 治法为

　　A. 清热利湿止带

　　B. 温肾助阳,涩精止带

　　C. 滋阴益肾,清热祛湿

　　D. 清热解毒,利湿止带

　　E. 健脾益气,升阳除湿

164. 治疗应首选

　　A. 知柏地黄丸

　　B. 止带方

　　C. 完带汤

　　D. 内补丸

　　E. 五味消毒饮

165. 若带下色黄黏稠有臭味,治疗宜选

　　A. 定坤丹

　　B. 萆薢渗湿汤

　　C. 肾气丸

　　D. 易黄汤

　　E. 固经丸

166. 若带下日久,滑脱不止,酌加

　　A. 桑螵蛸、山茱萸、莲子

　　B. 续断、杜仲、菟丝子

C. 肉豆蔻、五倍子、乌梅

D. 芡实、龙骨、牡蛎、乌贼骨、金樱子

E. 诃子、浮小麦、海螵蛸

D. 痰培养

E. 血沉

(167~171题共用题干)

患儿,女,7岁。咳嗽2天。痰黄,鼻塞流黄涕,发热,时有汗出。查体:体温37.8℃,舌质红,舌苔薄黄,脉浮数。

167. 本证的病机为

A. 感受外邪,肺失清肃

B. 痰浊内生,贮肺作咳

C. 素体虚弱,脾胃受损

D. 肝热心火素蕴,炼液成痰,逆乘于肺

E. 风热犯肺,肺失清肃,气道不宣

168. 本证的治法为

A. 清热泻肺,宣肃肺气

B. 燥湿化痰,宣肃肺气

C. 疏风清热,宣肃肺气

D. 养阴润肺,化痰止咳

E. 益气健脾,化痰止咳

169. 治疗应首选

A. 金沸草散

B. 银翘散

C. 清金化痰汤

D. 桑菊饮

E. 麻杏石甘汤

170. 若喉核赤肿疼痛,应加

A. 板蓝根、射干、玄参

B. 瓜蒌皮、天竺黄

C. 生石膏、黄芩

D. 麻黄、射干

E. 射干、马勃、石膏

171. 患儿若未经及时治疗,2天后咳嗽发热加重,呼吸急促,需完善检查,下列哪项实验室检查对诊断帮助最大

A. 血常规检查

B. 胸部X线检查

C. 咽拭子培养

(172~176题共用题干)

患者,男,70岁。左侧腰腹部起簇状水疱,呈带状分布,疱壁溃破糜烂,痛如火燎,口苦咽干,烦躁不适,大便3天未行,小便黄,舌质红,苔黄厚,脉弦。

172. 其辨证为

A. 气滞血瘀

B. 脾虚湿蕴

C. 肝经郁热

D. 气虚血燥

E. 阴虚内热

173. 其治法为

A. 清泄肝火,解毒止痛

B. 健脾利湿,解毒止痛

C. 理气活血,通络止痛

D. 清热化湿

E. 滋阴清热

174. 治疗应首选

A. 龙胆泻肝汤

B. 小建中汤

C. 除湿胃苓汤

D. 桃红四物汤

E. 败毒散

175. 外用药最适宜选用

A. 玉露膏外敷

B. 四黄膏或青黛膏外涂

C. 玉红膏包敷

D. 地黄膏外敷

E. 金黄散外敷

176. 若水疱发于头面,应加

A. 牛蒡子、野菊花

B. 水牛角粉、牡丹皮

C. 乳香、没药

D. 牛膝、黄柏

E. 桑叶、菊花

(177~181题共用题干)

患者,女,35岁。突然腹痛拘急,拒按,遇寒痛甚,得温痛减,形寒肢冷,大便清稀,舌质淡白,苔白,脉沉紧。

177. 其辨证为
  A. 饮食积滞
  B. 寒湿内盛
  C. 寒邪内阻
  D. 中虚脏寒
  E. 脾胃虚寒

178. 治法为
  A. 温中散寒,降逆止呕
  B. 温胃散寒,行气止痛
  C. 温中散寒,降逆止呃
  D. 散寒温里,理气止痛
  E. 温中补虚,缓急止痛

179. 首选方剂为
  A. 理中汤加减
  B. 小建中汤加减
  C. 藿香正气散加减
  D. 良附丸合正气天香散
  E. 香苏散合良附丸

180. 若患者寒重,痛势剧烈,足厥冷,脉沉细,应
  A. 改用附子理中汤
  B. 改用少腹逐瘀汤
  C. 改用四逆汤
  D. 加附子、肉桂
  E. 加木香、陈皮、枳壳

181. 若患者疼痛为少腹拘急冷痛,应加何药
  A. 附子、肉桂
  B. 木香、砂仁
  C. 干姜、良姜
  D. 乌药、元胡
  E. 小茴香、沉香、吴茱萸

(182~186题共用题干)

患者,女,40岁。右眼白睛结节,色鲜红,周围有赤丝牵绊,眼球闷胀而痛,羞明流泪,视物模糊,全身关节酸痛,胸闷纳减,舌苔白腻,脉滑。

182. 其诊断是
  A. 胬肉攀睛
  B. 圆翳内障
  C. 白睛溢血
  D. 火疳
  E. 金疳

183. 其辨证是
  A. 肺火亢盛
  B. 热客肺经
  C. 心火上炎
  D. 心肺热毒
  E. 风湿热攻

184. 其治法是
  A. 清肺凉血散血
  B. 祛风化湿,清热散结
  C. 泻火解毒,凉血散结
  D. 泻肺散结
  E. 滋阴降火

185. 治疗应首选
  A. 泻肺汤
  B. 还阴救苦汤
  C. 散风除湿活血汤
  D. 退赤散
  E. 除风清脾饮

186. 若骨节酸痛,关节肿胀,酌加
  A. 独活、威灵仙、蕲蛇、桑寄生
  B. 豨莶草、秦艽、络石藤、海桐皮
  C. 木瓜、伸筋草、青风藤、狗脊
  D. 威灵仙、防己、川乌、徐长卿
  E. 地骨皮、蕲蛇、牛膝、豨莶草

(187~191题共用题干)

患儿,男,9岁。扭伤右足4小时,负重不能。检查:外踝部位肿胀明显,且有环形压痛,被动内翻、外翻时疼痛加重。

187. 此病例最有可能的踝部外伤姿势为
  A. 内翻位扭伤

B. 外翻位扭伤

C. 垂直位损伤

D. 跖屈位损伤

E. 背伸位损伤

188. 如X线未见明显骨折征象,诊断应考虑

A. 下胫腓关节损伤

B. 下胫腓联合韧带损伤

C. 外踝骨折

D. 外踝骨骺损伤

E. 外侧韧带损伤

189. 如为骨骺损伤,急性期最佳治疗应

A. 按摩治疗

B. 夹板固定

C. 石膏固定

D. 理疗

E. 手术固定

190. 如采取外固定法,踝关节应置于

A. 内翻位

B. 外翻位

C. 跖屈位

D. 背伸位

E. 内旋位

191. 此病例有可能出现的后遗症是

A. 关节僵硬

B. 关节粘连

C. 骨不愈合

D. 骨坏死

E. 迟发性畸形

C 型题

答题说明

以下提供若干个案例,每个案例下设若干道考题。每个考题有多个备选答案,其中正确答案有1个或几个。

(192~196题共用题干)

患者,男,54岁。素有头痛头晕病史,平时性情急躁易怒。2小时前与人争吵时突然昏倒,偏瘫失语,不省人事,由家人抬来医院就诊。症见神志昏迷,呼之不应,鼻鼾痰鸣,牙关紧闭,面赤气粗,大便秘结。查体:左侧肢体偏瘫。舌质红,苔黄腻,脉弦滑有力。

192. 其诊断是

A. 痉证

B. 中风

C. 颤证

D. 眩晕

E. 痹证

F. 痴呆

G. 痫病

H. 厥证

I. 口僻

J. 痿证

193. "急当治其标"针对患者目前情况,可考虑给予患者服用哪些药物

A. 参附针

B. 羚羊角汤合用安宫牛黄丸

C. 羚羊角汤合用清宫汤

D. 参附汤

E. 黄芪注射液

F. 复方丹参滴丸

G. 羚羊角汤合用至宝丹

H. 天麻钩藤饮

I. 半夏白术天麻汤

J. 星蒌承气汤

194. 本病的病机要点概括起来有哪些

A. 风

B. 火

C. 燥

D. 痰

E. 虚

F. 气

G. 血

H. 瘀

I. 寒

J. 湿

195. 本病辨证最主要考虑哪些方面

A. 辨中经络和中脏腑

B. 辨分期

C. 辨轻重

D. 辨虚实

E. 辨病位

F. 辨阳闭阴闭

G. 辨闭证与脱证

H. 辨年龄

I. 辨内外

J. 辨气血

196. 本病证属于阳闭,阳闭与阴闭的区别主要在于

A. 虚实

B. 轻重

C. 病位

D. 热象

E. 神志

F. 内风与外风

G. 表里

H. 上下

I. 寒象

J. 牙关状态

(197~201题共用题干)

患者,女,30岁。干咳,咳声短促,痰中有时带血,色鲜红,胸部隐隐闷痛,午后手足心热,皮肤干灼,口干咽燥,形体消瘦,轻微盗汗,舌边尖红,苔薄,脉细数。

197. 该患者辨病辨证是

A. 阴阳虚损

B. 咳血

C. 肺阴亏损

D. 肺痨

E. 寒饮伏肺

F. 燥热伤肺

G. 肝火犯肺

H. 咳嗽

198. 中医治疗可选用

A. 泻白散

B. 百合固金汤

C. 月华丸

D. 清骨散

E. 保真汤

F. 秦艽鳖甲散

G. 补天大造丸

H. 黛蛤散

199. 若患者痰中带血较多,可酌加

A. 白茅根

B. 银柴胡

C. 藕节

D. 功劳叶

E. 诃子皮

F. 仙鹤草

G. 木蝴蝶

H. 白及

I. 海蛤壳

200. 关于该病的预防与调护,下列正确的是

A. 戒酒色,节起居

B. 可以适当进行太极拳等锻炼

C. 忌食葱、姜、辣椒

D. 饮食适宜,不可饥饿

E. 勿随地吐痰

F. 接触患者时应戴口罩

G. 加强食养

H. 如有咯血,应卧床休息和积极治疗

201.《医学入门·痨瘵》中提示了本病的六个主症,包括

A. 潮热

B. 尿频

C. 或遗精

D. 咳嗽

E. 或见血
F. 盗汗
G. 泄
H. 消瘦

(202~206题共用题干)

患者,女,44岁。因左侧口眼歪斜3天入院。患者3天前因面部长时间吹风扇后出现面部不适,口角向右侧歪斜,左眼闭合不全,左侧耳后疼痛,左侧不能鼓腮。吃饭时左侧藏饭,不伴耳聋耳鸣。入院时除上述症状外,纳眠可,二便调。体格检查:左侧额纹消失,左侧眼裂变大,左眼闭合不全,左侧鼻唇沟消失,口角下垂,示齿时口角向右侧歪,鼓气时左侧漏气,耳后乳突处压痛。舌尖红,苔薄黄,脉浮数。

202. 本病的病因病机为(提示:明确病因可为临床治疗提供针对性治疗方案)

A. 劳作过度
B. 情绪郁结
C. 跌仆损伤
D. 面部络脉空虚
E. 面部少阳脉络失于濡养
F. 面部阳明经筋失于濡养
G. 风邪乘虚入中经络
H. 痰浊壅阻脉络
I. 虚风内动
J. 痰热动风

203. 为进一步明确诊断及判断预后,可进行哪些辅助检查(提示:入院后应及时进行检查以明确诊断和指导治疗)

A. 肌电图
B. 味觉试验
C. 脑电图
D. 风湿组合
E. 听觉试验
F. 肌肉活检
G. 经颅多普勒
H. 泪腺试验

I. 头CT
J. 体动记录仪

204. 你认为本病需与以下哪些疾病相鉴别(提示:面瘫与西医面神经炎诊断类同)

A. 吉兰-巴雷综合征
B. 莱姆病
C. 糖尿病性神经病变
D. 继发性面神经麻痹
E. 中枢性面瘫
F. 三叉神经痛
G. 牙痛
H. 腮腺炎
I. 舌咽神经痛
J. 系统性眩晕

205. 治疗面瘫常用穴位中正确定位的是(提示:穴位的准确与否是针刺起效的基础)

A. 合谷在手背,第1、2掌骨间,当第2掌骨尺侧的中点处
B. 迎香在鼻翼外缘中点旁,当鼻唇沟中
C. 地仓在面部,口角旁开0.4寸(指寸)
D. 翳风在耳垂后方,当风池与下颌角之间的凹陷处
E. 下关在面部,颧弓下缘中央与下颌切迹之间凹陷中
F. 颊车在面颊部,下颌角前上方约一横指(中指),当咀嚼时咬肌隆起,放松时按之凹陷处
G. 太冲在足背,第1、2跖骨间,跖骨底结合部前方凹陷处,或触及动脉搏动
H. 太阳在颞部,当目外眦向后约一横指的凹陷处
I. 听会在面部,耳屏正中与下颌骨髁突之间的凹陷中
J. 听宫在面部,耳屏间切迹与下颌骨髁突之间的凹陷中

206. 出现滞针的可能原因是(提示:该患者在针刺合谷时出现了滞针现象)

A. 精神紧张

B. 针具质量不佳
C. 患者局部肌肉强烈收缩
D. 行针手法不当,向单一方向捻针太过
E. 留针时患者体位改变
F. 留针时间过长
G. 患者过度劳累
H. 患者体位选择不当
I. 患者身体虚弱
J. 针刺过深

(207~211题共用题干)

患者,女,20岁。反复发作性呼吸困难,胸闷、咳嗽3年,每年春季发作,可自行缓解。此次突然发作1天,症状持续不缓解。体检:双肺满布哮鸣音,心率88次/分,律齐,无杂音。

207. 该患者诊断应首先考虑为
    A. 慢性支气管炎
    B. 阻塞性肺气肿
    C. 支气管哮喘
    D. 支气管扩张症
    E. 自发性气胸
    F. 心源性哮喘
    G. 上气道阻塞
    H. 变态反应性支气管肺曲菌病
    I. 慢性心力衰竭
    J. 肺不张

208. 该患者治疗可选用的药物有
    A. β_2 受体激动剂
    B. 糖皮质激素
    C. 抗胆碱能药物吸入
    D. LT 拮抗剂口服
    E. 万古霉素
    F. β_2 受体阻滞剂
    G. 吗啡
    H. 硝苯地平
    I. 强心苷
    J. 氨茶碱

209. 给予足量特布他林、吸氧等措施治疗1天,病情无好转,呼吸困难加重,唇发绀,进一步措施应采取
    A. 氧疗
    B. 静脉滴注糖皮质激素如甲泼尼龙
    C. 纠正水、电解质失衡
    D. pH<7.20,应适量补碱
    E. 舌下含服硝酸甘油
    F. 急行冠脉介入治疗
    G. 手术治疗
    H. 静脉溶栓治疗
    I. 预防下呼吸道感染
    J. 抗血小板治疗

210. 应用氧疗及足量解痉平喘药和糖皮质激素治疗均无效。患者呼吸浅快,神志模糊,血气分析:PaO_2 50mmHg,$PaCO_2$ 70mmHg。此时应用措施为
    A. 高浓度吸氧
    B. 地塞米松静脉注射
    C. 适量应用镇静剂
    D. 应用钙离子拮抗剂
    E. 气管插管人工通气
    F. 吗啡肌内注射
    G. 手术治疗
    H. 静脉溶栓治疗
    I. 特异性免疫治疗
    J. 非特异性免疫治疗

211. 在病程中发现患者出现皮下气肿,说明患者有下列哪种并发症存在
    A. 气胸
    B. 纵隔气肿
    C. 间质性肺气肿
    D. 肺不张
    E. 肺大疱
    F. 肺炎
    G. 脓胸
    H. 血胸
    I. 支气管扩张症
    J. 肺源性心脏病

(212~216题共用题干)

患者,女,20岁。带下量多,赤白相兼,质稠有味,腰膝酸软无力,耳鸣如潮,失眠多梦,舌红,苔黄腻,脉细数。

212. 其中医诊断为
  A. 带下过多脾虚证
  B. 带下过多肾阳虚证
  C. 带下过多阴虚夹湿热证
  D. 带下过多湿热下注证
  E. 带下过多热毒蕴结证
  F. 带下过多血瘀津亏证
  G. 带下过多肝热证
  H. 带下过多痰滞证

213. 其治法是
  A. 清热解毒除湿
  B. 清热利湿杀虫
  C. 滋阴益肾,清热祛湿
  D. 温肾培元止带
  E. 益气升阳除湿
  F. 清热利湿止带
  G. 补血益精,活血化瘀
  H. 化瘀消癥

214. 选方为
  A. 五味消毒饮
  B. 止带方
  C. 易黄汤
  D. 当归六黄汤
  E. 知柏地黄丸
  F. 完带汤
  G. 内补丸
  H. 小营煎

215.(假设信息)若患者兼见五心烦热,应加用
  A. 柏子仁
  B. 补骨脂
  C. 地骨皮
  D. 黄连
  E. 麦冬
  F. 酸枣仁
  G. 银柴胡
  H. 五味子

216. 关于本病的治法,下列说法正确的是
  A. 治疗重在补益肝肾,佐以养血化瘀
  B. 以祛湿止带为基本原则
  C. 治脾宜运、宜升、宜润
  D. 治肾宜补、宜固、宜涩
  E. 湿热和热毒宜清、宜利
  F. 可选用食疗进行预防调护
  G. 以滋阴养血活血为主
  H. 阴虚夹湿宜清补兼施

答案与解析

模拟试卷(一)答案与解析

1. C	2. D	3. C	4. E	5. E	6. D	7. E	8. D	9. D	10. E
11. A	12. D	13. C	14. D	15. B	16. D	17. D	18. C	19. B	20. A
21. B	22. A	23. A	24. E	25. D	26. E	27. A	28. E	29. B	30. B
31. A	32. D	33. B	34. A	35. B	36. D	37. A	38. D	39. D	40. E
41. D	42. E	43. C	44. B	45. E	46. B	47. B	48. C	49. E	50. E
51. B	52. A	53. C	54. A	55. D	56. E	57. B	58. D	59. D	60. E
61. E	62. C	63. D	64. B	65. A	66. B	67. B	68. E	69. A	70. E
71. D	72. A	73. A	74. E	75. A	76. B	77. E	78. E	79. C	80. B
81. E	82. E	83. C	84. B	85. E	86. C	87. B	88. C	89. E	90. D
91. A	92. D	93. A	94. D	95. B	96. E	97. C	98. D	99. B	100. E
101. E	102. D	103. D	104. A	105. A	106. B	107. E	108. C	109. A	110. D
111. C	112. E	113. D	114. C	115. C	116. E	117. D	118. C	119. A	120. E
121. B	122. D	123. A	124. D	125. E	126. B	127. D	128. D	129. C	130. E
131. A	132. B	133. C	134. A	135. A	136. B	137. C	138. C	139. C	140. E
141. C	142. D	143. A	144. C	145. A	146. C	147. C	148. A	149. D	150. A
151. E	152. B	153. A	154. E	155. E	156. C	157. A	158. E	159. C	160. A
161. D	162. A	163. D	164. A	165. B	166. E	167. B	168. D	169. E	170. D
171. B	172. B	173. D	174. D	175. C	176. D	177. D	178. C	179. E	180. C
181. D	182. D	183. B	184. C	185. C	186. D	187. A	188. B	189. E	190. E

191. C   192. B   193. D   194. ADEH   195. ABCDEFGHIJ

196. E   197. ABCDEFGHIJ   198. BCDEFIJ   199. BEFGIJ   200. BEGHI

201. ADFIJ   202. ACDEF   203. E   204. BD   205. E

206. ABDE   207. E   208. CEGHJ   209. DI   210. BCG

211. AH   212. D   213. BCDF   214. E   215. A

216. AH

3. 解析：《医师定期考核管理办法》规定，受县级以上地方人民政府卫生行政部门委托的机构或组织按照医师执业标准以客观、科学、公平、公正、公开原则对医师的业务水平、工作成绩和职业道德进行定期考核。医师的考核结果，考核机构应当报告准予注册的卫生行政部门备案，并作为医师晋升相应技术职务的条件。对考核不合格的医师，卫生行政部门可以责令其暂停执业活动3个月至6个月，并接受培训和继续医学教育，暂停执业活动期满，由考核机构再次进行考核。对考核合格者，允许其继续执业，但该医师在本考核周期内不得评优和晋升；对考核不合格的，由卫生行政部门注销注册，收回医师执业证书。故本题选C。

4. 解析：有下列情形之一的为假药。①药品所含成分与国家药品标准规定的成分不符。②以非药品冒充药品或者以他种药品冒充此种药。③变质的药品。④药品所标明的适应证或者功能主治超出规定范围。有下列情形之一的为劣药：①药品成分的含量不符合国家药品标准。②被污染的药品。③未标明或者更改有效期的药品。④未注明或者更改产品批号的药品。⑤超过有效期的药品。⑥擅自添加防腐剂、辅料的药品。⑦其他不符合药品标准的药品。故本题选E。

8. 解析：根据患者表现诊断为病毒性心肌炎。病毒性心肌炎半数患者发病前1~3周有前驱感染症状，如发热、咽痛、腹泻等呼吸道、消化道症状，继而出现心悸、胸闷或胸部隐痛、乏力、恶心。体征：与发热程度不平行的心动过速，各种心律失常尤其是期前收缩或心动过缓等；心尖区第一心音减弱，可有第三心音；心尖区收缩期或舒张期杂音；伴发心包炎时可有心包摩擦音。重症患者出现急性心力衰竭的体征，如肺部啰音、室性或房性奔马律、交替脉、颈静脉怒张、肝大等。风湿性心脏病有链球菌感染史，有发热、多发性游走性大关节炎、环形红斑及皮下小结等风湿活动表现，瓣膜病变时出现二尖瓣区收缩期和（或）舒张期杂音。实验室检查ASO阳性，咽拭子培养有链球菌感染。故本题选D。

16. 解析：根据患者表现诊断为肺炎链球菌肺炎，治疗首选青霉素G。对青霉素过敏者，可用红霉素或阿奇霉素、林可霉素。重症患者可选用氟喹诺酮类、头孢菌素类等。多重耐药菌株感染者可用万古霉素、替考拉宁。疗程通常为5~7天，或在退热后3天可由静脉用药改为口服，维持数日。故本题选D。

18. 解析：根据患者表现诊断为支气管扩张症。支气管扩张症患者幼年时多有麻疹、百日咳、支气管肺炎病史，上呼吸道感染是病情加重的常见诱因。长期咳嗽、咳大量脓痰、反复咯血是支气管扩张症的典型症状；肺部听诊在病变部位可闻及固定的湿啰音。二尖瓣狭窄心尖区闻及隆隆样舒张期杂音，X线或心电图示左心房肥大。慢性支气管炎多见于中老年人，有连续2年或以上的慢性咳嗽、咳痰，每年持续3个月，以冬春季症状明显，夏季多自行缓解。支气管肺癌多发生于40岁以上，有长期吸烟史，主要表现为刺激性咳嗽、痰中带血、胸痛、体重下降等。胸部CT、支气管镜、痰细胞学检查有助于确诊。肺结核青壮年多见，主要表现为刺激性干咳，可有咯血、胸痛，常伴有午后低热、食欲不振、乏力、消瘦、盗汗等结核毒性症状，病变多位于上肺，胸部X线及痰结核分枝杆菌检查有助于确诊。故本题选C。

19. 解析：患者经常失眠，伴心烦，心悸不安，诊断为不寐。肾水亏虚，不能上济于心，心火炽盛，不能下交于肾，故经常失眠；肾阴亏损，不能上养心阴，心火偏亢，水不济火，扰动心神，心神不安，故心烦，心悸不安，健忘；肾阴亏虚，脑髓、耳窍失养，故头晕，耳鸣；阴虚阳亢，虚热内生，津液亏耗，失其濡养，故口燥咽干，五心烦热；舌质红，少苔，脉细数为阴虚火旺之象，辨证为心肾不交证。故本题选B。

21. 解析：患者可辨证为中风中经络之风阳上扰证。治法为清肝泻火，息风潜阳，首选天麻钩藤饮加减。镇肝熄风汤主治中风中经络阴虚风动证。故本题选B。

22. 解析：根据患者表现诊断为便秘之气秘。治法为顺气导滞，降逆通便，首选六磨汤加减。四七汤主治呕吐之肝气犯胃证，五磨饮子主治喘证之肝气乘肺证。故本题选A。

24. 解析：患者痢下赤白，白多赤少，腹痛，里急后重,诊断为痢疾。寒湿滞留肠中,寒主收引,湿性黏滞,故腹痛,里急后重;寒湿之邪伤于气分,故白多赤少;寒湿困脾,故饮食乏味,胃脘饱胀;舌淡,苔白腻,脉濡缓为寒湿之征,辨证为寒湿痢。故本题选E。

25. 解析:部分运动性发作:局部肢体抽动,多见于一侧口角、手指或足趾,也可累及一侧肢体。发作时头眼突然向一侧偏转,也可伴躯干的旋转,称旋转性发作,可发展成全面性强直-阵挛。复杂部分性发作病灶多在颞叶、额叶及嗅皮质等,均有意识障碍,发作时患者对外界刺激无反应,发作后不能或部分不能复述发作的细节。失神发作:突然发生和突然终止的意识丧失是失神发作的特征。全面性强直-阵挛发作即大发作。以意识丧失和全身对称性抽搐为特征,自发作至意识恢复5~10分钟。醒后感头昏、头痛、全身酸痛乏力,对抽搐全无记忆。癫痫持续状态是指患者出现全面强直-阵挛性发作持续超过5分钟,患者有发生神经元损伤的危险并需要抗癫痫药物紧急救治的癫痫发作,绝大多数患者不能自行恢复。故本题选D。

26. 解析:患者有长期饮酒史,腹大胀满,青筋显露,诊断为鼓胀。肝肾阴虚,津液失布,水湿内停,故腹大胀满,青筋显露;阴虚火旺,虚火内灼,故牙龈出血;虚火上扰,心神不安,故心烦失眠;口干咽燥,舌红少津,脉细数皆为阴虚失濡,虚热内炽之征,辨证为肝肾阴虚证。故本题选E。

27. 解析:根据患者临床表现诊断为淋证之血淋证,治法为清热通淋,凉血止血,首选小蓟饮子加减。八正散主治热淋,知柏地黄丸主治血淋阴虚证,程氏萆薢分清饮主治膏淋证,沉香散主治气淋证。故本题选A。

29. 解析:患者身目发黄,黄色鲜明,诊断为黄疸。湿热郁滞,脾胃不和,肝胆失疏,故身目发黄,黄色鲜明,右胁胀闷疼痛,寒热往来,口苦咽干;舌红苔黄,脉弦滑数为胆腑郁热之象,辨证为胆腑郁热证。故本题选B。

31. 解析:根据患者表现诊断为阳水之湿毒浸淫证,治法为宣肺解毒,利湿消肿,首选麻黄连翘赤小豆汤合五味消毒饮加减。温肾助阳,化气行水为

肾阳衰微证的治法。疏风清热,宣肺行水为风水相搏证的治法。运脾化湿,通阳利水为水湿浸渍证的治法。活血祛瘀,化气行水为瘀水互结证的治法。故本题选A。

34. 解析:根据患者表现诊断为粉刺之肺经风热证,治法为疏风清热,首选枇杷清肺饮加减。消风散合当归饮子主治白屑风之风热血燥证。故本题选A。

37. 解析:根据患者表现诊断为妊娠小便淋痛之心火偏亢证,治法为清心泻火,润燥通淋,首选导赤散加麦门冬、玄参。知柏地黄丸主治阴虚津亏证,加味五淋散主治湿热下注证。故本题选A。

38. 解析:根据患者表现诊断为绝经前后诸证之肾阴虚证,治法为滋肾益阴,育阴潜阳,首选六味地黄丸加生龟甲、生牡蛎、石决明。二仙汤合二至丸主治肾阴阳两虚证。故本题选D。

39. 解析:根据患者表现诊断为带下过多之湿热下注证,治法为清热利湿止带,首选止带方。五味消毒饮主治湿毒蕴结证,完带汤主治脾虚证。故本题选D。

40. 解析:阴虚内热,热扰冲任,冲任不固,经血妄行,故月经提前;阴虚血少,冲任不足,故经血量少;血为热灼,故经色红而质稠;虚热上浮,则两颧潮红;虚热伤阴,则手足心热,咽干口燥。舌红少苔,脉细数,均为阴虚内热之征。故该患者辨病辨证为月经先期阴虚血热证,治宜养阴清热调经,方选两地汤。丹栀逍遥散用于肝郁血热证。清经散用于阳盛血热证。故本题选E。

43. 解析:根据患者表现可辨病为鼓胀。肝脾瘀结,络脉滞涩,水气停留,则可见胁下痛如针刺,面色晦暗黧黑,口干不欲饮水,舌质紫暗,脉细涩等瘀水互结之象。故该患者可辨证为肝脾血瘀证,治宜活血化瘀,行气利水,方选调营饮加减。故本题选C。

45. 解析:手足口病是由感受手足口病时邪引起的急性发疹性传染病,临床以发热、口腔、手掌足跖和臀部出现斑丘疹、疱疹为特征。根据该患儿的表现,可辨病为手足口病。因体虚邪盛,湿热蕴结肺脾,故全身症状重,高热不退,烦躁口渴,便干尿

赤;湿热外透,则手掌、足跖、口腔黏膜、四肢、臀部可见疱疹,疱疹稠密,疱液混浊,根盘红晕显著。故该患儿可辨证为湿热蒸盛证,治宜清热凉营,解毒祛湿,方选清瘟败毒饮加减。故本题选E。

46.解析:根据患者表现诊断为面瘫之风寒外袭证。治法为祛风通络,疏调经筋。以局部穴、手足阳明经穴为主。主穴为阳白、四白、颧髎、颊车、地仓、翳风、牵正、太阳、合谷。风寒外袭配风池、风府;风热侵袭配外关、关冲;气血不足配足三里、气海。故本题选B。

48.解析:根据患者表现诊断为月经先期。治法为理气调血,固摄冲任,以任脉及足太阴经穴为主。主穴为关元、血海、三阴交、地机。月经后期的主穴为气海、三阴交、归来。月经先后无定期的主穴为关元、三阴交、肝俞。故本题选C。

49.解析:患者阵发性右上腹绞痛,伴恶心呕吐,腹部平软,诊断为胆绞痛。下合穴主要用于治疗六腑疾病,《灵枢·邪气脏腑病形》指出"合治内腑",概括了下合穴的主治特点。原穴有调整其脏腑经络虚实各证的功能。络穴不仅能治本经病,也能治其相表里之经的病证。背俞穴主要用于治疗相关脏腑的病变。交会穴能治本经的疾病,也能兼治所交会经脉的疾病。故本题选E。

52.解析:根据患者表现诊断为感冒之风寒感冒,治法为祛风解表,以手太阴、手阳明经穴为主。主穴为列缺、合谷、风池、太阳、外关。风寒感冒配风门、肺俞。故本题选A。

54.解析:根据患者表现诊断为痹证之热痹。主穴为阿是穴、血海、梁丘、膝眼、阳陵泉。热痹配大椎;行痹配膈俞、血海;痛痹配肾俞、关元;着痹配阳陵泉、足三里。故本题选A。

55.解析:根据题干信息,患者可诊断为急性腰扭伤。本病推拿治则为疏经通络,解痉止痛,理筋调整。手法可采用按、揉、拿、擦、点、弹拨、扳、擦等法。操作:①患者取俯卧位。医师站于一侧,先以按揉法在腰椎两侧骶棘肌上下往返施术;然后以两手拇指与其余四指对称用力,轻柔地拿揉腰背夹脊穴、肾俞、气海俞、命门、腰阳关、大肠俞等穴位,以酸胀为度;再以擦法沿腰脊柱两侧夹脊穴上下往返施术。②患者取俯卧位。医师站于一侧,以双手拇指点按肾俞、大肠俞等背俞穴及压痛点;然后在痛点或肌痉挛处施弹拨法。③调整复位包括后伸扳腰法、腰椎斜扳法、屈膝屈髋摇腰法。④患者取俯卧位。医师站于一侧,以掌根着力,在患者腰骶部施揉按手法,从上至下,先健侧后患侧,边揉按边移动,反复3~5次;然后以小鱼际擦法直擦腰部两侧膀胱经,横擦腰骶部,以透热为度。必要时配合局部湿热敷。故本题选D。

56.解析:狭窄性腱鞘炎是因长期手指快速活动反复摩擦致使鞘管肥厚狭窄引起的疾病。起初表现为晨起患指发僵、疼痛,缓慢活动后即消失。随着病程延长,出现弹响伴明显疼痛,严重者患指屈曲,不敢活动。类风湿关节炎是一种非特异性炎症,表现为多发性和对称性慢性关节炎。骨关节炎临床表现主要为疼痛,初期轻微钝痛,后逐步加重,有的患者在静止或晨起时感到疼痛,稍微活动后减轻。故本题选E。

57.解析:患者右肘部摔伤2天,右肘关节肿胀,压痛明显,活动受限,内上髁处有骨擦感,首先考虑诊断肱骨髁上骨折。为明确诊断,了解骨折情况,首选X线片。B超意义不大;核素骨扫描用于骨肿瘤转移的诊断;CT、MRI用于脊柱骨折的诊断。故本题选B。

58.解析:桡骨头半脱位多发生于5岁以下的儿童,由于桡骨头发育尚不完全,环状韧带薄弱,当腕手背向上提拉、旋转时,出现桡骨头半脱位。治疗选择的手法复位。故本题选D。

59.解析:骨折急救的目的在于用简单有效的方法抢救生命、保护创部、防止再损伤及再污染,创造安全条件,送到附近医院。一般要求问诊检查简明扼要,首先抢救生命。如有伤口则用急救包包扎、止血、固定。污染的开放骨折一般不复位、迅速转运。闭合骨折可先行复位,就地取材、妥善地进行临时固定。然后,迅速搬运,注意路途安全,并向接诊医师说明有关情况。该例汽车撞伤左小腿,局部肿痛畸形,反常活动,皮肤仅有擦伤、出血,说明小腿闭合性骨折、移位,急救时应先行复位,妥善固定。片状皮肤擦伤、出血与骨折相比,骨折处理应优先于皮肤擦伤。故本题选 D。

60.解析:患者有颈肩痛的表现,向右上肢放射,右手拇、示指感觉减退,X 线片示颈 5~6 椎间孔狭窄,首先考虑神经根型颈椎病的可能。患者无四肢无力、走路或持物不稳,暂不考虑脊髓型颈椎病;无头痛、头晕、视力下降及眩晕、猝倒等,可排除椎动脉型颈椎病;交感神经型颈椎病可表现为头晕、心慌、肢体发凉、多汗或少汗、耳鸣等。故本题选 E。

61.解析:根据患者表现诊断为气胸。气胸症见突然发病,患侧剧烈胸痛,深吸气时加重,继而出现呼吸困难和刺激性干咳。当气胸量达 30% 以上时,患侧胸廓饱满,肋间隙增宽,呼吸运动减弱,叩诊呈鼓音,心、肝浊音区消失,呼吸音和语颤减弱或消失;左侧少量气胸时,在左心缘可闻及与心跳一致的气泡破裂音,患者左侧卧位吸气时最清楚;大量气胸可使心脏、气管向健侧移位。肺炎症见寒战、高热、咳嗽、咳痰、胸痛、呼吸困难,肺炎球菌肺炎患者多呈急性面容,双颊绯红,皮肤干燥,口角和鼻周可出现单纯性疱疹。肺气肿症见胸闷、气急、咳嗽、咳痰、发热、疲乏、纳差、体重减轻等。故本题选 E。

62.解析:根据患者表现诊断为有头疽之火毒凝结证,治法为清热泻火,和营托毒,首选黄连解毒汤合仙方活命饮加减。清热泻火,和营托毒为湿热壅滞证的治法。滋阴生津,清热托毒为阴虚火炽证的治法。故本题选 C。

63.解析:瘾疹是一种以皮肤出现红色或苍白色风团,时隐时现为特征的瘙痒性、过敏性皮肤病。其临床特点是风团突然发生,发无定处,瘙痒剧烈,迅速消退,不留任何痕迹。根据患者表现,可辨病为瘾疹。根据遇寒加重,伴恶寒怕冷,舌淡红,苔薄白,脉浮紧等,可辨证为风寒束表证。故本题选 D。

66.解析:患者有心悸、气短、肺淤血、房颤等表现,考虑可能为二尖瓣狭窄。心尖区隆隆样舒张中晚期杂音伴 X 线或心电图示左心房增大,一般可诊断二尖瓣狭窄。超声心动图检查可直接观察二尖瓣的情况,可确诊。故本题选 B。

67.解析:根据患者的症状诊断为肺胀,该患者咳喘 12 年,符合肺胀一般有长期慢性喘咳病史及反复发作史;患者 57 岁符合肺胀发病年龄多为老年;患者心悸咳喘加重,咳痰清稀,面部下肢浮肿,腹胀满有水,尿少符合肺胀喘、咳、痰、胀的特征。故本题选 B。

68.解析:患者面浮,下肢浮肿,尿少,心悸,喘咳不能平卧,咳痰清稀,怕冷,面唇青紫,舌体胖质暗,舌苔白滑,脉沉细无力。诊断为阳虚水泛证,该证治法为温阳化饮利水。故本题选 E。

69.解析:根据患者症状诊断为肺胀阳虚水泛证。该证方药为真武汤合五苓散加减。补虚汤合参蛤散为治疗肺胀肺肾气虚证的方药。六君子汤合玉屏风散为治疗肺胀肺脾两虚证的方药。苏子降气汤合三子养亲汤为治疗肺胀痰浊壅肺证的方药。桑白皮汤为治疗肺胀痰热郁肺证的方药。故本题选 A。

70.解析:短暂性脑缺血发作多在体位改变、活动过度等情况下发病,症状出现突然,表现为局部脑功能或视网膜功能障碍,持续时间短暂,24 小时内完全恢复,不留任何脑功能及视网膜功能缺失后遗症。颅脑 CT 或 MRI:绝大多数患者无与症状相关的病灶,个别患者发病早期显示有一过性缺血病灶。多数患者经 CT 血管造影或数字减影血管造影(DSA)检查可发现脑动脉粥样硬化、血管狭窄等。梅尼埃病表现为发作性眩晕、呕吐,但持续时间较长,多超过 24 小时,且常发生于年轻人,常有耳鸣和听力减退。脑血栓形成一般表现:常在安静或睡眠中发病,起病较缓,症状在数小时或 1~2 天内发展达高峰。多数患者无头痛、呕吐、昏迷等全脑症状,少数起病即有昏迷、抽搐,类似脑出血,多为脑干梗死。脑部 CT、MRI 检查可显示梗死部位和范围。脑出血突然出现剧烈头痛、呕吐,快速出现意识障碍和偏瘫、失语等局灶性神经缺失症状,病程发展迅速。颅脑 CT 检查可见脑内高密度区。癫痫部分性发作表现为发作性肢体抽搐或感觉异常,持续时间仅数秒至数分钟,脑电图多有典型改变。故本题选 E。

71.解析:短暂性脑缺血发作的主要病因是动脉粥样硬化,其他有动脉狭窄、器质性心脏病、血液成分异常等。由多种因素引起发病,包括脑血液动力学改变、微栓塞、脑血管痉挛、颈部动脉或椎动脉受压。脑出血最主要的病因是高血压性动脉硬化。原发性蛛网膜下腔出血最常见的病因是脑底囊性动脉瘤破裂,其次为脑动静脉畸形,故本题选 D。

72. 解析:抗血小板聚集治疗用于非心源性栓子为病因的患者,口服肠溶阿司匹林可预防卒中和降低死亡率,一般 70~100mg/d 口服,或口服氯吡格雷 75mg/d。故本题选 A。

79. 解析:患者泄泻腹痛,泻下急迫,粪色黄褐,诊断为泄泻。肠中有热,热邪类火,火性急迫,故泻下急迫;湿热下注故粪色黄褐,气味臭秽,肛门灼热,小便短黄,烦热口渴,舌质红,苔黄腻,脉滑数均为湿热内盛之象,辨为湿热中阻证。故本题选 C。

80. 解析:泄泻湿热中阻证的治法为清热燥湿,分消止泻。清热解毒,凉血除积为疫毒痢的治法。清肠化湿,调气和血为痢疾湿热痢的治法。芳香化湿,解表散寒为寒湿内盛证的治法。消食导滞,和中止泻为食滞胃肠证的治法。故本题选 B。

81. 解析:治疗泄泻湿热中阻证,首选葛根芩连汤加减。保和丸主治泄泻之食滞胃肠证,藿香正气散主治泄泻之寒湿内盛证,白头翁汤主治痢疾之疫毒痢,芍药汤主治痢疾之湿热痢。故本题选 E。

82. 解析:患者情绪不宁,急躁易怒,胸胁胀满近 2 个月,诊断为郁证。肝气郁结,气机不利,故胸胁胀满;肝郁日久化火,故情绪不宁,急躁易怒;火伤津液,肝火横逆犯胃,故口苦而干;肝火上炎,扰乱清窍,故头痛、目赤、耳鸣;火热结于肠道,故大便秘结;舌质红,苔黄,脉弦数为气郁化火之象,辨证为气郁化火证。故本题选 E。

83. 解析:郁证之气郁化火证的治法为疏肝解郁,清肝泻火。疏肝解郁,理气和中为肝气郁结证的治法。行气开郁,化痰散结为痰气郁结证的治法。健脾养心,补益气血为心脾两虚证的治法。滋养心肾为心肾阴虚证的治法。故本题选 C。

84. 解析:治疗郁证之肝郁化火证首选加味逍遥散。柴胡疏肝散主治肝气郁结证,天王补心丹主治心肾阴虚证,半夏厚朴汤主治痰气郁结证,甘麦大枣汤主治心神失养证。故本题选 B。

85. 解析:根据患者表现诊断为肛痈。肛痈局部红肿疼痛,有波动感,一般无明显全身症状者,多位于肛提肌以下间隙,属低位肛痈。出现寒战、高热、乏力、脉数等全身症状,血白细胞计数及中性粒细胞增高,局部穿刺可抽出脓液者,多位于肛提肌以上间隙,属高位肛痈。肛裂的临床特点是肛门周期性疼痛、出血、便秘。多见于 20~40 岁的青壮年,好发于截石位 6、12 点处,而发于 12 点处的又多见于女性。肛漏的临床特点是以局部反复流脓、疼痛、瘙痒为主要症状,并可触及或探及瘘管通向肛门或直肠。脱肛的临床特点是努挣后肠黏膜或肠管全层脱出,不出血或有少量淡红色血性黏液,常伴肛门失禁或便秘。故本题选 E。

86. 解析:根据患者表现诊断为肛痈之火毒炽盛证,治法为清热解毒透脓,首选透脓散加减。仙方活命饮、黄连解毒汤主治肛痈之热毒蕴结证。萆薢渗湿汤主治肛漏、脱肛之湿热下注证。脏连丸主治内痔之湿热下注证。故本题选 C。

87. 解析:脓成应尽早切开引流。引流通畅,不留死腔。注射疗法、结扎疗法为内痔的常用方法。切除疗法用于结缔组织性外痔。故本题选 B。

88. 解析:患者为青年女性,主要表现为肛门胀痛伴发热,查体见肛门旁右侧皮肤红肿,有明显压痛和波动感,血白细胞总数和中性粒细胞比例增高,考虑最可能的诊断为肛周脓肿。骨盆直肠间隙脓肿位置较深,脓腔大,常表现为全身症状重而局部症状不明显。骨盆脓肿常由急性阑尾炎穿孔、阑尾周围脓肿、盆腔化脓性感染等引起,与题干描述不符。直肠后间隙脓肿位置较深,全身中毒症状重而局部体征不明显,主要表现为会阴部坠胀。肛门下坠感为坐骨直肠窝脓肿的特点。故本题选 C。

89. 解析:肛周脓肿的中医病名为肛痈。其临床特点是多发病急骤,疼痛剧烈,伴寒战高热,破溃后大多形成肛漏。本病可发生于任何年龄,但以 20~40 岁的青壮年居多,男性多于女性。故本题选 E。

90. 解析:患者诊断为肛周脓肿,局部波动感明显,提示脓肿已成熟,应切开引流。故本题选 D。

94. 解析:根据患者常呕吐吞酸,嗳气频繁,可辨病为呕吐。肝失疏泄,横逆犯胃,胃失和降,则出现呕吐吞酸,嗳气频繁;肝失疏泄,气机不畅,不通则痛,故出现胸胁胀痛;舌淡红,苔薄,脉弦也是肝气犯胃之象,故可辨证为肝气犯胃证,治宜疏肝和胃,降逆止呕。故本题选D。

95.解析:该患者辨病辨证为呕吐肝气犯胃证,治宜疏肝和胃,降逆止呕,方选四七汤加减。外邪犯胃证方选藿香正气散加减,饮食停滞证方选保和丸加减,痰饮内阻证方选小半夏汤合苓桂术甘汤加减。香砂六君子汤主治脾胃气虚,痰阻气滞证。故本题选B。

96.解析:该患者辨病辨证为呕吐肝气犯胃证,本证的临证加减如下。①呕吐较甚者,可加陈皮、旋覆花、竹茹、炙枇杷叶等以增强和胃降逆之力。②胸胁胀满疼痛较甚者,加柴胡、香附、郁金、延胡索疏肝解郁止痛。③呕吐酸水,心烦口渴者,可加栀子、牡丹皮、黄芩或左金丸等清泻肝火。④兼腑气不通,大便秘结者,可用大柴胡汤清热通腑。⑤日久气滞血瘀见胸胁刺痛,舌有瘀斑者,可加生蒲黄、五灵脂、红花、莪术、丹参活血化瘀。故本题选E。

97.解析:根据患儿表现诊断为哮喘。哮喘以临床反复发作,发作时喘粗气急,喉间哮鸣,呼吸困难,张口抬肩,摇身撷肚为主要特征。肺炎喘嗽是小儿时期常见的肺系疾病之一,以发热、咳嗽、气促、痰鸣为主要临床特征。百日咳临床以阵发性痉挛性咳嗽,咳毕伴有特殊的鸡鸣样吸气性吼声为主要特征。咳嗽是小儿时期常见的肺系疾病之一,以咳嗽或伴咳痰为主要临床特征。感冒是指感受外邪引起的以发热恶寒、鼻塞、流涕、喷嚏、咳嗽、全身酸痛等为主要特征的小儿常见肺系疾病。故本题选C。

98.解析:风寒犯肺,引动伏痰,痰气交阻,阻塞气道,故突然咳嗽气促,喉间有哮鸣声,咳痰清稀色白,呈泡沫状;风寒犯肺,肺气失宣,则形寒无汗,唇青,舌质淡红,苔白滑,脉浮紧。辨证为寒性哮喘,治法为温肺散寒,涤痰定喘。清肺涤痰,止咳平喘为热性哮喘的治法。散寒清热,降气平喘为外寒内热的治法。故本题选D。

99.解析:治疗哮喘之寒性哮喘,首选小青龙汤合三子养亲汤加减。麻杏石甘汤合苏葶丸主治热性哮喘,大青龙汤主治外寒内热证。故本题选B。

100.解析:该患儿辨病为厌食。小儿肝常有余,脾常不足,易出现肝脾不和之证。木横侮土,脾失运化,故厌恶进食,嗳气频繁,大便不调。肝失疏泄,则性情急躁。气血生化乏源,失于濡养,则面色少华,神疲肢倦;舌质淡、苔薄白、脉弦细为肝脾不和之征。故可辨证为肝脾不和证。故本题选E。

101.解析:患儿辨病辨证为厌食肝脾不和证,治宜疏肝健脾,理气助运。脾胃阴虚证治宜滋脾养胃,佐以助运。脾胃气虚证治宜健脾益气,佐以助运。脾失健运证治宜调和脾胃,运脾开胃。故本题选E。

102.解析:患儿辨病辨证为厌食肝脾不和证,治宜疏肝健脾,理气助运,方选逍遥散。脾失健运证方选不换金正气散。脾胃气虚证方选异功散。脾胃阴虚证方选养胃增液汤。故本题选D。

103.解析:该患者可诊断为眩晕肝阳上亢证,治法为平肝潜阳,和胃化痰,取足厥阴、足阳明及督脉穴为主。故本题选D。

104.解析:治疗眩晕实证的主穴为百会、风池、太冲、内关、丰隆。眩晕病位在脑,脑为髓之海,督脉入络脑,故治疗首选位于巅顶之百会穴可清头目、止眩晕;风池位于头部,局部取穴,疏调头部气机;太冲为肝之原穴,可平肝潜阳;内关为八脉交会穴,通阴维脉,既可宽胸理气,和中止呕,又与太冲同名经配穴,加强平肝之力;丰隆健脾除湿、化痰定眩。故本题选A。

105.解析:肝阳上亢配行间、率谷;痰湿中阻配中脘、阴陵泉;瘀血阻窍配膈俞、阿是穴;气血亏虚配脾俞、气海;肾精不足配悬钟、太溪。故本题选A。

106.解析:本题辨证为肾阴虚证。患者年龄49岁,符合发病年龄一般在45~55周岁绝经前后,并且患者证候表现符合肾阴虚证常见表现,如头晕耳鸣、烘热汗出、五心烦热、口燥咽干、舌红苔少、脉细数。故本题选B。

107.解析:本病基本病机是肾精亏虚,肾的阴阳平衡失调,故取肾之背俞穴肾俞、原穴太溪,补益肾之精气以治其本;关元为任脉与足三阴经交会穴,可益肾元,调冲任;三阴交为足三阴经交会穴,可健脾、疏肝、益肾,理气开郁,调补冲任。故本题选 E。

108. 解析:肾阴虚配照海,肾阳虚配命门,肾阴阳俱虚配照海、命门,心肾不交配少海、然谷。故本题选 C。

109. 解析:①神经性皮炎是以皮肤肥厚变硬、皮沟加深、苔藓样改变和阵发性剧烈瘙痒为特征的皮肤病,多见于成年人,精神因素被认为是主要诱因,情绪紧张、焦虑都可促使皮损发生或复发。初起时局部皮肤阵发性瘙痒;随后皮肤出现粟米至米粒大小、扁平有光泽的淡红色皮疹,密集成群;日久皮损融合成片,皮肤增厚、粗糙,搔抓后有脱屑,阵发性剧痒。②慢性湿疹的皮疹好发于四肢屈侧,皮损肥厚粗糙,边界欠清,有色素沉着,鳞屑较少,瘙痒剧烈。③痤疮好发于面颊部和背部,初为坚实丘疹,挤之有豆渣样物质,反复挤压形成大小不等的结节。④银屑病的特点为红斑基础上覆盖多层银白色鳞屑,刮去鳞屑有点状出血点。⑤扁平疣好发于颜面、手背,亦可见于腕和膝部。皮损为针头至粟粒大或稍大的扁平丘疹,呈圆形或椭圆形,表面光滑,一般无自觉症状,偶有瘙痒。根据题干信息,患者最可能的诊断为神经性皮炎。故本题选 A。

110. 解析:该患者诊断为神经性皮炎,针灸治法为疏风止痒,清热润燥。以病变局部阿是穴及手阳明、足太阴经穴为主。主穴:阿是穴、曲池、血海、膈俞。故本题选 D。

111. 解析:神经性皮炎患者,久病皮肤增厚、干燥粗糙,色素沉着,舌淡,苔薄,脉细,为血虚风燥。神经性皮炎的配穴:①风热侵袭配外关、风池。②肝郁化火配行间、肝俞。③血虚风燥配肝俞、足三里、三阴交。故本题选 C。

112. 解析:患者 1 天前从房顶跳下,左足跟先着地,行走时左足跟着地处疼痛明显。符合跟骨骨折患者一般有从高处坠下,足跟部先着地等外伤史。伤后足跟部疼痛、肿胀,不能触地或站立行走。符合跟骨骨折的症状。故本题选 E。

113. 解析:结节关节角(Bohler 角)是指跟骨结节上缘与跟距关节面形成的夹角,正常为 30°~45°,为跟距关节的一个重要标志。跟骨交叉角(Gissane 角)是指跟骨外侧沟底向前结节最高点连线与后关节面线所成的夹角,正常为 120°~145°,反映了跟距关节内骨折的严重程度。故本题选 D。

114. 解析:拍摄跟骨侧位及轴位 X 线片可明确诊断,通过 X 线片应观察跟骨的高度、宽度、关节面、结节关节角和跟骨交叉角等变化,明确骨折类型、程度、移位方向。轴位片还可显示距下关节和载距突的情况,必要时与健侧对比。CT 检查应作为常规检查,可更清晰地显示关节面及整体骨折情况。故本题选 C。

115. 解析:畸形、异常活动、骨擦音或骨擦感是骨折的特有体征。本患儿有臀位娩出史,左大腿有缩短畸形、异常活动,应考虑左股骨干骨折。为明确诊断,检查首选 X 线片。血常规、出凝血时间无特异性。CT、MRI 价格昂贵,不作为首选检查。故本题选 C。

116. 解析:股骨干骨折的非手术治疗,在成人为胫骨结节或股骨干髁上持续骨牵引;在儿童为手法复位+小夹板固定+皮肤牵引;在 3 岁以下幼儿为垂直悬吊皮肤牵引;新生儿产伤所致的股骨干骨折可将伤肢用绷带固定于胸腹部,2 周后拆除。故本题选 E。

117. 解析:股骨干下 1/3 骨折时,远折端向后方移位,有可能损伤腘动脉、腘静脉、胫神经、腓总神经。故本题选 D。

118. 解析:根据患者表现诊断为子肿。妊娠中晚期,孕妇出现肢体面目肿胀者称"子肿"。子满指妊娠 5~6 个月后出现腹大异常,胸膈满闷,甚则遍身俱肿,喘息不得卧者。子晕指妊娠期出现以头晕目眩,状若眩冒为主症,甚或眩晕欲厥者。子痫指妊娠晚期或临产前及新产后,突然发生眩晕仆倒,昏不知人,两目上视,牙关紧闭,四肢抽搐,全身强直,须臾醒,醒复发,甚至昏迷不醒者。胎漏指妊娠期间阴道少量出血,时出时止,或淋漓不断,而无腰酸、腹痛、小腹下坠者。故本题选 C。

119. 解析:气机郁滞,升降失司,清阳不升,浊阴下滞,故始于两足,渐及于腿;气滞而湿气内停,故皮色不变,按之随起;湿气内停于头,故头晕胀痛;气滞不宣,影响脾胃枢机,故胸闷胁胀;舌暗红,苔白腻,脉滑为气滞湿气内停之象,辨证为气滞证。

故本题选 A。

120. 解析:子肿气滞证治法为理气行滞,化湿消肿,首选正气天香散加减。白术散主治脾虚证,济生肾气丸主治肾虚证。故本题选 E。

122. 解析:诊断性刮宫是诊断子宫内膜癌的常用而有价值的诊断方法。为区分子宫颈癌与子宫内膜癌,应分段诊刮,同时注意不要造成癌灶扩散及子宫穿孔。故本题选 D。

123. 解析:手术治疗是早期患者的首选治疗,全面分期手术是治疗子宫内膜癌的重要方法。病变局限于子宫体的患者,筋膜外全子宫及双附件切除是推荐的手术方式;怀疑肿瘤侵犯宫颈管者,需行根治性子宫及双附件切除术加盆腔及腹主动脉旁淋巴结切除;病变超出子宫者行肿瘤细胞减灭术。故本题选 A。

124. 解析:患者白睛如常,黑睛见少量细小染色,符合白涩症的诊断标准。金疳的白睛浅层见灰白色小疱,周围有赤脉环绕。火疳白睛里层起结节,呈小圆形隆起,或融合成环,色紫红,推之不动,压痛拒按。胬肉攀睛一般眦部白睛上生赤膜如肉,略呈三角形,其尖端渐向黑睛攀侵。暴风客热起病急,患眼碜涩痒痛,灼热流泪,眵多黏稠,白睛及睑内面红赤。故本题选 D。

142. 解析:题中患者以身目发黄为主要症状,诊断为黄疸;黄色鲜明,口苦咽干,舌红苔黄,脉弦滑数,故诊断为阳黄。湿邪壅阻中焦,肝气郁滞,疏泄不利,则右胁胀闷疼痛,牵引肩背;湿热留恋,伏而不解,三焦气化失司,脾胃不和,肝胆失疏,则寒热往来,口苦咽干,舌红苔黄,脉弦滑数;湿邪阻遏下焦,胆汁疏泄失常,下注膀胱,则尿黄便秘,故辨证为胆腑郁热证。故本题选 D。

143. 解析:阳黄胆腑郁热证宜采用疏肝泄热,利胆退黄的治疗方法。清热通腑,利湿退黄为阳热重于湿证的治法。利湿化浊运脾,佐以清热为阳黄湿重于热证的治法。温中化湿,健脾和胃为阴黄寒湿阻遏证的治法。活血化瘀消癥为阴黄瘀血阻滞证的治法。故本题选 A。

144. 解析:胆腑郁热之黄疸(阳黄)治疗首选方药是大柴胡汤。本方有疏肝利胆、通腑泄热的作

用,适用于肝胆失和,胃脘热结之证。故本题选 C。

145. 解析:若因蛔虫阻滞胆道而见黄疸者,可选用乌梅丸加茵陈、栀子等。当阳黄热重于湿症见身目俱黄,黄色鲜明,发热口渴,或见心中懊侬,腹部胀闷,口干而苦,恶心呕吐,小便短少黄赤,大便秘结;舌苔黄腻,脉象弦数,当清热通腑,利湿退黄。用茵陈蒿汤。当湿重于热症见身目俱黄,黄色不及前者鲜明,头重身困,胸脘痞满,食欲减退,恶心呕吐,腹胀或大便溏垢;舌苔厚腻微黄,脉象濡数或濡缓,当利湿化浊运脾,佐以清热。用茵陈五苓散合甘露消毒丹。阳黄初起见邪郁肌表,寒热头痛之表证者,宜疏表清热、宣散外邪、利湿退黄,方用麻黄连翘赤小豆汤。病程中若见阳明热盛,灼伤津液,积滞成实,大便不通者,宜泄热祛实,急下存阴,方用大黄硝石汤。故本题选 A。

146. 解析:若砂石阻滞,可加金钱草、海金沙、鸡内金、郁金、玄明粉;若因蛔虫阻滞胆道而见黄疸者,可选用乌梅丸加茵陈、栀子等;恶心呕逆明显,加厚朴、竹茹、陈皮;发热甚者,加金银花、黄芩。故本题选 C。

167. 解析:患儿春季发病,出现发热、咳嗽、流涕、喷嚏,诊断为感冒。风热犯表,热郁肌腠,卫表失和,肺失清肃,则发热,有汗,口渴喜饮,咳嗽,流黄涕,伴腹痛,不思饮食,呕吐酸腐,大便酸臭,夹有不消化食物,辨证为感冒夹滞。故本题选 B。

168. 解析:感冒之风热感冒,治宜辛凉解表;治疗感冒夹滞证在辛凉解表基础上兼以消食导滞。故本题选 D。

169. 解析:治疗感冒之风热感冒,首选银翘散;治疗感冒夹滞证在银翘散的基础上加用保和丸。故本题选 E。

170. 解析:小儿感冒夹滞的治法为在疏风解表的基础上,加用保和丸加减。常用焦山楂、焦六神曲、鸡内金、莱菔子、枳壳。若大便秘结,小便短黄,壮热口渴,加大黄、玄明粉。故本题选 D。

171. 解析:患者症见咳嗽较剧,痰多,喉间痰鸣,舌苔厚腻,脉浮数,为感冒风热夹痰证。应辛凉解表,清肺化痰。应在疏风解表的基础上,加用桑菊饮。故本题选 B。

177.解析:患者长期便秘,排便时肛内肿物脱出,肛管紧缩,坠胀疼痛,肛缘水肿,触痛明显,舌质暗红,苔白,脉弦细涩是内痔的表现。直肠息肉痔与本病的共同点是肿物脱出及便血;但本病多见于儿童,脱出物为肉红色,一般为单个,有长蒂,头圆,表面光滑,质地较痔核硬,可活动,容易出血,以便血、滴血为主,多无射血现象。肛乳头肥大与本病的共同点是肿物脱出;但本病脱出物呈锥形或鼓槌状,灰白色,表面为上皮,质地较硬,一般无便血,常有疼痛或肛门坠胀,过度肥大者便后可脱出肛门外。肛裂与本病的共同点是便血。但本病是排便时肛门疼痛伴出血,且疼痛呈周期性,便秘时尤甚;局部检查可见肛管部位有明显裂口,多在6点或1点处。直肠脱垂与本病的共同点是肛门有物脱出,质地柔软。但本病的脱出呈花瓣状,色暗红;直肠黏膜的脱出呈环层状,色淡红,可伴有肛门松弛。故本题选D。

178.解析:患者排便时肛内肿物脱出,肛管紧缩,坠胀疼痛,肛缘水肿,触痛明显,舌质暗红,苔白,脉弦细涩是内痔气滞血瘀证的体现。当清热利湿,祛风活血以治之。故本题选C。

179.解析:治疗内痔气滞血瘀证可选用止痛如神汤加减。脏连丸清热利湿止血,治疗内痔湿热下注证。透脓散清热解毒透脓,用于肛痈火毒炽盛证。六磨汤理气活血,润肠通便,用于肛裂气滞血瘀证。青蒿鳖甲汤合三妙丸养阴清热,祛湿解毒,用于肛痈气滞血瘀证。故本题选E。

180.解析:内痔气滞血瘀证常用秦艽、桃仁、皂角子、苍术、防风、黄柏、当归尾、泽泻、槟榔、熟地黄。肿物紫暗明显者,加红花、牡丹皮;肿物淡红光亮者,加龙胆草、木通等。故本题选C。

183.解析:患者右鼻出血,血量较多,血色深红,伴头痛头晕,口苦咽干,胸胁苦满,舌质红,苔黄,脉弦数是鼻衄肝火上炎证的表现。热邪犯肺证见鼻燥衄血,血色鲜红,咽干口燥,或兼有身热,或恶风,或头痛,或咳嗽少痰;舌质红,苔薄黄或黄燥,脉数或浮数。胃热炽盛证见鼻血鲜红,口干欲饮,口臭便秘,烦躁,或兼齿衄;舌质红,苔黄或黄腻,脉数。气血亏虚证见鼻血淡红,或兼齿衄、紫斑等其他部位的出血,伴有精神萎靡,乏力气短,面色不华,心悸胸闷,头晕目眩,口淡纳差,夜寐不宁;舌质淡,脉细无力或芤,甚则可见革脉。脾不统血为引发尿血的原因。故本题选B。

184.解析:根据患者的临床症状判断为鼻衄肝火上炎,症见鼻衄鲜红,口苦耳鸣,头晕目眩;舌质红,苔黄,脉弦数。当清肝泻火,凉血止血治之。故本题选C。

185.解析:鼻衄肝火上炎用方龙胆泻肝汤。桑菊饮用于鼻衄热邪犯肺证。犀角地黄汤用于齿衄肝火犯肺,咯血量较多,纯血鲜红者。知柏地黄丸用于尿血肾虚火旺证。归脾汤用于尿血脾不统血证。故本题选C。

186.解析:出血明显加白茅根、蒲黄、大蓟、小蓟、藕节;阴液亏耗,口鼻干燥,舌红少津,脉细数者,可去车前子、泽泻、当归,酌加玄参、麦冬、女贞子、旱莲草;阴虚内热,手足心热,加玄参、龟甲、地骨皮、知母;寐梦多者加磁石、龙齿、珍珠母、远志清肝安神。故本题选D。

192.解析:该患者以咳嗽咳痰为主要症状,故应诊断为咳嗽。伴随咽痛、发热、鼻流黄涕、吐痰黄稠等症状,一派热象,故应辨证为风热犯肺。故本题选B。

193.解析:咳嗽风热犯肺证应选用桑菊饮加减。肺热内盛,身热较著,恶风不显,口渴喜饮,加黄芩、知母清肺泄热;热邪上壅咽痛,加射干、山豆根、挂金灯、赤芍清热利咽;若咳甚,加浙贝母、枇杷叶;若热伤肺津,咽燥口干,舌质红,加南沙参、天花粉、芦根清热生津;若痰中带血,加白茅根、藕节;若夏令兼夹暑湿,症见咳嗽胸闷、心烦口渴、尿赤、舌红苔腻、脉濡数,加滑石、鲜荷叶。故本题选D。

194.解析:外感咳嗽需慎用敛肺镇咳之品,误用则致肺气郁遏不得宣畅,外邪不能外达而出,邪恋不去,缠绵日久反而伤正。因此必须疏散外邪,以宣肃肺气之法,因势利导,肺气宣畅则咳嗽自止。五味子、诃子肉、乌梅和罂粟壳均属于敛肺镇咳之品。故本题选ADEH。

195.解析:"五脏六腑皆令人咳,非独肺也。"说明外邪犯肺和其他脏腑功能失调、内邪干肺均可导致咳嗽。咳嗽不只限于肺,也不离乎肺,根据咳嗽的症状,将其划分为五脏之咳:肺咳、肝咳、心咳、脾咳、肾咳;六腑之咳:胃咳、大肠咳、小肠咳、胆咳、膀胱咳、三焦咳。此说为咳嗽的辨证奠定了理论基础。故本题选ABCDEFGHIJ。

197.解析:痿证的病因病机如下。①感受温毒(温热毒邪内侵,或病后余邪未尽,低热不解,或温病高热持续不退)。②湿热浸淫(久处湿地或冒雨涉水,感受外来湿邪)。③饮食毒物所伤(素体脾胃虚弱,或饮食不节,劳倦思虑过度,或久病致虚,或饮食不节,过食肥甘,嗜酒辛辣,服用或接触毒性药物)。④久病房劳。⑤跌仆瘀阻。故本题选ABCDEFGHIJ。

198.解析:足三里为强壮保健要穴,属于四总穴之一、合穴、胃下合穴。主治:①胃痛、呕吐、噎膈、腹胀、腹泻、痢疾、便秘等胃肠病证。②下肢痿痹。③癫狂等神志病。④乳痈、肠痈等外科疾患。⑤虚劳诸证。故本题选BCDEFIJ。

199.解析:施灸时应先灸阳经,后灸阴经;先灸上部,再灸下部;就壮数而言,先灸少而后灸多;就大小而言,先灸艾炷小者而后灸大者。上述施灸的顺序是指一般的规律,不能拘泥不变。如脱肛的灸治,则应先灸长强以收肛,后灸百会以举陷,便是先灸下而后灸上。此外,施灸应注意在通风环境中进行。面部穴位、乳头、大血管等处均不宜使用直接灸,以免烫伤形成瘢痕。关节活动部位亦不适宜用化脓灸,以免脓溃破,不易愈合,甚至影响功能活动。一般空腹、过饱、极度疲劳和对灸法恐惧者,应慎施灸。孕妇的腹部和腰骶部不宜施灸。施灸过程要防止燃烧的艾绒脱落烧伤皮肤和衣物。故本题选BEFGIJ。

200.解析:手阳明大肠经的穴位有商阳、二间、三间、合谷、阳溪、偏历、手三里、曲池、肘髎、臂臑、肩髃、扶突、口禾髎、迎香等。故本题选BEGHI。

201.解析:曲池在肘区,在尺泽与肱骨外上髁连线中点凹陷处。髀关在股前区,股直肌近端、缝匠肌与阔筋膜张肌3条肌肉之间凹陷中。悬钟在小腿外侧,外踝尖上3寸,腓骨前缘。阳陵泉在小腿外侧,腓骨头前下方凹陷中。阴陵泉在小腿内侧,胫骨内侧髁下缘与胫骨内侧缘之间的凹陷中。足三里在小腿外侧,犊鼻下3寸,胫骨前嵴外一横指处,犊鼻与解溪连线上。尺泽在肘区,肘横纹上,肱二头肌腱桡侧缘凹陷中。三阴交在小腿内侧,内踝尖上3寸,胫骨内侧缘后际。中极在下腹部,脐中下4寸,前正中线上。肩髃在三角肌区,肩峰外侧缘前端与肱骨大结节两骨间凹陷中。故本题选ADFIJ。

202.解析:腰痛的发生常与感受外邪、跌仆损伤、年老体衰、劳欲过度等因素有关。腰为肾之府,肾经贯脊属肾,膀胱经夹脊络肾,督脉并于脊里,故本病与肾及足太阳膀胱经、督脉等关系密切。基本病机是经络气血阻滞,或精血亏虚,经络失于温煦、濡养。内伤多责之禀赋不足,肾亏腰府失养;外感为风、寒、湿、热诸外痹阻经脉,或劳力扭伤,气滞血瘀,经脉不通而致腰痛。故本题选ACDEF。

203.解析:根据患者右腰疼痛不能弯腰、行动受影响已半年,可诊断为腰痛。刺痛是瘀血致痛的特点,常表现为部位比较固定,疼痛拒按,夜间尤甚;多是瘀血阻滞,血行不畅所致。根据该患者表现,可辨证为瘀血型腰痛。故本题选E。

204.解析:该患者辨证为瘀血型腰痛。针灸治疗宜舒筋通络,行气活血,通经止痛。以局部阿是穴及足太阳经穴为主。主穴选肾俞、大肠俞、阿是穴、委中。故本题选BD。

205.解析:该患者辨为瘀血型腰痛,主穴选肾俞、大肠俞、阿是穴、委中。配穴:督脉证配命门、后溪;足太阳经证配昆仑。寒湿腰痛配腰阳关;瘀血腰痛配膈俞;肾虚腰痛配志室、太溪。腰骶疼痛配次髎、腰俞;腰眼部疼痛明显配腰眼。故本题选E。

206.解析:腰痛的其他疗法如下。①耳针法:取患侧腰骶椎、肾、神门。每次选用2~3穴,毫针刺法,或埋针法、压丸法。②拔罐法:取肾俞、大肠俞、局部阿是穴,每周1~2次。③皮肤针法:腰部疼痛部位,皮肤针叩刺出血,加拔火罐,适用于寒湿腰痛和瘀血腰痛。④针刀疗法:腰部痛点,行针刀治疗,每周1次。适用于第三腰椎横突综合征。⑤穴位注射法:腰部痛点,地塞米松5mL和利多卡因2mL混合液,消毒后刺入痛点,无回血后推药液,每点注射0.5~1mL。故本题选ABDE。

207. 解析:伴食欲亢进、乏力者,有心慌、怕热、多汗、便多时,考虑甲状腺功能亢进症的可能。肺结核常有低热、盗汗、乏力和消瘦等结核性全身中毒症状,干湿啰音常局限于上肺部。糖尿病的典型症状为多饮、多尿、多食、体重减轻等。贫血最常见的全身症状为乏力,重度贫血时无论何种状态均可出现心悸和心率加快,且贫血越重,症状越明显,长期贫血可导致贫血性心脏病。该患者表现符合甲状腺功能亢进症的特点。故本题选 E。

208. 解析:甲状腺功能亢进症的症状主要有易激动、烦躁失眠、心悸、乏力、怕热、多汗、消瘦、食欲亢进、大便次数增多或腹泻、女性月经稀少。可伴发周期性瘫痪和近端肌肉进行性无力、萎缩,后者称为甲亢性肌病,以肩胛带和骨盆带肌群受累为主。Graves 病有 1% 伴发重症肌无力。大多有甲状腺肿大。可有心率增快、心脏扩大、心力衰竭、心律失常、心房颤动、脉压增大、胫前黏液性水肿、突眼等。肝区肿大常见于肝病患者。故本题选 CEGHJ。

209. 解析:甲状腺功能亢进症的诊断主要内容如下。① 高代谢症状和体征。② 甲状腺肿大。③ 血清甲状腺激素水平增高、TSH 减低。血糖、尿糖检查有助于糖尿病的诊断,血常规有助于贫血的诊断。故本题选 DI。

210. 解析:抗甲状腺药物如下。① 硫脲类,包括丙硫氧嘧啶和甲硫氧嘧啶等。② 咪唑类,包括甲巯咪唑(他巴唑)和卡比马唑(甲亢平)等。叶酸和维生素 B_{12} 用于治疗巨幼细胞贫血,磺脲类药物为降糖药,异烟肼、利福平为抗结核药物,硝苯地平用于心绞痛、高血压,硫酸亚铁用于治疗缺铁性贫血。故本题选 BCG。

211. 解析:抗甲状腺药物的疗效较肯定,不导致永久性甲减,方便、经济、使用较安全。但治愈率低,停药后的复发率较高,可并发肝损害或粒细胞减少症。故用药前一般至少需要进行肝功能、血常规检查,治疗中、治疗后也需定期检查。故本题选 AH。

212. 解析:肩关节脱位多有明确外伤史,患者呈现患肢轻度外展位,以健侧手托住患侧前臂,头部向患侧倾斜。方肩畸形是肩关节前脱位的典型表现。特殊检查:搭肩试验(Dugas 征)及直尺试验为阳性。故本题选 D。

213. 解析:肩关节前脱位的复位手法如下。① 拔伸托入法:患者取坐位,术者站在患肩外侧,以双手拇指压其肩峰,其余四指由腋窝内托住肱骨干。第一助手站于患者健侧肩后,双手斜形环抱固定患者,第二助手一手握患侧肘部,一手握腕上部,外展外旋患肢,由轻而重地向前外下方做拔伸牵引。与此同时,术者插入腋窝的手将肱骨头向外上方钩托,第二助手逐渐将患肢向内收、内旋,直至肱骨头有回纳感觉,复位即告完成。② 手牵足蹬法:患者仰卧于床上,术者立于患侧。当有入臼声时,复位即告成功。③ 椅背复位法:是应用椅背作为杠杆支点整复肩关节脱位的方法,适用于肌力较弱的肩关节脱位者。④ 悬吊复位法:适用于年老体弱患者。故本题选 BCDF。

214. 解析:检查 Dugas 征时,让患者取坐位或站立位,屈肘,将手搭于对侧肩部,且肘部能贴近胸壁为正常,如不能完成上述动作或仅能完成两动作之一者为阳性,提示可能有肩关节脱位。患者诊断为肩关节前脱位,若手法复位后 Dugas 征仍是阳性,则提示肩关节复位失败,仍处于脱位状态。故本题选 E。

215. 解析:患者元气不足,故神疲乏力,形体虚弱;脾主运化水谷,脾气虚弱,运化无力,水谷不化,故纳差食少;脾失健运,气血生化不足,肢体、肌肉、颜面、舌失于充养,故肌肉酸软,面色萎黄;舌质淡,苔薄白,脉细弱等为气血两虚的典型舌脉表现。综上,可辨证为气血两虚证,治宜补气养血。故本题选 A。

216. 解析:患者辨证为气血两虚证,治宜补气养血。八珍汤是由四君子汤(人参、白术、茯苓、甘草)和四物汤(熟地黄、当归、白芍、川芎)组合而成,是气血双补的代表方剂,适用于气血两虚证。十全大补汤是八珍汤加黄芪、肉桂,也有益气补血之功,主治气血两虚证。归脾汤主要用于治疗心脾气血两虚证,以及脾不统血所致的便血、崩漏、月经超前、量多色淡、淋漓不止等。补肾壮筋汤主要治疗损伤后期,肝肾亏虚,气血虚弱,筋骨痿软无力者。阳和汤主要用于治疗阴疽。当归四逆汤主要用于治疗血虚寒厥证。左归丸主要用于治疗肾阴亏损较重者。肾气丸主要治疗肾阳虚。故本题选 AH。

模拟试卷(二)答案与解析

1. B	2. D	3. A	4. C	5. E	6. A	7. E	8. C	9. E	10. D
11. C	12. E	13. D	14. E	15. E	16. D	17. A	18. A	19. C	20. B
21. A	22. B	23. A	24. B	25. C	26. A	27. C	28. B	29. B	30. C
31. E	32. C	33. A	34. C	35. A	36. C	37. E	38. B	39. A	40. D
41. A	42. D	43. E	44. A	45. B	46. B	47. B	48. C	49. D	50. A
51. B	52. E	53. B	54. C	55. C	56. C	57. D	58. D	59. D	60. E
61. B	62. A	63. B	64. A	65. D	66. A	67. B	68. E	69. D	70. B
71. E	72. E	73. C	74. E	75. C	76. C	77. D	78. A	79. C	80. C
81. C	82. D	83. A	84. C	85. B	86. A	87. C	88. D	89. E	90. E
91. C	92. B	93. D	94. D	95. A	96. D	97. A	98. E	99. C	100. D
101. A	102. C	103. C	104. B	105. D	106. C	107. B	108. D	109. A	110. A
111. D	112. C	113. A	114. A	115. D	116. D	117. C	118. A	119. B	120. B
121. E	122. A	123. A	124. B	125. D	126. A	127. C	128. C	129. D	130. A
131. A	132. A	133. B	134. B	135. B	136. B	137. B	138. D	139. D	140. D
141. C	142. E	143. B	144. B	145. E	146. C	147. E	148. C	149. D	150. D
151. B	152. C	153. E	154. D	155. C	156. A	157. B	158. A	159. E	160. D
161. C	162. A	163. B	164. A	165. C	166. A	167. D	168. A	169. E	170. C
171. D	172. C	173. D	174. E	175. D	176. D	177. D	178. C	179. E	180. A
181. B	182. A	183. B	184. C	185. B	186. E	187. C	188. C	189. A	190. B
191. D		192. C		193. ABCDE		194. AB		195. AB	
196. E		197. ABDEGH		198. BDFIJ		199. ABCDG		200. ABCDEFGHI	
201. AEFG		202. B		203. C		204. B		205. ABCEH	
206. BDEH		207. A		208. AF		209. B		210. CFGH	
211. ABCDEF		212. D		213. B		214. AF		215. BF	
216. E									

1.解析:医疗机构的医务人员违反《献血法》规定,将不符合国家规定标准的血液用于患者,由县级以上地方人民政府卫生行政部门责令改正;给患者健康造成损害的,应当依法赔偿;对直接负责的主管人员和其他直接责任人员,依法给予行政处分;构成犯罪的,依法追究刑事责任。故本题选B。

3.解析:医疗机构发现甲类传染病时,应当及时采取下列措施。①对患者、病原携带者,予以隔离治疗,隔离期限根据医学检查结果确定。②对疑似患者,确诊前在指定场所单独隔离治疗。③对医疗机构内的患者、病原携带者、疑似患者的密切接触者,在指定场所进行医学观察和采取其他必要的预防措施。故本题选A。

5.解析:《医师法》规定,国家实行医师资格考试制度。参加执业医师资格考试的条件:①具有高等学校相关医学专业本科以上学历,在执业医师指导下,在医疗卫生机构中参加医学专业工作实践满1年。②具有高等学校相关医学专业专科学历,取得执业助理医师执业证书后,在医疗卫生机构中执业满2年。故本题选E。

7.解析:患者老年男性,突发言语不清、意识丧失和短暂性肢体抽搐,血压增高,脑膜刺激征阳性,提示为蛛网膜下腔出血。CT检查为诊断蛛网膜下腔出血的首选方法。安全性高,敏感性出血24小时内高达90%以上。CT显示大脑外侧裂池、前纵裂池、鞍上池,以及桥小脑角池、环池和后纵裂池高密度出血征象,并可确定有无脑内出血或脑室出血。故本题选E。

8.解析:根据患者表现可知病原体为肺炎链球菌。肺炎链球菌肺炎见寒战、高热、咳嗽、咳痰、胸痛、呼吸困难,急性热病面容,呼吸浅速,面颊绯红、皮肤灼热,部分患者有鼻翼扇动、口唇单纯疱疹等。典型患者有肺实变体征,包括患侧呼吸运动减弱、触觉语颤增强、叩诊呈浊音、听诊呼吸音低或消失,并可出现支气管呼吸音。消散期可闻及湿啰音。肺炎支原体肺炎多见于儿童及青少年,秋季多发,主要表现为发热、咳嗽、头痛、咽痛、乏力、腹泻等。咳嗽多为阵发性,咳少量黏液痰,肺部体征相对较轻。葡萄球菌肺炎患者多有呼吸道慢性病或糖尿病、血液病、艾滋病、肝病、营养不良等基础病,也表现为急性起病,寒战、高热、咳嗽、胸痛,但非稽留热型,痰液为脓性痰甚至脓血痰,毒血症表现更为明显,全身肌肉、关节酸痛,精神萎靡。故本题选C。

11.解析:血糖是诊断的主要依据,也是长期监控病情和判断疗效的主要指标。尿糖为诊断的重要线索,但非诊断依据。当血糖高于正常范围而又未达到糖尿病诊断标准时,可做口服葡萄糖耐量试验(OGTT)。须在清晨空腹做OGTT。OGTT是临床诊断糖尿病最常见的检查手段。故本题选C。

14.解析:根据患者表现诊断为颤证之阳气虚衰证,治法为补肾助阳,温煦筋脉,首选地黄饮子加减。益气养血,濡养筋脉为气血亏虚证的治法。填精补髓,育阴息风为髓海不足证的治法。清热化痰,平肝息风为痰热风动证的治法。镇肝息风,舒筋止颤为风阳风动证的治法。故本题选E。

16.解析:根据患者辨证诊断为痿证之肺热津伤证,治法为清热润燥,养阴生津,首选清燥救肺汤加减。参苓白术散主治脾胃虚弱证,二妙丸主治湿热浸淫证。故本题选D。

17.解析:消化性溃疡穿孔见突发上腹部持续性剧烈疼痛,并迅速弥漫全腹,伴休克表现,查体腹部压痛、反跳痛,呈板状腹,肝浊音界缩小或消失,肠鸣音减弱或消失,外周血白细胞及中性粒细胞增高,腹部X线透视见膈下游离气体影,是诊断穿孔的重要依据。电子胃镜普及后,X线钡餐检查临床应用有明显减少的趋势,但也是诊断消化性溃疡的有效方法。直接征象为龛影,对溃疡的诊断有确诊意义。故本题选A。

18.解析:根据患者表现诊断为胃癌之痰湿中阻证,治法为燥湿健脾,化痰理气,首选二陈平胃汤加减。温化痰饮,和胃降逆为呕吐之痰饮中阻证的治法。导滞通便,理气化痰为聚证之食滞痰阻证的治法。故本题选A。

20.解析:根据患者表现诊断为蝶疮流注之热毒血瘀证,治法为凉血解毒,祛瘀消斑,首选犀角地黄汤合清瘟败毒饮加减。知柏地黄丸主治肝肾阴虚证,当归补血汤合增液汤主治气血亏虚证,蠲痹汤主治风湿痹阻证。故本题选B。

21. 解析：根据患者表现诊断为便秘之冷秘，治法为温里散寒，通便止痛，首选温脾汤合半硫丸加减。济川煎主治阳虚秘。六磨汤主治气秘。麻子仁丸主治热秘。润肠丸主治血虚秘。故本题选A。

22. 解析：根据患者表现诊断为系统性红斑狼疮。系统性红斑狼疮见颊部红斑、盘状红斑、光过敏、口腔溃疡、关节炎、浆膜炎等，血常规检查可有贫血、白细胞减少和(或)血小板减少；尿常规检查可有蛋白、红细胞和各种管型。血沉在活动期常增快。类风湿关节炎见晨僵，关节痛与压痛，关节肿胀，关节畸形等表现。原发性干燥综合征主要表现为口、眼干燥和腮腺肿大，可有多器官多系统损害，受累器官组织中有大量淋巴细胞浸润，血清中含有以抗SSA/SSB抗体为主的多种自身抗体。白塞综合征(BS)又称为白塞病，是一种以血管炎为基本病理表现的慢性、复发性、全身性疾病，以反复发作的口腔和生殖器溃疡、眼炎及皮肤损害为主要临床特征，并可累及关节、血管、消化道、神经等全身多个系统。原发免疫性血小板减少症见广泛出血累及皮肤、黏膜及内脏，多次检查血小板计数减少，脾不肿大或轻度肿大，骨髓巨核细胞数增多或正常，成熟障碍。故本题选B。

25. 解析：根据患者表现诊断为淋证之石淋证。治法为清热利湿，排石通淋，首选石韦散加减。鹿茸补涩丸主治尿浊之肾阳虚证，八正散主治淋证之热淋证，无比山药丸主治淋证之劳淋证，补中益气汤主治尿浊之脾虚气陷证。故本题选C。

26. 解析：根据患者表现诊断为癃闭之肺热壅盛证。治法为清泄肺热，通利水道，首选清肺饮加减。清热利湿，通利小便为膀胱湿热证的治法。理气解郁，通利小便为肝郁气滞证的治法。行瘀散结，通利水道为浊瘀阻塞证的治法。升清降浊，化气利水为脾气不升证的治法。故本题选A。

27. 解析：患者因大怒诱发呕血，吐血色红，诊断为吐血；平素性情急躁，肝火横逆，胃络损伤，故见口苦咽干、胸胁疼痛、心烦易怒、舌质红绛、脉弦数，辨证为肝火犯胃证，治法为泻肝清胃，凉血止血，首选龙胆泻肝汤加减。泻心汤合十灰散主治吐血之胃热壅盛证。玉女煎主治鼻衄之胃热炽盛证。故本题选C。

28. 解析：患者头痛经久不愈，痛处固定不移，刺痛，可诊断为瘀血头痛，治法为活血化瘀，通窍止痛，首选通窍活血汤加减。大补元煎主治瘀血头痛，芎芷石膏汤主治风热头痛，川芎茶调散主治风寒头痛，天麻钩藤饮主治肝阳头痛。故本题选B。

29. 解析：根据患者表现诊断为郁证之肝气郁结证，治法为疏肝解郁，理气和中。健脾养心，益气补血为心脾两虚证的治法。甘润缓急，养心安神为心神失养证的治法。疏肝解郁，清肝泻火为气郁化火证的治法。行气开郁，化痰散结为痰气郁结证的治法。故本题选B。

30. 解析：患者胃脘疼痛，食少，便血，逐渐消瘦，诊断为胃癌。胃阴不足，虚热内生，胃失濡润，气失和降，则胃脘灼热，嘈杂疼痛；胃中虚热扰动则饥，然胃虚失于和降，故不欲食；胃阴亏虚，阴津不能上滋，则口干咽燥；阴津不能下润，则大便干燥；机体无水谷精微滋养，故形体消瘦；舌红少苔乏津，脉细数为阴虚内热之象征，辨证为胃阴虚证。故本题选C。

31. 解析：根据患者表现诊断为黄疸(阴黄)之寒湿阻遏证。治法为温中化湿，健脾和胃，首选茵陈术附汤加减。甘露消毒丹、茵陈五苓散主治湿重于热证，茵陈蒿汤主治热重于湿证。故本题选E。

33. 解析：根据患者表现诊断为消渴(下消)之阴阳两虚证，治法为滋阴温阳，补肾固涩，首选金匮肾气丸加减。六味地黄丸主治肾阴亏虚证。消渴方主治肺热津伤证。故本题选A。

34. 解析：根据患者小便不通，可辨病为癃闭。患者与同事吵架后气机不畅，肝失疏泄，则可见情志抑郁，胁腹胀满；舌红，苔薄黄，脉弦也是肝郁之象，故可辨证为肝郁气滞证。证机概要：肝气失于疏泄，三焦气机失宣，膀胱气化不利。故本题选C。

36. 解析：Ⅰ度烧伤(红斑性烧伤)，仅伤及表皮(角质层)，生发层健在，再生能力强。表面呈红斑状，干燥无渗出，有烧灼感，3～7天痊愈，短期内可有色素沉着。浅Ⅱ度烧伤(水疱性烧伤)，伤及表皮的生发层、真皮乳头层。局部红肿明显，有薄壁大水疱形成,内含淡黄色澄清液体,水疱皮如被剥脱,可见创面红润、潮湿,疼痛明显。如不发生感染,1~2周内愈合,一般不留瘢痕,多数有色素沉着。深Ⅱ度烧伤(水疱性烧伤):伤及皮肤的真皮深层,深浅不尽一致,尚残留皮肤附件,也可有水疱,但去疱皮后创面微湿,红白相间,痛觉较迟钝。如不发生感染,3~4周可愈合,常有瘢痕形成。Ⅲ度烧伤(焦痂性烧伤),为全层皮肤烧伤,甚至达到皮下、肌肉或骨骼。创面无水疱,呈蜡白或焦黄色,甚至炭化,痛觉消失,局部温度低,皮层凝固性坏死后形成焦痂,触之如皮革,痂下可见树枝状栓塞的血管。一般均需植皮才能愈合,愈合后有瘢痕,常形成畸形,甚则难以自愈。根据患者表现诊断为浅Ⅱ度烧伤。故本题选C。

38.解析:患者妊娠期间阴道少量出血,诊断为胎动不安。血色深红,质稠,腰酸,口苦咽干,溲黄便结,舌红,苔黄,脉滑数辨证为血热(实热)证。治法为清热凉血,固冲止血,首选阿胶汤(《医宗金鉴》)去当归、川芎。益气养血,固冲安胎为气血虚弱证的治法。活血化瘀,补肾安胎为血瘀证的治法。故本题选B。

39.解析:根据患者表现诊断为急性湿疮。急性湿疮皮疹呈多形性,如潮红、丘疹、水疱、糜烂、渗出、痂皮、脱屑,常数种形态同时存在。起病急,自觉灼热,剧烈瘙痒。皮疹常对称分布,以头、面、四肢远端、阴囊等处多见,可泛发全身。瘾疹的特征为身体瘙痒,搔之出现红斑隆起,形如豆瓣,堆累成片,发无定处,忽隐忽现,退后不留痕迹。黄水疮皮损主要表现为红斑、浅在性脓疱和脓痂,有接触传染和自体接种的特性,常在托儿所、幼儿园或家庭中传播流行。热疮皮损为成群的水疱,有的互相融合,多在1周后痊愈,易于复发。多见于高热患者的发病过程中,如感冒、猩红热、疟疾等。好发于口唇、鼻孔周围、面颊、外阴等皮肤黏膜交界处。蛇串疮皮肤上出现红斑、水疱或丘疱疹,累累如串珠,排列成带状,沿侧周围神经分布区出现,局部刺痛或伴臖核肿大。故本题选A。

40.解析:根据题干信息,该患者辨病辨证为肛漏阴液亏损证。由于肺、脾、肾阴液亏损,邪乘下

位,郁久肉腐成脓,溃破成漏。低热盗汗,心烦口干,舌红少苔,脉细数也是阴虚生热之象。治宜养阴清热,方选青蒿鳖甲汤加减。故本题选D。

43.解析:根据患者表现诊断为注意力缺陷多动障碍之痰火内扰证,治法为清热泻火,化痰宁心,首选黄连温胆汤加减。缓肝理脾汤主治抽动障碍之脾虚肝旺证。故本题选E。

44.解析:根据患儿表现,可辨病辨证为疰腮变证——毒窜睾腹证,病在少阳、厥阴二经。治宜清肝泻火,活血止痛,方选龙胆泻肝汤加减。故本题选A。

46.解析:根据患者表现诊断为不寐之心肾不交证。主穴为百会、神门、三阴交、照海、申脉、安眠。心肾不交配心俞、肾俞、太溪。肝火扰心配太冲、行间、侠溪。心脾两虚配心俞、脾俞、足三里。故本题选B。

48.解析:患者头痛以前头部为主,诊断为阳明头痛。疼痛阵作,痛如锥刺,辨证为瘀血头痛。治法为调和气血,通络止痛。以局部穴位为主,配合循经远端取穴。主穴为头维、印堂、阳白、阿是穴、合谷、内庭。外感头痛配风府、列缺,肝阳头痛配行间、太溪,血虚头痛配三阴交、足三里,痰浊头痛配丰隆、中脘,瘀血头痛配血海、膈俞。故本题选C。

49.解析:根据患者表现诊断为胃痛之脾胃虚寒证。主穴为中脘、足三里、内关、公孙。配穴:脾胃虚寒配脾俞、关元;寒邪犯胃配梁丘、胃俞;饮食伤胃配下脘、梁门;肝气犯胃配太冲、期门;胃阴不足配胃俞、内庭。故本题选D。

53.解析:骨筋膜室综合征最常发生于小腿和前臂掌侧,是由于骨筋膜室内压力增高所致。临床表现:疼痛;患侧指(趾)呈屈曲状态,肌力减弱;患侧皮肤略红,温度稍高,肿胀,有严重压痛,触诊可感到室内张力增高,远处脉搏和毛细血管充盈时间正常。若不及时处理可发展为缺血性肌挛缩。患者胫腓骨骨折,石膏固定后出现胀痛,持续加重,应立即拆除石膏,恢复血运,必要时行筋膜切开减压术。故本题选B。

54.解析:患者为老年女性,肱骨外科颈骨折属于长骨干骨折,对位2/3,即使有嵌入可首选手法复

位、外固定方法治疗。故本题选C。

55.解析:《四总穴歌》云:"肚腹三里留,腰背委中求,头项寻列缺,面口合谷收。"患者腰痛,循经取穴应首选委中。委中主治:①腰背痛、下肢痿痹等腰及下肢病证。②腹痛、急性吐泻等急症。③瘾疹,丹毒。④小便不利,遗尿。肾俞主治:①头晕、耳鸣、耳聋、腰酸痛等肾虚病证。②遗尿、遗精、阳痿、早泄不育等泌尿生殖系统疾患。③月经不调、带下、不孕等妇科病证。④消渴。命门主治:①腰脊强痛,下肢痿痹。②月经不调、赤白带下、痛经、经闭、不孕等妇科病证。③遗精、阳痿、精冷不育、小便频数等男子肾阳不足病证。④小腹冷痛腹泻。腰阳关主治:①腰骶疼痛,下肢痿痹。②月经不调、赤白带下等妇科病证。③遗精、阳痿等男科病证。膏肓主治:①咳嗽、气喘、肺痨等肺系虚损病证。②健忘、遗精、盗汗、羸瘦等虚劳诸证。③肩胛痛。故本题选C。

56.解析:根据头痛昏蒙,脘腹痞满,呕吐痰涎,苔白腻,脉滑,患者可辨病为痰浊头痛。头痛针灸治疗的配穴:外感头痛配风府、列缺;肝阳头痛配行间、太溪;血虚头痛配三阴交、足三里;痰浊头痛配丰隆、中脘;瘀血头痛配血海、膈俞。故本题选C。

57.解析:患者右上肢神经根性痛,颈肩部压痛,神经牵拉试验(Eaton征)及压头试验(Spurling征)阳性,有明确的神经定位体征(下臂丛,C_8~T_1),故首先考虑诊断神经根型颈椎病。脊髓型表现为侧束、锥体束损害症状;交感神经型表现为交感神经兴奋或抑制症状;椎动脉型表现为眩晕、头痛、视觉障碍、猝倒等椎-基底动脉供血不足的表现。故本题选D。

61.解析:根据患者每于月经中间有阴道少量出血、色红质黏稠等,可辨病为经间期出血。湿邪阻于冲任、胞络之间,蕴蒸生热,得经间期重阴转阳,阳气内动,引动内蕴之湿热,而扰动冲任血海,影响封藏,而见阴道流血;湿热与血搏结,故血色深红、质黏稠;湿热困脾,故纳呆食少,神疲乏力;湿邪下注,故小便短赤。舌红,苔黄腻,脉滑数,均为湿热之征。故患者辨证为湿热证。治法:清利湿热,固冲止血。方药:清肝止淋汤去阿胶、红枣,加小

蓟、茯苓。故本题选B。

62.解析:根据患者表现诊断为耳疮。耳疮症见耳内灼热疼痛,少许流脓,或耳内发痒、疼痛反复发作。检查兼耳屏压痛,耳郭牵拉痛,外耳道弥漫性红肿,可有少量分泌物。反复发作者,则见外耳道皮肤潮红、增厚、皲裂、脱屑,甚至外耳道狭窄。耳疖症见耳痛剧烈,张口、咀嚼时加重,严重者牵引同侧头痛,全身可有发热、恶寒等症。检查见耳屏压痛,耳郭牵拉痛,外耳道壁局限性红肿,隆起如椒目状,肿甚者可堵塞外耳道。脓肿溃破后外耳道可见脓血。旋耳疮症见外耳道、耳郭或耳周皮肤瘙痒、灼热、渗液、脱屑等。检查可见外耳道、外耳道口、耳郭或耳周皮肤潮红、水疱、糜烂、渗液,干后结痂,或见外耳皮肤粗糙、结痂、脱屑、皲裂、增厚、表面粗糙不平,甚则外耳道狭窄。故本题选A。

64.解析:骨关节炎好发于中老年人,常表现为关节疼痛,休息时好转,活动后加重,晚期可导致关节畸形。X线片可见非对称性关节间隙变窄,软骨下骨硬化,关节边缘增生,骨赘形成。痛风关节炎常表现为单侧第一跖趾关节剧痛,可于2周内自行缓解。化脓性关节炎常表现为寒战高热,局部关节红肿疼痛,全身中毒症状严重。骨关节结核常表现为低热盗汗、关节肿胀、活动障碍,X线片示骨质破坏,关节间隙狭窄。风湿性关节炎常表现为游走性多关节炎,以膝、踝、肘、腕等大关节为主。根据题干,本例最可能为骨关节炎。故本题选A。

85.解析:根据患者表现诊断为肉瘿。肉瘿临床特点是颈前结喉一侧或两侧结块,柔韧而圆,如肉之团,随吞咽动作而上下移动,发展缓慢。好发于中青年女性。气瘿临床特点是女性多见,好发于高原、山区等缺碘地区;颈前结喉两侧弥漫性肿大,伴有结节,质地不硬,皮色如常,生长缓慢。颈痈临床特点是多见于儿童,冬春易发,初起时局部肿胀、灼热、疼痛而皮色不变,结块边界清楚,具有明显的风温外感症状。瘿痈临床特点为结喉处结块、肿胀疼痛,伴有发热,起病急骤。锁喉痈急性发病,颈部红肿绕喉,甚则呼吸困难,汤水难下,全身症状较危重。故本题选B。

86.解析:肉瘿气滞痰凝证的治法为理气解郁,

化痰软坚。疏风清热,化痰散结为瘿痈风热痰凝证的治法。益气养阴,软坚散结为肉瘿气阴两虚证的治法。散风清热,化痰消肿为颈痈风热痰毒证的治法。散风清热,化痰解毒为锁喉痈痰热蕴结证的治法。故本题选A。

87.解析:治疗肉瘿之气滞痰凝证,首选逍遥散合海藻玉壶汤加减。普济消毒饮主治锁喉痈之痰热蕴结证。四海舒郁丸主治气瘿之肝郁痰凝证。牛蒡解肌汤主治瘰疬之风热痰壅证,亦主治颈痈之风热痰毒证。柴胡清肝饮主治瘰疬之肝郁内热证。故本题选C。

88.解析:内痔主要表现为出血和脱出。内痔早期无痔核脱出,多表现为便后滴鲜血。随病情进展,出现痔核脱出,可自行回纳;晚期痔核脱出后不能自行回纳。直肠癌不会出现肿块脱出后自行回缩。混合痔多为晚期痔,脱出的痔核不会自行回纳。外痔的痔核位于齿状线以下,不会自行回缩。直肠脱垂常表现为肿物自肛门脱出,无出血。根据题干,本例最可能为内痔。故本题选D。

89.解析:该患者辨病为内痔。本病的发生多与风、湿、瘀及气虚有关,加之脏腑本虚,风燥湿热下迫,瘀阻魄门,瘀血浊气结滞不散,筋脉横解,导致脏腑功能失调而成痔。病因有风伤肠络、湿热下注、气滞血瘀、脾虚气陷。阴虚毒恋为肛痈的病因病机之一。故本题选E。

90.解析:内痔好发于截石位的3、7、11点处,又称为母痔区。故本题选E。

94.解析:根据患儿表现诊断为病毒性心肌炎。外感湿热邪毒从口鼻而入,蕴郁于肠胃,则恶心呕吐,腹痛泄泻;湿热内阻经络,则寒热起伏,全身肌肉酸痛,肢体乏力;邪毒由表入里,留而不去,内舍于心,则心悸胸闷;舌红,苔黄腻,脉结代为湿热侵心之象,辨证为湿热侵心证。故本题选D。

95.解析:病毒性心肌炎之湿热侵心证,治宜清热化湿,宁心通脉。益气养阴,宁心安神为气阴两虚证的治法。疏风清热,解毒护心为风热犯心证的治法。活血化瘀,祛痰化浊为痰瘀互结证的治法。益气回阳,救逆固脱为心阳虚衰证的治法。故本题选A。

96.解析:治疗病毒性心肌炎之湿热侵心证,首选中焦宣痹汤加减。生脉散主治气阴两虚证,瓜蒌薤白半夏汤合失笑散主治痰瘀互结证,参附龙牡救逆汤主治心阳虚衰证,银翘散主治风热犯心证。故本题选D。

97.解析:根据患儿发热,泄泻8次,大便水样等表现,可辨病为泄泻。湿热蕴结,下注大肠,传化失职,则泻下急迫,量多次频;湿热交蒸,壅遏气机,则气味秽臭;热重于湿,可见发热、口渴尿黄;舌质红、苔黄腻、脉滑数,均为湿热蕴结之征。故患儿可辨证为湿热泻。故本题选A。

98.解析:该患儿辨病辨证为泄泻湿热泻,治宜清肠泄热,化湿止泻,方选葛根芩连汤加减。故本题选E。

99.解析:小儿"脾常不足",脾胃功能未发育完善,水谷饮食物若得不到正常运化,则易患泄泻。小儿"肝常有余""心常有余",故外邪一旦侵袭,易于入里,化毒化火,犯肝而生风、犯心而生惊。小儿"肺常不足",故肺系疾病成为儿科发病率最高的一类疾病。小儿"肾常虚",故临床上小儿肾精失充、骨骼改变的疾病与此有关。故本题选C。

100.解析:患者反复胃脘疼痛3年,诊断为胃痛。脾胃虚寒,病属正虚,故胃痛隐隐,绵绵不休;寒得温而散,气得按而行,故喜温喜按;脾胃虚寒,故空腹痛甚;胃虚得食,则产热助正以抗邪,故得食痛减;脾主肌肉而健运四旁,中阳不振,健运无权,故神疲纳呆,四肢倦怠;脾虚生湿,下渗肠间,故大便溏薄;舌淡苔白,脉迟缓为虚寒之象,辨证为脾胃虚寒证。故本题选D。

101.解析:胃痛之脾胃虚寒证的治法为温中健脾,和胃止痛。清热化湿,理气和胃为湿热中阻证的治法。疏肝解郁,理气止痛为肝气犯胃证的治法。温胃散寒,行气止痛为寒邪客胃证的治法。消食导滞,和中止痛为宿食积滞证的治法。故本题选A。

102.解析:治疗胃痛之脾胃虚寒证首选黄芪建中汤加减。柴胡疏肝散主治肝气犯胃证,良附丸主治寒邪客胃证,清中汤主治湿热中阻证,芍药甘草汤主治胃阴不足证。故本题选C。

模拟试卷（二）答案与解析

103. 解析：患者恣食生冷，月经延后10余天，连续3个周期，诊断为月经后期。寒凝血脉瘀阻，则月经量少，色暗有块，小腹冷痛拒按，得热痛减，畏寒肢冷，面色青白；舌质暗，苔白，脉沉紧为寒凝之象，故辨证为寒凝证。故本题选C。

104. 解析：月经后期的治法为益气和血，调畅冲任，以任脉、足太阴经穴为主。主穴为气海、三阴交、归来。A项为月经先期的主穴，C项为月经先后无定期的主穴，D项为痛经实证的主穴，E项为绝经前后诸证的主穴。故本题选B。

105. 解析：月经后期实寒证配天枢、神阙、子宫，虚寒证配命门、关元。月经先后无定期脾虚配脾俞、足三里，肾虚配肾俞、太溪。月经先期气虚证配足三里、气海、脾俞。故本题选D。

109. 解析：65岁男性患者，无外伤史，主要表现为髋关节慢性疼痛，X线片显示股骨头弧形透明带（为坏死后钙化所致），最可能为股骨头缺血性坏死。髋关节结核常见低热、盗汗等结核中毒症状，X线片显示局限性骨质疏松、关节间隙狭窄。类风湿关节炎常累及手足等小关节，很少累及髋关节，类风湿因子常阳性。强直性脊柱炎常累及骶髂关节，X线片早期表现为骶髂关节骨质疏松、间隙增宽，晚期表现为典型的"竹节样脊柱"。髋关节骨关节炎常表现为局部肿痛，关节积液，X线片显示关节间隙变窄，关节边缘有骨赘形成。故本题选A。

110. 解析：股骨头缺血性坏死早期最敏感的辅助检查为MRI。B超对本病的诊断价值不大。关节液检查常用于急性化脓性关节炎的诊断。结核菌素试验常用于关节结核的诊断。CT扫描诊断早期股骨头缺血性坏死的敏感性不如MRI。故本题选A。

111. 解析：患者考虑为股骨头缺血性坏死，非手术治疗包括中药内服治疗、制动治疗、手法治疗、针灸治疗、其他疗法等，必要时可手术治疗。常规仍建议限制髋关节的负重，一般建议拄双拐行走，但不提倡坐轮椅。故本题选D。

112. 解析：患者耳中有胀感，耳鸣如潮，鸣声隆隆不断，按之不减，诊断为耳鸣、耳聋。肺卫受邪，卫气被遏，肌表失于温煦，故恶寒；卫气抗邪，故发热；舌红，苔薄，脉浮数，为风热犯表之象，辨证为外感风邪证。故本题选C。

113. 解析：耳鸣、耳聋实证的治法为疏风泻火，通络开窍，主穴为听会、翳风、中渚、侠溪。听宫、翳风、太溪、肾俞为耳鸣、耳聋虚证的主穴。故本题选A。

114. 解析：外感风邪配风池、外关；肝胆火盛配行间、丘墟。故本题选A。

115. 解析：根据患儿睡中遗尿，可辨病为遗尿。针灸治疗宜调理膀胱，温肾健脾。以任脉穴及膀胱的背俞穴、募穴为主。主穴为关元、中极、膀胱俞、肾俞、三阴交。故本题选D。

116. 解析：患儿辨病为遗尿。神疲乏力，面色苍白，肢凉怕冷，白天小便亦多，舌淡，苔薄白，脉沉细无力，为肾气不足。根据患儿表现，可辨证为肾气不足证。肾气不足配穴宜选命门、太溪。故本题选D。

117. 解析：患儿辨病辨证为遗尿肾气不足证，推拿疗法的手法为推、按、揉、擦等。治则：温肾固涩。处方：补肾经、推三关、揉外劳宫、按揉百会、揉丹田、按揉肾俞、擦腰骶部、按揉三阴交。故本题选C。

118. 解析：根据患者表现诊断为天行赤眼之热毒炽盛证。天行赤眼症见自觉目痛羞明，碜涩灼热，泪多眵稀；可有头痛发热、四肢酸痛等症。眼部检查：病初起胞睑红肿，白睛红赤，甚至红赤壅肿，睑内粟粒丛生，或有伪膜形成；继之白睛溢血呈点片状或弥漫状，黑睛生星翳，耳前或颌下可扪及肿核。酸碱伤目有酸碱化学物质入目病史，患眼灼热刺痛，畏光流泪，视力下降，查见白睛红赤或混赤、黑睛浑浊或坏死，伴黄液上冲。粟疮常见于学龄儿童及青少年，双眼患病。眼部无明显不适，或感痒涩不适，刺痛流泪。下睑内有形如粟米、色黄而软、排列整齐、大小均匀、境界清楚、半透明状颗粒，或伴睑内红赤。愈后睑内无瘢痕形成。火疳症见白睛里层起结节，呈小圆形隆起，或融合成环，色紫红，推之不动，压痛拒按。患眼疼痛、畏光、流泪。暴风客热起病急，双眼同时或先后发病。患眼碜涩痒痛，灼热流泪，眵多黏稠，白睛及睑内面红赤。故本题选A。

119.解析:天行赤眼之热毒炽盛证的治法为泻火解毒。疏风清热,兼以解毒为天行赤眼疠气犯目证的治法。清热疏风为暴风客热之热重于风证的治法。泻火解毒,凉血散结为火疳之火毒蕴结证的治法。清热解毒,凉血散瘀为酸碱伤目之热毒炽盛证的治法。故本题选B。

120.解析:治疗天行赤眼之热毒炽盛证,首选泻肺饮加减。还阴救苦汤主治火疳之火毒蕴结证。黄连解毒汤主治酸碱伤目之热毒炽盛证。驱风散热饮子主治天行赤眼之疠气犯目证。甘露消毒丹主治粟疮之湿热阻滞证。故本题选B。

124.解析:患者以突然昏仆,不省人事为主诉,故诊断为中风、中脏腑;四肢不温,痰涎壅盛,舌苔白腻,脉沉滑,为阴闭的表现,故诊断为中风阴闭证。故本题选B。

125.解析:痰浊瘀闭证的证候为突发神昏,不省人事、牙关紧闭、口噤不开,两手握固、肢体强痉、大小便闭、面白唇暗,静卧不烦、四肢不温、痰涎壅盛、舌质暗淡、苔白腻、脉沉滑或沉缓。该患者可辨病辨证为中风阴闭证(痰浊瘀闭证),治宜化痰息风,辛温开窍,方选涤痰汤合苏合香丸。故本题选D。

126.解析:中风的基本病机为阴阳失调,气血逆乱。病位于脑,与心、肝、脾、肾关系密切。气血不足或肝肾阴虚是致病之本,风、火、痰、瘀是发病之标,如遇到烦劳、恼怒、房事不节或醉酒饱食等诱因,阴阳严重失调,气血发生逆乱而致卒中。故本题选A。

132.解析:患者气粗息涌,喉间痰鸣如吼,胸高胁胀,呛咳阵作,诊断为哮病。痰热壅肺,肺失清肃,气逆于上,故气粗息涌,呛咳阵作;痰热交结,随气而逆,故喉间痰鸣如吼,咳痰色黄,黏浊稠厚,难以咳出;肺热蕴郁,胸中气机不利,故胸高胁胀;内热伤津,故口渴喜饮;里热蒸腾,迫津外泄,故汗出;阳盛则热,故面赤、身热;舌苔黄腻,质红,脉滑数均为痰热内蕴之象,辨证为热哮证。故本题选A。

133.解析:治疗哮病之热哮证,首选定喘汤加减。清金化痰汤主治咳嗽之痰热郁肺证,射干麻黄汤主治哮病之寒哮证,苏子降气汤主治肺胀之痰浊

壅肺证,桑白皮汤主治喘证之痰热郁肺证。故本题选B。

134.解析:若表寒外束,肺热内郁,加石膏配麻黄解表清里,排除A。肺热壅盛,痰吐稠黄,加海蛤壳、射干、知母、鱼腥草以清热化痰,B正确。海蛤壳苦寒,入肺经,能清肺热而化痰浊,用治痰热壅肺,咳喘痰稠色黄。射干苦寒降泄,能清泻肺火、降气祛痰以止咳平喘。知母主入肺经,苦寒能清肺热。鱼腥草寒能泄降,辛以散结,主归肺经,以清解肺热见长,又具消痈排脓之效。兼有大便秘结者,可用大黄、芒硝、全瓜蒌、枳实通腑以利肺,排除C。故本题选B。

135.解析:肺气壅实痰鸣息涌,不得平卧,加葶苈子、地龙泻肺平喘。葶苈子苦泄辛散,功专泻肺之实而下气定喘,尤善泻肺中水饮及痰火。地龙性寒降泄,长于清肺平喘,用治邪热壅肺,肺失肃降之喘息不止,喉中哮鸣有声者。寒哮痰涌气逆,不得平卧,酌加杏仁、苏子等化痰利气,排除B。故本题选E。

136.解析:病久热盛伤阴,故见上述症状,治当养阴清热化痰,加沙参、知母、天花粉。补肺益气为哮病之肺虚证的治法。养阴清热,润肺止咳为咳嗽之肺阴亏虚证的治法。补肾纳气为哮病之肾虚证的治法。清热化痰,宣肺平喘为喘证之痰热郁肺证的治法。故本题选B。

142.解析:患者小便量少,点滴而出3天,近半日突然小便点滴不通,诊断为癃闭。膀胱湿热,气机不利,故小便点滴不通,小腹胀满;湿热熏灼津液,故口苦口黏,口干不欲饮,大便不爽;舌红苔黄腻,脉数或濡数,乃湿热内蕴之象,辨证为膀胱湿热证。故本题选E。

143.解析:癃闭之膀胱湿热证的治法为清利湿热,通利小便,首选八正散加减。清肺饮主治肺热壅盛证,沉香散主治肝郁气滞证,代抵挡丸主治浊瘀阻塞证,春泽汤主治脾气不升证。故本题选B。

144.解析:题干所述症状为心经热盛所致,导赤散清心利水养阴,主治心经火热证。竹叶石膏汤清热生津,益气和胃,主治伤寒、温病、暑病余热未清,气阴两伤,胃气不和证。朱砂安神丸镇心安神,清

热养血,主治心火亢盛,阴血不足证。天王补心丹滋阴养血,补心安神,主治阴虚血少,神志不安证。知柏地黄丸滋阴降火,主治肝肾阴虚,虚火上炎证。故本题选B。

145.解析:如尿有砂石,排尿涩痛,加金钱草、海金沙。金钱草利尿通淋,善排结石,尤宜于治疗石淋。海金沙其性下降,善清小肠、膀胱湿热,尤善止尿道疼痛,为治诸淋涩痛之要药。如尿色深红,或夹有血块,加蒲黄、藕节。故本题选E。

146.解析:癃闭进一步恶化,可转变为关格。关格一般起病较缓慢,多有水肿、淋证、癃闭等病史。呕吐及小便不通为关格主症,但须先有小便不通,而后出现呕吐,方可诊断为关格。病程中可出现神疲乏力、腰膝酸痛、头晕、头痛,严重者伴喘促、抽搐,甚至谵妄、昏迷。痉证多突然起病,以项背强急、四肢抽搐,甚至角弓反张为其证候特征。厥证以突然昏倒、不省人事、四肢逆冷等为主要表现。故本题选C。

152.解析:根据患者表现诊断为精癃。精癃的诊断要点:多见于老年男性。逐渐出现进行性尿频,以夜间为明显,并伴排尿困难,尿线变细,严重时可尿闭或小便失禁。直肠指示精室肥大,表面光滑而无结节,边缘清楚,中等硬度而富弹性,中央沟变浅或消失。超声检查示前列腺大小测定较正常增大,膀胱残留尿大于60mL。精浊见小腹、会阴、睾丸部有胀痛不适感。轻度尿频,排尿或大便时尿道可有白色分泌物溢出。可伴有神疲乏力、头晕、腰酸痛、性欲减退、遗精、早泄、阳痿、不育等。以男性中青年为多见,常呈慢性经过,多反复发作。直肠指检,精室肿大有压痛,慢性者亦可缩小。前列腺液镜检,每高倍镜视野白细胞在10个以上或成堆,卵磷脂小体显著减少或消失。前列腺癌有早期发生骨骼与肺转移的特点。直肠指诊前列腺多不对称,表面不光滑,可触及不规则、无弹性的硬结。前列腺特异抗原(PSA)增高。故本题选C。

153.解析:气血阻滞,运行不畅,故小便不畅,点滴而下;气机运行不畅,不通则痛,则小腹急满胀痛;舌暗,苔白,脉涩均为气滞血瘀之象,辨证为气滞血瘀证。故本题选E。

154.解析:精癃之气滞血瘀证的治法为行气活血,通窍利尿。补脾益气,温肾利尿为精癃脾肾气虚证的治法。活血祛瘀,行气止痛为精浊气滞血瘀证的治法。滋阴补肾,通窍利尿为精癃肾阴亏虚证的治法。软坚散结,祛瘀化痰为前列腺癌痰瘀闭阻证的治法。故本题选D。

155.解析:治疗精癃之气滞血瘀证首选沉香散加减。膈下逐瘀汤主治前列腺癌痰瘀闭阻证,补中益气汤主治精癃脾肾气虚证,知柏地黄丸主治精癃肾阴亏虚证,复元活血汤主治精浊气滞血瘀证。故本题选C。

156.解析:气滞血瘀证伴血尿者,酌加大蓟、小蓟、三七。大蓟性寒,入血分能凉血止血,主治血热妄行之多种出血证。小蓟性寒凉,善清血分之热而凉血止血,凡血热妄行之吐血、衄血、便血、尿血、崩漏选用。三七味甘微苦,性温,入肝经血分,功善止血,又能祛瘀,有止血不留瘀,化瘀不伤正的特点,对人体内外各种出血,无论有无瘀滞均可应用,尤以有瘀滞者为宜,单味内服外用均有良效。其余选项无治疗血尿之功。故本题选A。

167.解析:根据患儿表现诊断为疳证之疳积证。初起面黄发疏,食欲欠佳,形体略瘦,大便不调,精神如常者,谓之疳气,属脾胃失和,病情轻浅之虚证、轻证;病情进展,见形体明显消瘦,肚腹膨隆,烦躁多啼,夜卧不宁,善食易饥或嗜食异物者,称为疳积,属脾虚夹积,病情较重之虚实夹杂证;若病程久延失治,而见形体极度消瘦,貌似老人,杳不思食,腹凹如舟,精神萎靡者,谓之干疳,属脾胃衰败、津液消亡之虚证重证。故本题选D。

168.解析:疳积证的治法为消积理脾,和中清热。调和脾胃,益气助运为疳气证的治法。健脾温阳,利水消肿为疳肿胀证的治法。补脾益气,养血活血为干疳证的治法。清心泻火,滋阴生津为口疳证的治法。故本题选A。

169.解析:治疗疳积证首选肥儿丸加减。资生健脾丸主治疳气证,八珍汤主治干疳证,泻心导赤散主治口疳证,防己黄芪汤主治疳肿胀证。故本题选E。

170.解析:腹胀明显者,加枳实。大便秘结者,加火麻仁、郁李仁。火麻仁甘平,质润多脂,能润肠通便,且又兼有滋养补虚作用。郁李仁质润多脂,润肠通便作用类似火麻仁而力较强,润中兼可行大肠之气滞。牵牛子、巴豆霜有毒,均为峻下逐水药,应排除。故本题选C。

171.解析:两目干涩,畏光羞明,眼角赤烂,白翳遮睛为眼疳证,治法为养血柔肝,滋阴明目,首选石斛夜光丸加减。龙胆泻肝汤主治肝胆实火上炎证,肝经湿热下注证。泻心导赤散主治口疮。都气丸主治肺肾两虚证。杞菊地黄丸主治肝肾阴虚证。故本题选D。

182.解析:根据患者症状可诊断为麻疹邪炽肺脾证(见形期)。脾主肌肉和四末,麻毒时邪由表入里,郁于肺脾,肺脾热炽,可见高热等症;正气与毒邪抗争,祛邪外泄,皮疹透发于全身,达于四末,疹点出齐,故见题干所述表现,此为见形期。初热期可见发热、咳嗽、喷嚏、流涕等肺胃卫证。收没期可见麻疹依次回退,热退咳减,精神转佳,胃纳渐增等。邪毒闭肺可见高热烦躁,咳嗽气促,鼻翼扇动,喉间痰鸣,疹点紫暗,甚则面色青灰,口唇紫绀。邪陷心肝可见高热不退,烦躁谵妄,皮肤疹点密集成片,色泽紫暗,甚则神昏、抽搐等。故本题选A。

183.解析:麻疹邪炽肺脾证(见形期)的治法为清热解毒,透疹达邪。辛凉透表,清宣肺卫为邪犯肺卫证(初热期)的治法。养阴益气,清解余邪为阴津耗伤证(收没期)的治法。清热解毒,宣肺开闭为邪毒闭肺证的治法。平肝息风,清心开窍为邪陷心肝证的治法。故本题选B。

184.解析:治疗麻疹邪炽肺脾证(见形期),治法为清热解毒,透疹达邪,首选清解透表汤。凉营清气汤主治丹痧毒炽气营证,宣毒发表汤主治麻疹邪犯肺卫证(初热期),透疹凉解汤主治风痧邪炽气营证,清胃解毒汤主治水痘邪炽气营证。故本题选C。

185.解析:麻疹典型皮疹自耳后发际及颈部开始,自上而下,蔓延全身,最后达于手足心。故本题选B。

186.解析:壮热不退,烦躁不安者,加石膏、知母;壮热不退,四肢抽搐者,加羚羊角、钩藤。羚羊角性寒,主入肝经,长于清肝热、息肝风、止痉搐,为治肝风内动,惊痫抽搐之要药。钩藤味甘性凉,入肝、心包二经,长于清心包之火、泻肝经之热,有息风止痉作用,为治肝风内动,惊痫抽搐之常用药,尤宜于热极生风,四肢抽搐及小儿高热惊厥等。故本题选E。

187.解析:患者夜寐不安2个月,诊断为不寐。心悸以心中急剧跳动、惊慌不安甚则不能自主为主症。癫证以精神抑郁、表情淡漠、沉默呆钝、语无伦次、静而少动为特征。脏躁以心烦不安、哭笑无常为主症,睡眠不安为兼症。郁证多表现为神情恍惚,多疑善虑,精神不振,失眠多梦等症。故本题选C。

188.解析:不寐的治法为调和阴阳,安神利眠。以督脉、手少阴、足太阴经穴及八脉交会穴为主。D项为郁证的治疗经穴。E项为心悸的治疗经穴。故本题选C。

189.解析:治疗不寐的主穴为百会、安眠、神门、三阴交、照海、申脉。B项为治疗郁证的主穴。C项为治疗心悸的主穴。故本题选A。

190.解析:根据患者表现辨证为心脾两虚证。心脾两虚配心俞、脾俞、足三里;肝火扰心配太冲、行间、侠溪;心肾不交配心俞、肾俞、太溪;脾胃不和配丰隆、中脘、足三里;心胆气虚配心俞、胆俞。故本题选B。

191.解析:根据患者表现辨证为心肾不交证,应配心俞、肾俞、太溪。头晕配风池、悬钟;噩梦多配厉兑、隐白;重症不寐配神庭、印堂、四神聪。故本题选D。

192.解析:根据患者腹痛、下痢脓血、里急后重,可诊断为痢疾。根据患者突发高热,下痢鲜紫脓血,腹痛剧烈等危重证候,可诊断为疫毒痢。故本题选C。

194.解析:痢疾初起之时,以实证、热证多见,宜清热化湿解毒;久痢虚证、寒证,应予补虚温中,调理脾胃,兼以清肠,收涩固脱。热痢清之,寒痢温之,初痢实则通之,久痢虚则补之,寒热交错者,清温并用,虚实夹杂者,攻补兼施。忌过早补涩,忌峻下攻伐,忌分利小便,以免留邪或伤正气。具体到

模拟试卷(二)答案与解析

本题患者,可辨证为疫毒痢,其治法为清热解毒,凉血除积。故本题选 AB。

195.解析:疫毒痢应首选白头翁汤合芍药汤加减。黄连阿胶汤合驻车丸用于阴虚痢,连理汤用于休息痢,桃花汤用于虚寒痢。故本题选 AB。

196.解析:神昏谵语,甚则痉厥,舌质红,苔黄糙,脉细数,属热毒深入营血,神昏高热者,用犀角地黄汤、紫雪丹。故本题选 E。

197.解析:痹证的发生与外感风、寒、湿、热等邪气及人体正气不足等因素有关。外邪侵入机体,痹阻关节肌肉经络,导致气血运行不畅而发病。基本病机是经络不通,气血痹阻。素体虚弱,腠理疏松,营卫不固,外邪乘虚而入、肝肾亏虚不能濡养筋骨属于痹证的病机。居住潮湿,涉水冒寒为寒湿邪入侵;劳累之后,汗出当风为风邪入侵;感受热邪,流注关节为热邪入侵。故本题选 ABDEGH。

198.解析:痹证的辅助检查如下。①病变相关部位的骨关节 X 线和 CT 等影像学检查常有助于本病的诊断和了解骨关节疾病的病变部位与损伤程度。②实验室检查,如抗溶血性链球菌"O"、红细胞沉降率、C 反应蛋白、黏蛋白、血清免疫球蛋白、类风湿因子、血清抗核抗体、血清蛋白电泳、血尿酸盐及关节镜等检查,有助于西医相关疾病的诊断与鉴别诊断。③心电图、有关血清酶及心脏彩色超声多普勒等检查可提示痹证是否内舍入心。故本题选 BDFIJ。

199.解析:患者在空调房吹风受凉,寒邪侵入人体。寒性凝滞,故颈肩疼痛,固定不移;寒性收引,故筋脉拘急。寒为阴邪,故怕冷,遇寒则剧,得暖则舒。淡白舌主阳虚。故本题选 ABCDG。

200.解析:痹证的治法为疏经活络,通痹止痛。以局部穴位为主,配合循经及辨证选穴。肩部为阿是穴、肩髃、肩髎、肩贞、臑俞。肘部为阿是穴、曲池、天井、尺泽、少海。腕部为阿是穴、阳池、外关、阳溪、腕骨。脊背为阿是穴、大杼、身柱、腰阳关、夹脊。髀部为阿是穴、环跳、居髎、秩边、髀关。膝部为阿是穴、血海、梁丘、膝眼、阳陵泉。踝部为阿是穴、申脉、照海、昆仑、丘墟。故本题选 ABCDEFGHI。

201.解析:后溪为手太阳小肠经输穴,八脉交会穴,通于督脉。主治:①头项强痛、腰背痛、手指及肘臂挛痛等痛证。②耳聋,目赤。③癫狂痫。④疟疾。故本题选 AEFG。

202.解析:消化性溃疡的典型症状为上腹痛,为慢性过程,反复或周期性发作,部分患者有与进餐相关的节律性上腹痛,餐后痛多见于胃溃疡,饥饿痛或夜间痛、进餐缓解多见于十二指肠溃疡。出血是消化性溃疡的并发症之一。该患者表现符合十二指肠球部溃疡的特点。慢性胃炎多数症状轻微,可表现为上腹痛或不适、上腹胀、早饱、嗳气、恶心等消化不良症状。促胃液素瘤以多发溃疡、不典型部位、易出现溃疡并发症、对正规抗溃疡药物疗效差,可出现腹泻,高胃酸分泌,血促胃液素水平升高等为特征。故本题选 B。

203.解析:胃镜检查是消化性溃疡诊断的首选方法和金标准,X 线钡剂检查能较好地显示胃肠黏膜形态,但总体效果仍逊于内镜检查,且无法通过活检进行病理诊断。^{13}C 或 ^{14}C 尿素呼吸试验可用于检测幽门螺杆菌。血常规、大便隐血试验有助于了解溃疡有无活动出血。故本题选 C。

204.解析:消化性溃疡是上消化道出血中最常见的病因。在我国占非静脉曲张破裂出血病因的 50%~70%。当溃疡侵蚀周围或深处的血管,可产生出血。轻者表现为大便隐血阳性、黑便,重者出现大出血、表现为呕血或暗红色血便。患者的慢性腹痛在出血后常减轻。故本题选 B。

205.解析:胃溃疡在发病机制上以黏膜屏障防御功能降低为主要机制,十二指肠溃疡则以高胃酸分泌起主导作用。十二指肠溃疡多位于十二指肠球部的前壁或后壁,穿孔多见于前壁溃疡,一般不发生癌变。患者胃黏膜壁细胞总数、每小时泌酸量均高于正常人,Hp 感染率较高。腹痛以饥饿痛或夜间痛、进餐缓解多见,腹痛可被抑酸或抗酸剂缓解。故本题选 ABCEH。

206.解析:消化道出血、幽门梗阻、癌变、穿孔是消化性溃疡的并发症。十二指肠溃疡较胃溃疡更易发生穿孔,溃疡穿孔可引起腹膜炎。癌变主要见于长期胃溃疡的患者。故本题选 BDEH。

207.解析:络阻暴盲是指患眼外观正常,猝然一眼或双眼视力急剧下降,以视衣可见典型的缺血性改变为特征的致盲眼病。肝性失制,忿怒暴悖,气逆血壅,气血滞塞而瘀阻目中脉络,致目中脉络闭阻,故骤然盲无所见;全身症状及舌脉均为气血瘀阻之候。根据题干信息,患者可辨证为气血瘀阻证。故本题选A。

208.解析:该患者辨病辨证为络阻暴盲气血瘀阻证,治宜行气活血,通窍明目。故本题选AF。

209.解析:该患者辨病辨证为络阻暴盲气血瘀阻证,方选通窍活血汤。涤痰汤用于治疗痰热上壅证,天麻钩藤饮用于治疗肝阳上亢证,补阳还五汤用于治疗气虚血瘀证。故本题选B。

210.解析:络阻暴盲发病急骤,多为单眼发病,以中老年人多见,无性别差异,多数患者伴有高血压等心脑血管疾病。诊断标准:①患眼视力骤然剧降,甚至无光感。②瞳孔散大,直接对光反应迟钝或消失。③视网膜动脉变细,甚则如白线状,静脉亦变细,后极部视网膜水肿混浊呈乳白色,黄斑呈典型樱桃红点。④可有高血压、糖尿病、心血管疾病史。⑤荧光素眼底血管造影显示臂-视网膜循环时间或静脉充盈时间迟缓。⑥光学相干断层成像(OCT)检查示早期视网膜内层增厚。故本题选CFGH。

211.解析:络阻暴盲相当于西医学的视网膜动脉阻塞。患者平素应保持心情愉快,避免恼怒、紧张及烦躁暴怒。饮食宜清淡,忌肥甘油腻之品及烟酒刺激之物。一旦发现视力骤降,应及时去医院诊治,以免延误病情。视网膜动脉阻塞与全身血管病有关,特别是老年人应控制好血压、血糖、血脂。注意进行适度的体育锻炼。故本题选ABCDEF。

212.解析:中年男性,腰痛伴下肢放射痛,直腿抬高试验及加强试验均阳性,最可能为腰椎间盘突出症。急性腰扭伤常有外伤史,直腿抬高试验阳性,但加强试验阴性。第三腰椎横突综合征常表现为腰痛,无坐骨神经受压表现(即下肢放射痛),也无椎间隙狭窄。腰椎椎管狭窄症常表现为神经性间歇性跛行。梨状肌综合征常表现为臀部和下肢痛,直腿抬高试验阳性,但无椎间隙狭窄。腰椎压缩骨折常有外伤史,X线片可见椎体前方受压缩楔形变。故本题选D。

213.解析:根据题干信息,患者考虑最可能为腰椎间盘突出症。腰椎结核的死骨和脓肿、腰椎肿瘤的瘤体、脊椎滑脱症滑动的椎体、腰椎管狭窄症增生的骨赘,均可压迫神经根或马尾,引起腰痛和下肢放射痛,X线片显示椎间隙狭窄。而腰肌劳损是腰部肌及附着点筋膜的慢性损伤性炎症,无脊神经根受刺激引起的腰痛及放射痛,也无椎间隙狭窄。患者$L_{4\sim5}$椎间隙变窄,故可暂时完全排除腰肌劳损的诊断。故本题选B。

214.解析:患者$L_{4\sim5}$椎间隙狭窄,可导致L_5受压,常表现为小腿外侧、足背感觉障碍。股前侧麻木为股神经受累的表现。小腿前内侧麻木为$L_{3\sim4}$椎间盘突出症的表现。小腿后侧及足底麻木为胫神经受累的表现。臀部及股后侧麻木为骶丛受累的表现。故本题选AF。

215.解析:患者考虑最可能为腰椎间盘突出症,对其最有定位定性诊断意义的检查方法是MRI,其次为CT。单纯X线片不能直接反映是否存在椎间盘突出,但可提示患者是否有腰椎生理弯曲变化和脊柱侧凸情况;此外,可以发现有无结核、肿瘤等骨病,有重要的鉴别诊断意义。心功能、心导管、超声心动图检查常用于诊断心脏疾病。血常规检查无特异性,肿瘤标志物常用于辅助诊断肿瘤、判断疗效以及监测复发等。故本题选BF。

216.解析:腰椎间盘突出症大多数患者可以经非手术治疗得到缓解。本例患者出现尿便障碍,说明马尾神经受压,为手术治疗的指征。故本题选E。

模拟试卷(三)答案与解析

1. A	2. A	3. D	4. D	5. C	6. D	7. D	8. A	9. D	10. D
11. B	12. A	13. D	14. E	15. D	16. C	17. C	18. A	19. A	20. D
21. E	22. B	23. A	24. E	25. A	26. D	27. A	28. A	29. E	30. D
31. A	32. C	33. D	34. A	35. B	36. C	37. D	38. C	39. A	40. B
41. D	42. A	43. B	44. C	45. E	46. B	47. E	48. A	49. B	50. B
51. C	52. C	53. D	54. C	55. E	56. A	57. A	58. D	59. D	60. E
61. D	62. B	63. D	64. B	65. E	66. A	67. D	68. D	69. E	70. D
71. A	72. A	73. D	74. A	75. E	76. D	77. E	78. C	79. E	80. D
81. E	82. B	83. C	84. B	85. D	86. A	87. C	88. A	89. E	90. C
91. D	92. C	93. A	94. C	95. E	96. D	97. A	98. E	99. E	100. A
101. B	102. E	103. A	104. C	105. E	106. D	107. C	108. A	109. A	110. D
111. B	112. D	113. B	114. E	115. D	116. A	117. A	118. C	119. E	120. B
121. B	122. D	123. A	124. B	125. E	126. C	127. C	128. D	129. E	130. C
131. B	132. B	133. C	134. B	135. A	136. A	137. B	138. D	139. C	140. C
141. A	142. B	143. E	144. C	145. D	146. D	147. A	148. B	149. C	150. C
151. E	152. B	153. E	154. A	155. C	156. C	157. A	158. E	159. A	160. A
161. D	162. C	163. B	164. E	165. D	166. A	167. D	168. B	169. C	170. D
171. E	172. E	173. B	174. B	175. B	176. C	177. D	178. C	179. B	180. C
181. D	182. B	183. D	184. C	185. C	186. B	187. D	188. A	189. A	190. A
191. C		192. E		193. BDEG		194. I		195. D	
196. ADFGJ		197. A		198. DG		199. A		200. ABCDEFGH	
201. ABCDFGH		202. BEFHIJ		203. C		204. BCEIJ		205. AE	
206. ABDFHIJ		207. C		208. ABCG		209. C		210. CDEFI	
211. DF		212. A		213. F		214. CF		215. DF	
216. ABCDEFGH									

1.解析:违反《中医药法》规定,举办中医诊所、炮制中药饮片、委托配制中药制剂应当备案而未备案,或者备案时提供虚假材料的,由中医药主管部门和药品监督管理部门按照各自职责分工责令改正,没收违法所得,并处3万元以下罚款,向社会公告相关信息;拒不改正的,责令停止执业活动或者责令停止炮制中药饮片、委托配制中药制剂活动,其直接责任人员5年内不得从事中医药相关活动。医疗机构应用传统工艺配制中药制剂未依照本法规定备案,或者未按照备案材料载明的要求配制中药制剂的,按生产假药给予处罚。故本题选A。

6.解析:对需要紧急救治的患者,医师应当采取紧急措施进行诊治,不得拒绝急救处置。因抢救生命垂危的患者等紧急情况,不能取得患者或者其近亲属意见的,经医疗机构负责人或者授权的负责人批准可以立即实施相应医疗措施。故本题选D。

8.解析:根据患者表现诊断为慢性支气管炎。慢性支气管炎咳嗽、咳痰或伴喘息每年发病持续3个月,连续2年或2年以上,除外其他有类似症状的慢性疾病,如支气管哮喘、肺结核、支气管扩张症等,即可诊断。支气管哮喘常有家族或个人过敏史、过敏性疾病史或既往哮喘发作史,发病年龄较轻,起病急,发作时双肺满布哮鸣音,合并感染时可闻及湿啰音,外周血嗜酸性粒细胞增多,支气管扩张剂治疗有效等。肺结核青壮年多见,主要表现为干咳、胸痛、呼吸困难、痰中带血或大量咯血,伴有午后低热、乏力、盗汗、食欲不振、消瘦等结核中毒症状,生育年龄女性有月经紊乱或闭经。原发性支气管肺癌主要表现为刺激性干咳,或原有咳嗽史、近期咳嗽性质改变,痰中带血,伴有持续性胸痛、消瘦等,X线检查可见肺部阴影。肺炎链球菌肺炎见寒战、高热、咳嗽、咳痰、胸痛、呼吸困难,急性热病面容,呼吸浅速,面颊绯红,皮肤灼热,部分患者有鼻翼扇动、口唇单纯疱疹等。典型患者有肺实变体征,包括患侧呼吸运动减弱、触觉语颤增强、叩诊呈浊音、听诊呼吸音减低或消失,并可出现支气管呼吸音。故本题选A。

11.解析:脑出血根据出血部位不同,定位表现如下。①壳核出血(内囊外侧型):可出现典型的"三偏"征,即对侧偏瘫、对侧偏身感觉障碍和对侧同向偏盲。部分病例双眼向病灶侧凝视,称为同向偏视。②丘脑出血(内囊内侧型):"三偏"征,以感觉障碍明显。上下肢瘫痪程度基本均等。眼球上视障碍,可凝视鼻尖,瞳孔缩小,光反射消失。③脑桥出血:大量出血累及双侧被盖部及基底部,患者迅速出现昏迷、针尖样瞳孔、呕吐咖啡渣样胃内容物,随后出现中枢性高热、中枢性呼吸衰竭、四肢瘫痪及去大脑强直发作。④小脑出血:常有眩晕,频繁呕吐,后枕部剧痛,步履不稳,构音障碍,共济失调,眼球震颤,而无瘫痪。重症者因血肿压迫脑干或破入第四脑室,迅速出现昏迷、中枢性呼吸困难,常因急性枕骨大孔疝死亡。⑤脑叶出血:头痛、呕吐、脑膜刺激征及出血脑叶的定位症状。额叶可有对侧单肢瘫或偏身轻瘫、精神异常、摸索、强握;左颞叶可有感觉性失语、幻视、幻听;顶叶可有对侧单肢瘫或偏身感觉障碍、失用、空间构象障碍;枕叶为视野缺损。故本题选B。

12.解析:根据患者表现诊断为尿浊之肾阳虚证,治法为温肾固摄,首选鹿茸补涩丸。知柏地黄丸主治肾阳虚证,无比山药丸主治劳淋证,补中益气汤主治脾虚气陷证,程氏萆薢分清饮主治湿热下注证。故本题选A。

14.解析:原发免疫性血小板减少症见广泛出血累及皮肤、黏膜及内脏,多次检查血小板计数减少,脾不肿大或轻度肿大,骨髓巨核细胞数增多或正常,成熟障碍。典型再障的诊断依据:①全血细胞减少,网织红细胞百分数低于0.01,淋巴细胞比例增高。②一般无肝、脾肿大。③骨髓多部位增生减低,造血细胞减少,非造血细胞比例增高,骨髓小粒空虚。有条件者进行骨髓活检,可见造血组织均匀减少。④除外引起全血细胞减少的其他疾病,如阵发性睡眠性血红蛋白尿、骨髓增生异常综合征、急性白血病等。⑤一般抗贫血治疗无效。急性白血病临床有发热、感染、出血、贫血等症状,查体有淋巴结、肝脾肿大及胸骨压痛,外周血片有原始细胞,骨髓细胞形态学及细胞化学染色显示其某一系列原始细胞占30%及以上即可诊断。故本题选E。

16.解析:根据患者表现诊断为颤证之气血亏

虚证,治法为益气养血,濡养筋脉,首选人参养荣汤加减。龟鹿二仙膏主治髓海不足证,地黄饮子主治阳气虚衰证,天麻钩藤饮合镇肝熄风汤主治风阳内动证,导痰汤合羚角钩藤汤主治痰热风动证。故本题选 C。

17. 解析:根据患者表现诊断为 3 级高血压。1 级高血压(轻度):收缩压 140～159mmHg 和(或)舒张压 90～99mmHg。2 级高血压(中度):收缩压 160～179mmHg 和(或)舒张压 100～109mmHg。3 级高血压(重度):收缩压≥180mmHg 和(或)收缩压≥110mmHg。高血压危象以收缩压急剧升高为主,血压可高达 200/110mmHg 以上,常因紧张、寒冷、突然停服降压药物等原因诱发,伴有交感神经亢进的表现,如心悸、汗出烦躁、手抖等,常伴发急性脏器功能障碍,如急性心力衰竭、心绞痛、脑出血、主动脉夹层动脉瘤破裂等。故本题选 C。

18. 解析:根据患者表现诊断为胃痞之痰湿中阻证,治法为燥湿健脾,化痰理气,首选二陈平胃汤加减。越鞠丸主治肝郁气滞证,半夏泻心汤主治寒热错杂证。故本题选 A。

21. 解析:患者皮肤出现青紫斑点,时发时止,诊断为紫癜。虚火内炽,灼伤脉络,血溢肌腠,故皮肤出现青紫斑点,时发时止;虚热迫血妄行,故鼻衄;胞络受损,故月经过多;阴虚不能制阳,虚火内生,故颧红、手足心热;舌红,苔少,脉细数为阴虚火旺之象,辨证为阴虚火旺证。故本题选 E。

24. 解析:胃镜检查是诊断早期胃癌最重要的手段,可直接进行观察及取活组织进行病理学检查。粪便隐血试验常持续阳性,可作为胃癌筛选的首选方法。X 线钡餐检查对早期胃癌诊断率低,胃底癌易漏诊。故本题选 E。

25. 解析:根据患者表现诊断为痿证之肝肾亏损证,治法为补益肝肾,滋阴清热,首选虎潜丸加减。圣愈汤主治脉络瘀阻证。独活寄生汤主治痹证之肝肾亏虚证。故本题选 A。

29. 解析:患儿发热烦躁,咳嗽喘促,气急鼻扇,喉间痰鸣,诊断为肺炎喘嗽。痰热壅肺,肺失清肃,气逆于上,故发热咳嗽、咳嗽喘促、气急鼻扇;肺热蕴郁,胸中气机不利,故烦躁;痰热交结,随气而逆,故咳痰黄稠,喉间痰鸣;里热蒸腾,阳盛则热,故咽红肿,面色红赤;内热伤津,故口渴欲饮,大便秘结,小便短黄;舌红,苔黄腻,脉滑数为痰热内蕴之象,辨证为痰热闭肺证。故本题选 E。

31. 解析:根据患者表现诊断为郁证之气郁化火证,治法为疏肝解郁,清肝泻火,首选加味逍遥散。半夏厚朴汤主治痰气郁结证,柴胡疏肝散主治肝气郁结证。故本题选 A。

36. 解析:根据患儿表现诊断为抽动障碍。抽动障碍好发于 5～10 岁儿童,男孩多于女孩,以不自主、反复、突发、快速的、重复、无节律性的一个或多个部位运动抽动和(或)发声抽动为主要特征。惊风临床以抽搐、神昏为主要症状。癫痫以突然仆倒、昏不识人、口吐涎沫、两目上视、肢体抽搐、惊掣啼叫、喉中异声、移时即醒、醒后如常人为特征。注意力缺陷多动障碍多见于学龄期儿童,男孩多于女孩,以与年龄不相应的注意缺陷、多动冲动为主要特征。由于患儿智能接近正常或完全正常,但活动过多,思想不易集中而导致学习成绩下降。风湿性舞蹈病 6 岁以后多见,女孩居多,是风湿热主要表现之一。常表现为面部及四肢各种异常动作,并有不规则舞蹈样动作及肌张力减低等风湿热体征,无发声抽动或秽语症状。故本题选 C。

41. 解析:根据患者表现诊断为阴痒之肝肾阴虚证,治法为调补肝肾,滋阴降火,首选知柏地黄丸酌加何首乌、白鲜皮。龙胆泻肝汤主治湿热下注证,萆薢渗湿汤主治湿虫滋生证。故本题选 D。

42. 解析:根据患者表现可辨病辨证为月经后期之肾虚证。治宜补肾助阳,养血调经。方选当归地黄饮。六味地黄丸用于经断前后诸证之肾阴虚证;大补元煎用于月经后期之血虚证;八珍汤用于经行头痛之血虚证;滋血汤用于月经过少之血虚证。故本题选 A。

44. 解析:根据患儿喘促气急,咳嗽痰鸣等表现可辨病为哮喘。外有风寒束表,内有痰热内蕴,外寒引动体内伏痰,痰气搏结,故见喘促气急,咳嗽哮鸣,恶寒发热,鼻塞清涕;里有痰热则咯痰黏稠色黄,口渴,大便干结。故可辨证为外寒内热证。治宜散寒清热,降气平喘。故本题选 C。

45.解析:患者全身起鲜红色皮疹,层层鳞屑,刮去鳞屑有点状出血,诊断为白疕。热邪灼伤血络,血不循经,故全身皮疹逐渐增多,呈点滴状,颜色鲜红,层层鳞屑,刮去鳞屑有点状出血;邪热煎熬,灼伤津液,故瘙痒剧烈、口干舌燥、咽喉疼痛、大便干燥、小便短赤;舌质红,舌苔薄黄,脉弦滑为血热内蕴之象,辨证为血热内蕴证。湿疮有皮疹对称分布、多形损害、剧烈瘙痒、渗出倾向、反复发作的特点。瘾疹是一种皮肤出现风团的瘙痒性、过敏性皮肤病。其特征为身体瘙痒,搔之出斑隆起,形如豆瓣,堆累成片,发无定处,忽隐忽现,退后不留痕。风瘙痒以阵发性瘙痒为主症,搔抓后出现抓痕、血痂、色素沉着和苔藓样变等继发性损害。牛皮癣是好发在颈部两侧,以皮肤粗糙肥厚,剧烈瘙痒为特征的皮肤病。故本题选E。

46.解析:火毒炽盛,伤津耗液,损伤阳气,致阴液伤,阳气脱;阳气脱,不得温煦,则见体温不升,四肢厥冷;不能鼓动精神,则见呼吸气微,表情淡漠,神志恍惚,语言含糊;无力固摄,则汗液淋漓;舌光无苔,脉细为阴液大伤之象,故可辨证为阴伤阳脱证。故本题选B。

47.解析:灯火灸又称灯草灸、油捻灸,是民间沿用已久的简便灸法。主要用于治疗小儿痄腮、乳蛾、吐泻、麻疹、惊风等病证。瘢痕灸常用于治疗哮喘、风湿顽痹、瘰疬等慢性顽疾。悬起灸适用于多种可灸病证,其中温和灸多用于灸治慢性病,雀啄灸、回旋灸多用于灸治急性病。白芥子灸用于咳喘、关节痹痛、口眼歪斜等症。隔附子饼灸多用于治疗命门火衰而致的阳痿、早泄、宫寒不孕或疮疡久溃不敛等。故本题选E。

50.解析:患者为血枯经闭之肝肾不足证,治法为调补冲任,养血通经。以任脉及足阳明、足太阴经穴为主。主穴为关元、足三里、归来。肝肾不足配太溪、肝俞,气血亏虚配气海、脾俞。血滞经闭之气滞血瘀配膈俞、太冲;痰湿阻滞配阴陵泉、丰隆。故本题选B。

53.解析:根据患者表现诊断为眩晕之气血亏虚证。治法为补益气血,益精填髓。以督脉穴及肝、肾的背俞穴为主。主穴为百会、风池、肾俞、足三里。气血亏虚配脾俞、气海;肾精不足配悬钟、太溪。实证眩晕肝阳上亢配行间、率谷;痰湿中阻配中脘、阴陵泉;瘀血阻窍配膈俞、阿是穴。故本题选D。

54.解析:骨折切开复位的指征是骨折端之间有肌或肌腱等软组织嵌入,手法复位失败者;关节内骨折,手法复位后对位不良,可能影响关节功能者;手法复位未能达到功能复位的标准,将严重影响患肢功能者;骨折并发主要血管、神经损伤者;多处骨折。该患者足背及胫后动脉搏动细弱,可能并发主要血管损伤,故宜切开复位内固定。故本题选C。

57.解析:肩关节周围炎以肩痛、肩关节活动障碍为主要特征。早期外形无异常,后期可有患侧三角肌萎缩表现。早期肩关节外展、外旋活动开始受限,逐步发展成外展、外旋、后伸等各方向功能活动均受到严重限制。X线检查及MRI检查多属阴性。肩袖损伤表现为肩部疼痛,但活动受限以肩关节无力、主动活动受限为主,被动活动范围通常无明显受限,根据损伤的肌腱不同可出现外展、外旋、内旋无力等,部分患者表现为疼痛弧试验阳性。神经根型颈椎病表现为颈痛,伴肩部、上肢放射痛,但在肩部往往无明显压痛点,仅有颈部疼痛和活动障碍,肩部活动尚好。肱二头肌腱炎肩关节前方疼痛,肩上举或后伸常有疼痛,穿衣、脱衣困难。肩关节外展、后伸及旋转活动受限且有疼痛。患者肩部形态一般无异常,肩部活动正常,不能提重物屈肘活动。肱二头肌间沟及喙突附近压痛明显。肱二头肌抗阻力试验阳性。肱骨外上髁炎初起时在劳累后偶感肘外侧疼痛,延久逐渐加重,疼痛甚至可向上臂及前臂放散,影响肢体活动,但早期功能活动多不受限。疾病发作期患者做拧毛巾、扫地、提物等动作时疼痛加剧,前臂无力,甚至持物落地。患处外形一般无异常。肱骨外上髁及肱桡关节间隙处有明显压痛点。抗阻力肘关节屈曲并伸腕时可诱发疼痛及无力感。腕伸肌紧张试验阳性,前臂伸肌腱牵拉试验阳性。故本题选A。

58.解析:根据患儿表现诊断为化脓性关节炎。化脓性关节炎主要表现为关节的疼痛、肿胀及发热,活动时疼痛加重。多数患者关节周围皮温升高,局部有明显压痛。X线检查早期无骨改变,因关节腔积液可见关节间隙变宽及软组织肿胀影,严重者可因关节腔膨胀出现脱位。晚期关节软骨破坏,关节间隙变窄或消失,严重者出现纤维性强直或骨性强直表现。风湿性关节炎表现为游走性多关节炎,常呈对称性,关节局部可出现红肿热痛,但不化脓。炎症消退,关节功能恢复,不遗留关节强直和畸形。皮肤可有环形红斑和皮下小结。膝骨关节炎多见于50岁以上的中老年人,女性多于男性。临床上以膝关节疼痛、变形和活动受限为特点。类风湿关节炎常为多关节发病,而且累及手、足小关节,逐渐出现关节僵硬、肿胀、畸形。血清类风湿因子多为阳性。膝关节半月板损伤往往有膝关节扭伤史。伤后膝关节立即发生剧烈疼痛,关节肿胀,伸屈功能障碍,急性损伤后可见膝关节肿胀,关节活动屈伸障碍,有时出现皮下瘀血。内侧半月板损伤时压痛在膝关节内侧间隙,外侧半月板损伤时压痛在外侧关节间隙。故本题选D。

65.解析:根据题干信息,患儿辨病为遗尿。遗尿配穴:肾气不足配命门、太溪;脾肺气虚配肺俞、气海、足三里;肝经郁热配蠡沟、太冲。夜梦多配百会、神门。故本题选E。

66.解析:根据患者临床表现诊断为神昏之热陷心包证,治法为清心开窍,首选清宫汤。大承气汤主治神昏之腑实熏蒸证,菖蒲郁金汤主治神昏之湿浊蒙窍证,通窍活血汤主治神昏之瘀血阻窍证,黄连温胆汤送服安宫牛黄丸主治神昏之痰热扰心证。故本题选A。

73.解析:患者胸闷痛反复发作3年,诊断为胸痹。痰浊阻肺,宣降失常,肺气上逆,故气短喘促;肺气不利,故胸前闷痛如窒;痰湿泛于肌肤,故肢体沉重;痰浊阻遏阳气,清阳不升,故头晕沉如裹;痰壅气道,故咳吐白痰;苔腻,脉沉滑为痰浊内盛之象。故辨证为痰浊闭阻证。故本题选D。

74.解析:胸痹之痰浊闭阻证的治法为通阳泄浊,豁痰宣痹。辛温散阳,宣通心阳为寒凝心脉证的治法。益气养阴,活血通脉为气阴两虚证的治法。故本题选A。

75.解析:治疗胸痹之痰浊闭阻证,首选瓜蒌薤白半夏汤合涤痰汤加减。生脉散合人参养荣汤主治气阴两虚证。枳实薤白桂枝汤合当归四逆汤主治寒凝心脉证。故本题选E。

85.解析:根据患者表现诊断为脂瘤。脂瘤好发于头面、耳后、项背、臀部等处。起初在皮肤内出现肿物,小如豆粒,逐渐长大,界限清楚,呈圆形,质地柔软,肿物与表皮粘连,与深部组织不粘连,推之移动,肿块中央顶部有一针头大蓝黑点,用力挤压肿块时可有豆渣样物从黑点处溢出。一般生长缓慢,无痛无痒,若染毒则出现红肿热痛。疖病的特点是此愈彼起,经久不愈,好发于项后发际、背部、臀部。常伴消渴或习惯性便秘等慢性疾病。流痰以脓肿旁流和溃后脓液中伴败絮状痰样物为特征。痈的特点是局部光软无头,红肿疼痛,结块范围多在6~9cm,发病迅速,易肿、易脓、易溃、易敛,或伴恶寒、发热、口渴等症状。肉瘤的特点是软似棉,肿似馒,皮色不变,不紧不宽,如肉之隆起。故本题选D。

86.解析:根据患者表现辨证为痰湿凝结证,治法为化痰祛湿,软坚散结。健脾理气,燥湿化痰为肉瘤脾虚痰湿证的治法。清热解毒,行瘀活血为痈之火毒凝结证的治法。补肾温经,散寒化痰主治流痰之寒痰凝聚证。清热解毒主治疖病之热毒蕴结证。故本题选A。

87.解析:治疗脂瘤之痰湿凝结证,首选苍附导痰汤加减。参苓白术散合二陈汤主治肉瘤之脾虚痰湿证。仙方活命饮主治痈之火毒凝结证。五味消毒饮主治疖病之热毒蕴结证。阳和汤主治流痰之寒痰凝聚证。故本题选C。

88.解析:湿疮血虚风燥证,表现为病程久,反复发作,皮损色暗或色素沉着,或皮损粗糙肥厚,剧痒难忍,遇热或肥皂水洗后瘙痒加重;伴有口干不欲饮,纳差,腹胀;舌淡,苔白,脉弦细。故根据患者表现可辨证为血虚风燥证。故本题选A。

89.解析:该患者辨病辨证为湿疮血虚风燥证,治宜养血润肤,祛风止痒。方选当归饮子或四物消风饮。故本题选E。

90.解析:本病例患湿疮10年,属慢性湿疮。外治法可选用各种软膏剂、乳剂,一般可外搽5%~10%硫黄软膏、10%~20%黑豆馏油软膏。故本题选C。

91. 解析:患者经常出现失眠,不易入睡,多梦易醒5年,诊断为不寐。脾气亏损,气血生化不足,心失所养,心神不安,则失眠,不易入睡,多梦易醒,心悸;脾气亏虚,运化失职,水谷不化,故纳呆便溏;气血亏虚,头面失养,故面色少华;神疲乏力,舌质淡,脉弱。此均为气血亏虚之征,辨证为心脾两虚证。故本题选D。

92. 解析:不寐之心脾两虚证的治法为补益心脾,养血安神。滋阴降火,交通心肾为心肾不交证的治法。疏肝泻热,镇心安神为肝火扰心证的治法。益气镇惊,安神定志为心胆气虚证的治法。镇惊定志,养心安神为心悸心虚胆怯证的治法。故本题选C。

93. 解析:治疗不寐之心脾两虚证,首选归脾汤加减。安神定志丸合酸枣仁汤主治心胆气虚证。六味地黄丸合交泰丸主治心肾不交证。故本题选A。

94. 解析:患者胃脘胀痛,诊断为胃痛。肝气郁结,横逆犯胃,胃气阻滞,则胃脘胀痛,痛连两胁,嗳气泛酸,喜太息;苔薄白,脉弦为肝气犯胃之象。故辨证为肝气犯胃证。故本题选C。

95. 解析:胃痛的治法为和胃止痛,取胃的募穴、下合穴为主。主穴为中脘、足三里、内关、公孙。C项为治疗呕吐的主穴,D项为治疗呃逆的主穴。故本题选E。

96. 解析:肝气犯胃配期门、太冲;饮食伤胃配梁门、下脘;瘀血停胃配膈俞、三阴交;脾胃虚寒配关元、脾俞;胃阴不足配胃俞、内庭。故本题选D。

97. 解析:患者结婚2年多未孕,诊断为不孕症。肾气不足,冲任失约,故月经不调,量多;肾气亏虚,骨髓、耳窍失养,故腰膝酸软,耳鸣耳聋;气不充身,则精神疲倦;肾气亏虚,固摄无权,膀胱失约,则小便清长;舌淡,苔薄白,脉沉细为肾气虚弱之象。故辨证为肾气虚证。故本题选A。

98. 解析:不孕症肾气虚证的治法为补肾益气,调补冲任。燥湿化痰,理气调经为痰湿内阻证的治法。滋肾养血,调补冲任为肾阴虚证的治法。温肾助阳,调补冲任为肾阳虚证的治法。疏肝解郁,理血调经为肝气郁结证的治法。故本题选E。

99. 解析:治疗不孕症肾气虚证,首选毓麟珠加减。温胞饮主治肾阳虚证,养精种玉汤主治肾阴虚证,开郁种玉汤主治肝气郁结证,苍附导痰丸主治痰湿内阻证。故本题选E。

103. 解析:根据患者胸痛彻背,胸闷气短等表现,可辨病为胸痹。阴寒凝滞,气血瘀阻,心阳不振,则可见胸痛彻背,感寒尤甚,肢冷,舌苔薄白,脉沉紧等,故该患者可辨证为寒凝心脉证。故本题选A。

104. 解析:患者辨病为胸痹,针灸治疗宜通阳行气、活血止痛,以手厥阴心包经、手少阴心经为主。可选用的主穴为内关、膻中、郄门、阴郄。故本题选C。

105. 解析:患者辨病为胸痹,可用耳针法治疗:取心、小肠、交感、神门、内分泌。每天1次,每次选3~5穴毫针针刺,中等刺激强度。故本题选E。

106. 解析:患者患膝骨关节炎多年,肝肾阴虚,阴不制阳,腰膝失养,故膝关节隐隐作痛,时作时止,遇劳甚,腰膝酸软;神疲乏力,舌红少苔,脉沉细无力为阴虚失濡,虚热内炽之象。辨证为肝肾亏虚证。故本题选D。

107. 解析:膝骨关节炎肝肾亏虚证治宜补益肝肾,强筋壮骨。活血化瘀,舒筋止痛为瘀血闭阻证的治法。祛风散寒,除湿止痛为风寒湿痹证的治法。清热疏风,除湿止痛为风湿热痹证的治法。故本题选C。

108. 解析:治疗膝骨关节炎肝肾亏虚证,首选左归丸加减。大秦艽汤主治风湿热痹证,身痛逐瘀汤主治瘀血闭阻证。故本题选A。

109. 解析:患者以形体肥胖为主症,可辨病为肥胖。阳明火热内郁,耗伤津液,膏脂堆积,则出现形体肥胖,多食易饥,大便干结,尿黄,口干口苦,喜饮水等;舌质红,苔黄,脉数,也提示有热象,故该患者可辨证为胃热火郁证,治宜清胃泻火,佐以消导。痰湿内盛证治宜化痰利湿,理气消脂。脾虚不运证治宜健脾益气,渗利水湿。脾肾阳虚证治宜补益脾肾,温阳化气。癌病气郁痰瘀治宜行气解郁,化痰祛瘀。故本题选A。

110.解析:该患者辨病辨证为肥胖胃热火郁证,治宜清胃泻火,佐以消导,方选白虎汤合小承气汤加减。痰湿内盛证方选导痰汤合四苓散加减。脾虚不运证方选参苓白术散合防己黄芪汤加减。脾肾阳虚证方选真武汤合苓桂术甘汤。故本题选D。

111.解析:肥胖胃热火郁证,方选白虎汤合小承气汤加减。若口干多饮较重,加天花粉、葛根;若热盛耗气,症见疲乏、少力,加太子参,甚者可用西洋参;肝胃郁热加柴胡、黄芩、栀子;便秘加更衣丸;兼肝胆郁热内结,见心烦易怒、口干口苦、胁痛、便秘,加大黄、龙胆、栀子、黄芩;风火积滞壅塞肠胃,表里俱实者,可用防风通圣散。故本题选B。

115.解析:患儿经常遗尿,醒后方觉,诊断为遗尿。肺脾气虚,水道制约无权,则发为遗尿;气虚肺卫不固,则经常感冒;气虚机能活动减退,则面色少华、少气懒言;脾气虚运化失职,则食欲不振,大便溏薄;肌肤失养,则面白少华;舌质淡红,苔薄白,脉沉无力为肺脾气虚之象。故辨证为肺脾气虚证。故本题选D。

116.解析:遗尿肺脾气虚证的治法是补肺益脾,益气升清。清热利湿,泻肝止遗为肝经湿热证的治法。温补肾阳,固涩止遗为下元虚寒证的治法。清心滋肾,安神固脬为心肾失交证的治法。温补脾肾,升提固摄为脾肾气虚证的治法。故本题选A。

117.解析:治疗遗尿肺脾气虚证,首选补中益气汤合缩泉丸加减。导赤散合交泰丸主治心肾失交证,龙胆泻肝汤主治肝经湿热证,缩泉丸主治脾肾气虚证,桑螵蛸散合菟丝子散主治下元虚寒证。故本题选A。

118.解析:根据患儿腹泻30天,可辨病为泄泻。脾肾阳虚,命火不足,脾失温煦,故患儿久泻不止,下利清稀,完谷不化,睡时露睛;命门火衰,阴寒内生,故患儿不发热,面白肢冷,舌淡,苔白,指纹色淡红。外感风寒可有恶寒发热,鼻流清涕,咳嗽,舌质淡,苔薄白,脉浮紧。脾湿不运可有腹胀,纳呆,发

热,身重,便溏等表现。伤食泄泻可见大便稀溏,夹有乳凝块或食物残渣,气味酸臭,或如败卵,脘腹胀满,嗳气酸馊,或有呕吐,不思乳食,腹痛拒按,泻后痛减。脾胃虚弱可见面色萎黄,神疲倦怠,食欲不振,形体消瘦,舌淡苔白,脉缓弱。故本题选C。

119.解析:患儿辨病辨证为泄泻脾肾阳虚泻。治宜温补脾肾。方选附子理中汤合四神丸加减。风寒泻用藿香正气散。湿热泻用葛根芩连汤。伤食泻用保和丸。脾虚泻用七味白术散。故本题选E。

120.解析:泄泻的预防调护如下。①注意饮食卫生,饭前、便后要洗手。②合理喂养,提倡母乳喂养,遵守添加辅食的原则,适时断奶。③对感染性腹泻患儿做好消毒隔离工作。④注意气候变化,防止感受外邪,避免腹部受凉。⑤适当控制饮食,对吐泻严重及伤食泄泻患儿可暂时禁食,随着病情好转,逐渐增加饮食量。忌食油腻、生冷及不易消化的食物。⑥保持皮肤清洁干燥,勤换尿布。避免发生红臀。⑦密切观察病情变化,及早发现泄泻变证。断奶时间视母婴情况而定,如婴儿患病或遇酷暑、严冬,可延至婴儿病愈、秋凉或春暖季节。故本题选B。

121.解析:椒疮是指胞睑内面颗粒累累,色红而坚,状若花椒的眼病。针眼是指胞睑边缘生疖,形如麦粒,红肿痒痛,易成脓溃破的眼病。粟疮是指胞睑内面颗粒累累,色黄而软,状若粟米的眼病。故本题选B。

122.解析:风热侵袭右眼睑,络脉不利,津伤失润,故右眼微痒不适,睑内血络模糊,颗粒累累,痒涩不适;舌尖红,苔薄黄,脉浮数为风热侵袭之象。辨证为风热客睑证。故本题选D。

123.解析:椒疮风热客睑证的治法为疏风清热,退赤散结,首选银翘散加减。仙方活命饮主治热毒壅盛证,甘露消毒丹主治粟疮之湿热阻滞证。故本题选A。

127.解析:患者平素胆怯,突闻巨响后心悸不安,诊断为心悸。气血亏损,心神失养,故心悸不安,晚间多梦;心虚胆怯,故善惊易恐;舌苔薄白,脉弦为心虚胆怯之象。辨证为心虚胆怯证。故本题

选C。

128. 解析：心悸心虚胆怯证的治法是镇惊定志，养心安神。温阳化饮，利水宁心为水饮凌心证的治法。滋阴清火，养心安神为阴虚火旺证的治法。清热化痰，宁心安神为痰火扰心证的治法。温补心阳，安神定悸为心阳不振证的治法。故本题选D。

129. 解析：治疗心悸之心虚胆怯证，首选安神定志丸加减。黄连阿胶汤主治阴虚火旺证，桂枝甘草龙骨牡蛎汤主治心阳不振证，黄连温胆汤主治痰火扰心证，苓桂术甘汤主治水饮凌心证。故本题选E。

130. 解析：患者失治日久，脾气亏损，气血生化不足，心失所养，心神不安，则心中悸动；气血亏虚，头面失养，故面色不华；气虚全身机能减弱，机体供养不足，故体倦乏力；舌淡红，苔薄白，脉细弱无力均为气血亏虚之征。辨证为心脾两虚证，治法为补血养心，益气安神，首选归脾汤加减。故本题选A。

131. 解析：患者过服温燥补剂，肾阴亏虚，虚火妄动，故见上述症状，宜选知柏地黄丸以滋补肾阴，清泻虚火。兼阴虚但火热不明显者，可改用天王补心丹滋阴养血，养心安神；兼心阴亏虚，心火偏旺者，可改服朱砂安神丸养阴清热，镇心安神。故本题选B。

147. 解析：患儿平时易感冒，体质较虚，近1个月来常出汗，诊断为汗证。患儿先天禀赋不足，则平时易感冒，体质较虚，神倦乏力，面色少华；肺气虚弱，卫表不固，不能固摄津液，则常常汗出，活动后加重；舌质淡，苔薄白，脉弱为表虚不固之象。辨证为表虚不固证。故本题选A。

148. 解析：汗证表虚不固证，治法为益气固表敛汗。调和营卫为营卫不和证的治法。益气养阴为气阴亏虚证的治法。故本题选B。

149. 解析：治疗汗证表虚不固证，首选玉屏风散合牡蛎散加减。黄芪桂枝五物汤主治营卫不和证，生脉散主治气阴亏虚证。故本题选C。

150. 解析：气短乏力，便溏，可加山药、炒扁豆。山药甘平，能补脾气，益脾阴，又兼涩性，能止泻止带。适用于脾气虚弱或气阴两虚，消瘦乏力，食少便溏或泄泻，以及妇女带下等。白扁豆甘温而气香，归脾、胃经，甘温补脾而不滋腻，芳香化湿而不燥烈，有健脾养胃、化湿和中之功，适用于脾虚湿滞，食少、便溏或泄泻，以及脾虚湿浊下注的白带过多。健脾化湿、止泻止带宜炒用。故本题选C。

151. 解析：汗证的生活调护如下。①关心患儿，耐心对患儿及家长进行健康宣教，指导家长做好日常生活调护。②勤换衣被，保持皮肤清洁和干燥，拭汗用柔软干毛巾或纱布擦干，勿用湿冷毛巾，以免受凉。③汗出过多致津伤气耗者，应补充水分并给予容易消化而营养丰富的食物。勿食辛辣、煎炒、炙烤、肥甘厚味。④室内温度、湿度要调节适宜。⑤积极治疗各种急、慢性疾病，注意病后调护。⑥适当进行户外活动，加强锻炼，增强小儿体质。故本题选E。

152. 解析：患者大便数日不行，欲便不得，诊断为便秘。情志失和，肝气郁结，传导失常，故大便数日不行，欲便不得；气机郁滞，腑气不通，气不下行而上逆，故胸胁胀满，腹中胀痛，善太息，嗳气频作；糟粕内停，脾气不运，故食后腹胀；舌苔略腻，脉弦均为气郁之象。故辨证为气秘。故本题选B。

153. 解析：便秘之气秘证的治法为顺气导滞，降逆通便。泻热导滞，润肠通便为热秘的治法。温里散寒，通便止痛为冷秘的治法。养血滋阴，润燥通便为血虚秘的治法。滋阴增液，润肠通便为阴虚秘的治法。故本题选E。

154. 解析：治疗便秘之气秘证首选六磨汤加减。润肠丸主治血虚秘，济川煎主治阳虚秘，增液汤主治阴虚秘，黄芪汤主治气虚秘。故本题选A。

155. 解析：七情郁结致气行不畅，兼见忧郁寡言者，可加白芍、柴胡、郁金、合欢皮。白芍归肝、脾经，可用于肝郁不舒等所致的疼痛。柴胡辛行苦泄，性善条达肝气，疏肝解郁。郁金辛散苦泄，既活血祛瘀以止痛，又能疏肝行气以解郁，善治气滞血瘀之证。合欢皮性味甘平，入心、肝经，善于疏肝解郁，悦心安神。故本题选C。

156. 解析：便秘的生活调护如下。①注意饮食结构，合理膳食，以清淡饮食为主，避免食用辛辣刺激、油腻、生冷厚味等食物。增加粗粮、果蔬摄入，多饮水。②生活作息规律,养成定时排便的习惯,避免久坐,适当增加运动。③加强宣教,自我调护,避免精神过度紧张焦虑,保持心情舒畅,精神乐观。④不可滥用泻药,若使用不当,反而加重便秘,同时造成泻药依赖。由于进食少而不大便者,不必急于通便,可先扶养胃气,待饮食增加,大便可逐渐恢复正常。年老体弱者,不可用力排便,以防诱发心脑血管疾病、便血、痔疮等病,可配合药物灌肠等外治法治疗。⑤便秘患者可配合生物反馈训练改善便秘症状。故本题选C。

167.解析:患者经来无期,过多,过频,行经时间长,经来10余天,量多,势如血崩,诊断为崩漏。肾虚,冲任失约,故经来10余天,量多,势如血崩,经血色淡,质清;肾阳衰竭,阴寒内盛,本脏之色外现,故面色晦暗;肾阳虚衰,温煦失职,故肢冷畏寒,腰膝酸软;肾阳虚弱,固摄失司,故小便清长,夜尿多;舌淡暗,苔薄白,脉沉细为肾阳不足之象。故辨证为肾阳虚证。故本题选D。

168.解析:崩漏之肾阳虚证的治法为温肾固冲,止血调经。补气升阳,止血调经为崩漏之脾虚证的治法。补肾益气,固冲调经为月经过多之肾气虚证的治法。滋肾益阴,止血调经为崩漏之肾阴虚证的治法。养阴清热,止血调经为崩漏之虚热证的治法。故本题选B。

169.解析:治疗崩漏肾阳虚证,首选右归丸去肉桂,加补骨脂、淫羊藿。上下相资汤主治崩漏之虚热证,清热固经汤主治崩漏之实热证,左归丸合二至丸主治崩漏之肾阴虚证,固阴煎主治月经过多之肾气虚证。故本题选C。

170.解析:根据患者表现诊断为崩漏之血瘀证,治法为活血化瘀,止血调经,首选四草汤加三七、蒲黄。复元活血汤主治跌打损伤,瘀血阻滞证。失笑散主治瘀血疼痛证。八珍汤主治气血两虚证。血府逐瘀汤主治胸中血瘀证。故本题选D。

171.解析:四肢厥逆,脉微欲绝为阳气暴脱证,治宜选用参附汤以益气回阳固脱。固本止崩汤主治妇人虚火血崩,两目黑暗,昏晕在地,不省人事。故本题选E。

177.解析:根据患者临床表现诊断为漏肩风。漏肩风多与体虚、劳损、风寒侵袭肩部等因素有关,病位在肩部经筋,可见肩部疼痛,肩关节活动受限、怕冷、压痛等。颈椎病可见枕、颈项、肩背、上肢等部位疼痛及进行性肢体感觉和运动功能障碍。肱二头肌长头肌腱炎表现为肩关节前方疼痛,肩上举或后伸常有头痛,穿衣、脱衣困难。肩关节外展、后伸及旋转活动受限且有疼痛。肩关节脱位有肩部或上肢外伤史,患处疼痛、肿胀,患者不敢活动肩关节,以健手托患臂,头部倾斜,有方肩畸形,搭肩试验阳性。落枕可见颈后部、上背部疼痛不适,甚至累及肩部及胸背。故本题选D。

178.解析:漏肩风的治法为通经活络,舒筋止痛。取局部穴位为主,配合循经远端取穴。治疗颈椎病以局部穴位及手足太阳经穴为主。治疗腰痛以局部阿是穴和足太阳经穴为主。治疗落枕以局部阿是穴配合远端取穴为主。故本题选C。

179.解析:治疗漏肩风的主穴为肩前、肩髃、肩髎、肩贞、阿是穴、曲池、阳陵泉。肩髃、肩髎、肩贞分别为手阳明、手少阳、手太阳经穴,加奇穴肩前和阿是穴,均为局部选穴,配远端曲池、阳陵泉,远近配穴,可疏通肩部经络气血,行气活血而止痛。D项为治疗落枕的主穴。E项为治疗颈椎病的主穴。故本题选B。

180.解析:以肩前区疼痛为主,后伸疼痛加剧,为手阳明经证;以肩外侧疼痛为主,外展疼痛加剧,为手少阳经证;以肩后侧疼痛为主,肩内收时疼痛加剧,为手太阳经证;以肩前近腋部疼痛为主且压痛明显,为手太阴经证。故本题选C。

181.解析:手阳明经证配合谷,手少阳经证配外关,手太阳经证配后溪,手太阴经证配列缺。故本题选D。

182.解析:喉喑是指以声音嘶哑为主要特征的喉部疾病。急性发病者通常表现为喉腔黏膜充血,声带肿胀,声带不能向中线靠拢而闭合不良。慢性发病者可出现喉黏膜及声带干燥、变薄;或声带边缘有小结、息肉;或声带松弛无力,声门闭合不全;或声带活动受限、固定。乳蛾是以咽痛或咽部不适(如异物感、干痒、灼热等),喉核红肿或化脓为主要特征的疾病。急性发病者可见双侧扁桃体及腭舌弓、腭咽弓充血肿胀，扁桃体表面有黄白色脓点，甚者膜连成片状；颌下淋巴结可有肿大、压痛。慢性发病者，可见扁桃体或大或小，腭舌弓呈带状充血、暗红色，挤压腭舌弓时扁桃体隐窝有干酪样物溢出。喉痈是指以咽喉红肿疼痛、吞咽困难为主要特征的咽喉及其邻近部位的痈肿。喉风是以吸气性呼吸困难为主要特征的危急重症。临床上常伴有咽喉肿痛、痰涎壅盛、语言难出、声如拽锯、汤水难下等症状，严重者可发生窒息死亡。喉癣是以咽喉干痒、溃烂疼痛、腐衣叠生、似似苔藓为主要特征的疾病，可伴有咳嗽、低热、咳痰不爽、盗汗、疲倦等症状。故本题选B。

183.解析：虚火熏灼，咽喉失润，则声音嘶哑，双声带暗红、边缘增厚、闭合不全；肺阴亏虚，火热内生，清肃失职，则干咳少痰；肾阴亏虚，腰膝失养，则腰膝酸软；肺肾阴虚，虚热内蒸，故颧红、手足心热，舌红少苔，脉细数，皆为阴虚内热之征。辨证为肺肾阴虚证。故本题选D。

184.解析：喉喑之肺肾阴虚证的治法为滋养肺肾，降火清音。活血化瘀，祛痰利咽为乳蛾之痰瘀互结证的治法。泄热解毒，消肿排脓为喉痈之热毒困结，化腐成脓证的治法。故本题选C。

185.解析：治疗喉喑之肺肾阴虚证，首选百合固金汤加减。会厌逐瘀汤主治乳蛾之痰瘀互结证。仙方活命饮主治喉痈之热毒困结，化腐成脓证。故本题选C。

186.解析：咽喉干燥，咳嗽灼热者，可加天冬、石斛、枇杷叶、黄芩。天冬甘润苦寒之性较强，有较强的滋阴润肺，清肺降火之功，适用于燥热伤肺、肺热咳嗽、肺肾阴虚之肺燥干咳，顿咳痰黏。石斛能滋肾阴，兼能降虚火，适用于肾阴亏虚之目暗不明、筋骨痿软及阴虚火旺、骨蒸劳热等证。枇杷叶苦降寒清，入肺经长于降泄肺气，清肺化痰以止咳平喘，凡风热燥火所致的咳嗽气喘均可配伍使用。黄芩主入肺经，长于清肺热，为治肺热咳嗽之要药。故本题选B。

187.解析：患者患慢性肝炎10余年，腹部胀大1周，诊断为鼓胀。肝气郁滞，气机不畅，故腹部胀大，按之不坚；瘀血阻滞，气行不畅，不通则痛，故胁下胀满疼痛；气血运行不畅，故纳食减少，食后作胀；气机不利，故嗳气不爽，小便短少；苔白腻，脉弦为气滞湿阻证之象。辨证为气滞湿阻证。故本题选D。

188.解析：鼓胀气滞湿阻证的治法为疏肝理气，运脾利湿。温补脾肾，化气利水为鼓胀脾肾阳虚证的治法。导滞通便，理气化痰为聚证食滞痰阻证的治法。理气活血，通络消积为积证气滞血阻证的治法。运脾化湿，通阳利水为水肿水湿浸渍证的治法。故本题选A。

189.解析：治疗鼓胀气滞湿阻证，首选胃苓汤合柴胡疏肝散加减。中满分消丸主治鼓胀湿热蕴结证，大七气汤主治积证气滞血阻证，六磨汤主治聚证食滞痰阻证，五皮饮合胃苓汤主治水肿水湿浸渍证。故本题选A。

191.解析：湿邪困遏，脾阳不振，寒水内停而见上述症状，辨证为水湿困脾证，治法为温中健脾，行气利水，首选实脾饮加减。附子理苓汤主治鼓胀脾肾阳虚证，越婢加术汤主治水肿风水相搏证，疏凿饮子主治水肿湿热壅盛证，二陈平胃散主治胃痞之痰湿中阻证。故本题选C。

192.解析：患者大便次数增多，质烂或稀，可诊断为泄泻。每因情志郁怒而诱发，伴胸胁胀闷、嗳气食少，辨证为肝气乘脾。故本题选E。

195.解析：泄泻肝气乘脾证应选用痛泻要方加减。若肝郁气滞，胸胁脘腹胀痛者，可加枳壳、香附、元胡、川楝子；若脾虚明显，神疲食少者，加黄芪、党参、扁豆；若久泻不止，可加酸收之品，如乌梅、诃子、石榴皮等。故本题选D。

196.解析：肝气乘脾多因情志不遂，郁怒伤肝，肝失条达而横乘脾土；或饮食劳倦，损伤脾气，脾失健运，土壅侮木，肝失疏泄所致。肝失疏泄，经气郁滞，故胸胁胀满窜痛；脾失健运，水谷不化，气滞湿阻，则腹胀纳呆，便溏不爽，肠鸣矢气，或大便溏结不调；肝郁气滞，横逆犯脾，运化失调，则腹痛欲泻，泻后气机调畅，故泻后痛减；肝失疏泄，则情志抑郁，善太息，女性常出现月经不调；若气郁化火，则急躁易怒。舌苔白，脉弦或缓，为肝郁脾虚常见之征。故本题选ADFGJ。

模拟试卷(三)答案与解析

197.解析:根据患者有消渴病史10年,口渴引饮,能食,体瘦等表现,可辨病为消渴。口渴引饮,能食,提示阴虚火旺,有热象;便溏,精神不振,四肢乏力,体瘦,提示气虚;舌质淡红,苔白而干,脉弱,为气阴两虚的典型舌脉表现。综上,患者属于消渴之气阴亏虚证。故本题选A。

198.解析:该患者辨病辨证为消渴气阴亏虚证,治宜益气健脾,生津止渴。肺热津伤证治宜清热润肺,生津止渴。胃热炽盛证治宜清胃泻火,养阴增液。肾阴亏虚证治宜滋阴固肾。阴阳两虚证治宜滋阴温阳,补肾固涩。故本题选DG。

199.解析:该患者辨病辨证为消渴气阴亏虚证,治宜益气健脾,生津止渴,方选七味白术散加减。肺热津伤证方选消渴方加减。胃热炽盛证方选玉女煎加减,若大便秘结不行,用增液承气汤润燥通腑,"增水行舟",待大便通后再转上方治疗;火旺伤阴,舌红而干,脉细数,方用竹叶石膏汤。肾阴亏虚证方选六味地黄丸加减,兼有神昏、肢厥、脉微细者,合参附龙牡汤益气敛阴,回阳救脱。阴阳两虚证方选金匮肾气丸加减。故本题选A。

200.解析:消渴涉及多个脏腑经络,失治误治及病情严重的患者,可见变证百出。如肺失滋润,日久可并发肺痨;肾阴亏损,肝失濡养,肝肾精血不足,不能上承耳目,可并发白内障、雀目、耳聋等;燥热内结,营阴被灼,络脉瘀阻,蕴毒成脓,发为疮疖、痈疽;阴虚燥热,炼液为痰,煎熬血脉为瘀,痰瘀阻滞经络,可致胸痹;亦可引起脑脉闭阻或血溢脉外,可发为中风;阴损及阳,脾肾衰败,水湿潴留,泛溢肌肤,则发为水肿;严重者因阴液极度耗损,虚阳浮越,而见面红、烦躁、头痛、呕恶、呼吸深快等症,甚则出现昏迷、肢厥、脉微欲绝等阴竭阳亡危象。故本题选ABCDEFGH。

201.解析:①生活方式指导是消渴治疗之首要策略。适当运动是防治消渴病的有效措施之一,应"以不疲劳为度",根据病情选择散步、导引、游泳、舞蹈等健身方式。还要注意进行情志疏导。注重"节喜怒""减思虑",保持情志调畅,有利于病情的控制和康复。②重视凉血化瘀法。消渴及其并发症多在阴虚燥热的基础上,合并络热血瘀,可在辨证论治基础上,配伍凉血化瘀通络之品,可提高疗效。③消渴的病机以阴虚燥热为主,可伴有湿热、痰热、瘀热等。应以养阴生津、润燥清热为基本治法。《医学心悟·三消》云:"治上消者,宜润其肺,兼清其胃;治中消者,宜清其胃,兼滋其肾;治下消者,宜滋其肾,兼补其肺。"故本题选ABCDFGH。

202.解析:痛经的辅助检查如下。①盆腔超声有助于诊断子宫内膜异位症、子宫腺肌病、盆腔炎性疾病,排除妊娠、生殖器肿瘤等。②血液检查如血常规,白细胞计数是否增高有助于诊断盆腔炎性疾病。③盆腔MRI检查、腹腔镜、子宫输卵管碘油造影、宫腔镜等检查有助于明确痛经的病因。故本题选BEFHIJ。

203.解析:痛经临证需结合月经期、量、色、质、伴随症状、舌、脉等综合分析。兼见胀痛或刺痛为主,伴胸胁乳房胀痛,经行不畅,紫暗有块,舌有瘀斑、瘀点,脉涩,为气滞血瘀;冷痛为主,得热痛减,经量少,色暗,苔白,脉紧,为寒凝血瘀;腹痛下坠,经色淡,头晕,心悸,舌淡,脉细,为气血虚弱;绵绵作痛,腰酸,耳鸣,月经量少质稀,舌淡,脉沉细,为肾气亏损。结合患者乳房、小腹胀痛,经下有血块,可判断患者为气滞血瘀证。故本题选C。

204.解析:治疗痛经的主穴为中极、三阴交、地机、十七椎、次髎。故本题选BCEIJ。

205.解析:痛经的配穴为气滞血瘀配太冲、血海,寒凝血瘀配关元、归来,气血虚弱配气海、血海,肾气亏损配肾俞、太溪。故本题选AE。

206.解析:三阴交主治如下。①肠鸣、腹胀、腹泻等脾胃虚弱诸证。②月经不调、带下、阴挺、不孕、滞产等妇产科病证。③遗精、阳痿、遗尿等生殖泌尿系统疾患。④心悸,失眠,高血压。⑤下肢痿痹。⑥阴虚诸证。故本题选ABDFHIJ。

207.解析:慢性阻塞性肺疾病多见于中老年人,有吸烟等高危因素史,有慢性咳嗽、咳痰史,气短或呼吸困难、喘息和胸闷,可有桶状胸、肋间隙增宽、肺部过清音,心浊音界缩小,肺下界和肝浊音界下降,两肺呼吸音减弱,呼气期延长,急性加重时可出现干湿啰音。根据题干信息,考虑该患者为慢性阻塞性肺疾病。支气管扩张症常表现为反复大量咯脓痰或反复咯血,胸部X线片常见肺野纹理粗乱或呈卷发状。肺结核常有发热、乏力、盗汗及消瘦等症状。急性左心衰竭可咳粉红色泡沫痰,两肺可闻及广泛的湿啰音和哮鸣音,胸部X线片可见心脏增大,肺淤血征。故本题选C。

208. 解析:慢性支气管炎的诊断需依据咳嗽、咳痰或伴有喘息,每年发病持续3个月,连续2年或2年以上,并排除其他可以引起类似症状的慢性疾病。如每年发病持续时间虽不足3个月,但有明确的客观检查依据(如X线检查)支持,亦可诊断。肺部啰音可见于肺炎、急性肺水肿等。支气管激发试验阳性、抗生素治疗无效见于支气管哮喘。痰液查找抗酸杆菌见于肺结核。故本题选ABCG。

209. 解析:肺功能检查确定持续气流受限是慢性阻塞性肺疾病诊断的必备条件,吸入支气管扩张剂后,$FEV_1/FVC<70\%$为确定存在持续气流受限的界限,若能同时排除其他已知病因或具有特征病理表现的气流受限疾病,则可明确诊断为慢性阻塞性肺疾病。故本题患者首选肺功能检查。合并细菌感染时,痰培养+药敏可能查出病原菌。CT检查的主要临床意义在于排除其他具有相似症状的呼吸系统疾病。血常规、尿常规检查对诊断无特异性。故本题选C。

210. 解析:慢性阻塞性肺疾病稳定期治疗如下。①首先需要教育和劝导患者戒烟;因职业或环境粉尘、刺激性气体所致者,应脱离污染环境。②其次是药物治疗,主要包括支气管舒张剂、糖皮质激素(对高风险患者,可吸入糖皮质激素与长效β_2肾上腺素受体激动剂的联合制剂)和祛痰药。③长期家庭氧疗对改善血流动力学、运动能力、肺生理和精神状态均有益。④康复治疗是稳定期患者的重要治疗手段,包括呼吸生理治疗、肌肉训练、营养支持、精神治疗与教育等。抗生素治疗、静脉应用糖皮质激素、积极处理并发症、机械通气均为急性加重期的处理措施。故本题选CDEFI。

211. 解析:自发性气胸为慢性阻塞性肺疾病的并发症之一,表现为突然加重的呼吸困难,并伴有明显的发绀,患侧肺部叩诊为鼓音,听诊呼吸音减弱或消失,通过X线检查可确诊。急性肺栓塞可表现为突发胸痛、呼吸困难、晕厥、低氧血症等。根据题干信息,考虑患者为慢性阻塞性肺疾病,伴有急骤发生的胸痛,提示可能为气胸或肺栓塞。较快出现的疼痛伴咳嗽、发热见于肺炎、脓胸,缓慢起病的胸痛伴疲乏、体重下降者应考虑结核和肿瘤。故本题选DF。

212. 解析:股肿是指血液在深静脉血管内发生异常凝固,从而引起静脉阻塞、血液回流障碍的疾病。其临床特点为肢体肿胀、疼痛、局部皮温升高和浅静脉怒张等。血脉瘀阻证可见下肢肿胀,皮色紫暗,痛处固定,肢体青筋怒张;舌质暗或有瘀斑,舌苔白,脉弦。根据患者表现,可辨病辨证为股肿血脉瘀阻证。故本题选A。

213. 解析:该患者辨病辨证为股肿血脉瘀阻证。治宜活血化瘀,通络止痛。方选活血通脉汤。故本题选F。

214. 解析:患者辨病为股肿。本病绝大多数发生在下肢,好发于小腿肌肉静脉丛及髂股静脉,可并发肺栓塞和肺梗死而危及生命。多见于肢体外伤、长期卧床、产后、肿瘤和其他血管疾病及手术(尤其是盆腔手术)、血管内导管术后。发病较急,主要表现为单侧下肢突发性、广泛性肿胀,疼痛,行走不利,可伴低热。故本题选CF。

215. 解析:患者辨病为股肿,本病相当于西医学的下肢深静脉血栓形成。需与以下疾病相鉴别:①下肢淋巴水肿,淋巴性肿胀并非指陷性,状似橡胶海绵,肿胀分布范围多自足背开始,逐渐向近心侧蔓延;皮肤和皮下组织增生变厚;慢性淋巴功能不全发展至后期形成典型的象皮肿。②原发性下肢深静脉瓣膜功能不全,多发于成年人,多为从事较长期的站立性工作和重体力劳动者;发病隐匿,进展较缓慢,以双下肢同时发病为特征;患者双小腿水肿、沉重感,站立位肿胀明显,抬高患肢后则肿胀明显减轻或消失;后期可见较明显的浅静脉曲张及其并发症,如色素沉着、血栓性浅静脉炎、小腿溃疡等;应用肢体多普勒超声血流检测和深静脉血管造影可明确诊断。故本题选DF。

216. 解析:股肿的预防与调护如下。①肥胖患者饮食宜选择清淡、富含维生素及低脂食物,忌食油腻、肥甘、辛辣之品。严格戒烟,积极参加体育锻炼,减轻体重。②对高危患者(血液呈高凝状态)应适当服用活血化瘀中药或抗凝药物。③术后患者应慎用止血药物;可适当垫高下肢或对小腿进行按摩,使小腿肌肉被动收缩;或尽量早期下床活动,以利静脉血回流,对长期卧床的患者应鼓励其做足背屈活动,必要时可对小腿肌肉进行刺激,以使小腿肌肉收缩,防止静脉血栓形成。④患股肿后应卧床休息,略抬高患肢,发病1个月内不宜做剧烈活动,以防栓子脱落引起肺栓塞。⑤发病后期可使用弹力绷带,以压迫浅静脉,促进静脉血回流。故本题选 ABCDEFGH。

模拟试卷(四)答案与解析

1. E	2. D	3. A	4. B	5. B	6. E	7. D	8. E	9. B	10. E
11. C	12. C	13. E	14. D	15. A	16. B	17. E	18. D	19. E	20. B
21. D	22. C	23. D	24. A	25. B	26. C	27. A	28. D	29. B	30. A
31. A	32. A	33. B	34. E	35. D	36. E	37. B	38. E	39. A	40. C
41. A	42. D	43. B	44. B	45. A	46. C	47. B	48. B	49. B	50. C
51. E	52. C	53. C	54. B	55. A	56. A	57. E	58. B	59. C	60. B
61. D	62. A	63. A	64. D	65. E	66. A	67. E	68. C	69. D	70. B
71. E	72. C	73. B	74. C	75. B	76. D	77. B	78. D	79. B	80. E
81. E	82. D	83. C	84. C	85. A	86. A	87. B	88. D	89. C	90. A
91. B	92. A	93. C	94. A	95. B	96. C	97. B	98. E	99. E	100. C
101. E	102. C	103. C	104. A	105. B	106. C	107. E	108. B	109. A	110. E
111. B	112. A	113. E	114. C	115. A	116. A	117. B	118. B	119. C	120. D
121. D	122. A	123. A	124. C	125. B	126. D	127. B	128. E	129. B	130. D
131. E	132. D	133. C	134. B	135. C	136. D	137. A	138. C	139. D	140. A
141. D	142. A	143. C	144. B	145. A	146. B	147. E	148. C	149. D	150. E
151. D	152. E	153. E	154. C	155. D	156. A	157. D	158. C	159. D	160. C
161. C	162. C	163. E	164. A	165. B	166. D	167. A	168. D	169. C	170. A
171. A	172. A	173. E	174. E	175. B	176. A	177. E	178. B	179. D	180. C
181. B	182. B	183. C	184. E	185. D	186. A	187. B	188. D	189. A	190. B
191. D		192. B		193. BCF		194. C		195. CE	
196. ABDFH		197. A		198. BCDF		199. BF		200. BDE	
201. C		202. ABCD		203. ABCEFGH		204. DE		205. AC	
206. ABCEFGH		207. DFHIJ		208. ABCDEFGI		209. ABE		210. AB	
211. CEFGIJ		212. A		213. A		214. B		215. DG	
216. ABCDE									

3. 解析:根据《中华人民共和国药品管理法》规定,生产、销售劣药的,没收违法生产、销售的药品和违法所得,并处违法生产、销售的药品货值金额十倍以上二十倍以下的罚款;违法生产、批发的药品货值金额不足十万元的,按十万元计算,违法零售的药品货值金额不足一万元的,按一万元计算;情节严重的,责令停产停业整顿直至吊销药品批准证明文件、药品生产许可证、药品经营许可证或者医疗机构制剂许可证。A 正确。生产、销售假药,或者生产、销售劣药且情节严重的,对法定代表人、主要负责人、直接负责的主管人员和其他责任人员,没收违法行为发生期间自本单位所获收入,并处所获收入百分之三十以上三倍以下的罚款,终身禁止从事药品生产经营活动,并可以由公安机关处五日以上十五日以下的拘留。排除 E。根据《中华人民共和国刑法》规定:生产、销售劣药,对人体健康造成严重危害的处三年以上十年以下有期徒刑,并处罚金;后果特别严重的,处十年以上有期徒刑或者无期徒刑,并处罚金或者没收财产。排除 B、C、D。故本题选 A。

7. 解析:根据患者表现诊断为哮病之肾虚证,治法为补肾纳气,首选金匮肾气丸或七味都气丸加减。射干麻黄汤主治寒哮证,六君子汤主治脾虚证。故本题选 D。

8. 解析:根据患者表现诊断为心绞痛。心绞痛以发作性胸痛为主要临床表现。典型发作疼痛位于胸骨上、中段之后,波及心前区,约手掌范围大小,界限不清。可放射至左肩、左上肢内侧,达无名指和小指,或放射至颈、咽喉或下颌部。胸痛常为压迫性、紧缩性或憋闷感,可伴有灼烧感、濒死感及恐惧感,出现强迫停立位。疼痛发作常由体力劳动或情绪激动诱发,常发作于饱食、寒冷、吸烟、心动过速、休克等状态下。疼痛多发生于诱因出现的当时。疼痛出现后逐渐加重,一般持续 3～5 分钟,可数天或数周发作一次,亦可 1 天内多次发作。一般去除诱因即可缓解;舌下含服硝酸甘油可在数分钟内缓解。急性心肌梗死见疼痛,疼痛部位和性质与心绞痛相同,但诱因多不明显,可发生于安静时,较心绞痛发作疼痛程度重,持续时间长,可达数小时以上,休息和含服硝酸甘油多不能缓解。疼痛发生后 24～48 小时出现发热、心动过速等全身症状,恶心、呕吐等胃肠道症状,心律失常、低血压和休克、心力衰竭等。故本题选 E。

12. 解析:患者诊断为不寐之心脾两虚证,治法为补益心脾,养血安神,首选归脾汤加减。安神定志丸、酸枣仁汤主治心胆气虚证。故本题选 C。

13. 解析:患者冠心病病史 8 年,心前区疼痛阵发,稍事活动则心悸而痛,诊断为胸痹。心肾阳虚,鼓动无力,故心前区疼痛阵发,稍事活动则心悸而痛;阳虚则寒,形体失于温养,故面色㿠白;脏腑功能衰退,故四肢欠温;阳气不振,推动无力,机能衰退,故胸闷、气短;舌淡胖,苔腻,脉沉细迟为心肾阳虚,水湿内停之象。辨证为心肾阳虚证。故本题选 E。

14. 解析:慢性胃炎无特异性临床表现,常出现上腹痛、饱胀不适,以进餐后明显,可伴嗳气、反酸、恶心等,少数患者伴有上消化道出血,慢性胃体炎可有纳差、体重减轻及贫血等表现。胃镜检查是诊断慢性胃炎最可靠的方法。慢性萎缩性胃炎:黏膜苍白或灰白色,呈颗粒状,可透见黏膜下血管,皱襞细小。急性胃炎多起病迅速,表现为饱胀、疼痛、恶心、呕吐、食欲减退等症状。胃镜下可见弥漫性糜烂、出血灶和浅表溃疡。故本题选 D。

15. 解析:患者支气管哮喘病史 13 年,因吸入汽车尾气突然发作,以喘憋、呼吸困难为主,伴心悸、乏力,诊断为支气管哮喘轻度急性发作。轻度急性发作吸入短效 β_2 受体激动剂,如沙丁胺醇气雾剂等,可迅速缓解哮喘发作;可同时口服氨茶碱,或吸入短效抗胆碱药气雾剂(异丙托溴铵气雾剂),口服孟鲁司特钠。故本题选 A。

17. 解析:根据患者表现诊断为肾病综合征。肾病综合征是指一组以大量蛋白尿(尿蛋白超过 3.5g/d)、低蛋白血症(血浆白蛋白低于 30g/L)、水肿、高脂血症为特征的临床症候群。慢性肾盂肾炎多有反复发作的尿路感染病史,尿沉渣检查白细胞增多,尿细菌学检查阳性,影像学表现为双肾不对称性缩小,持续性肾小管功能损害等。急性肾小球肾炎临床表现为急性起病,多有前期感染,以血尿为主,伴不同程度的蛋白尿、水肿、高血压或肾功能不全。慢性肾小球肾炎是以血尿、蛋白尿、水肿、高血压为基本临床表现的疾病。糖尿病肾病常见于病程10年以上的糖尿病患者。早期为尿微量白蛋白排出增加,逐渐出现大量蛋白尿、肾病综合征。糖尿病病史和特征性眼底病变有助于鉴别诊断。故本题选E。

18. 解析:根据患者辨证诊断为痴呆之痰浊蒙窍证,治法为化痰开窍,醒神益智,首选洗心汤加减。清心平肝,安神定志为心肝火旺证的治法。补肾健脾,益气生精为脾肾亏虚证的治法。故本题选D。

21. 解析:痰浊素盛,肝阳化风,痰随风动,风痰闭阻,上干清窍,故见上述症状,诊断为痫病之阳痫。治法应急以开窍醒神,继以邪热涤痰息风,首选黄连解毒汤合定痫丸加减。二阴煎主治狂证火盛伤阴证。涤痰汤主治痫病肝火痰热证。故本题选D。

24. 解析:根据患者表现诊断为痹证之风湿热痹,治法为清热通络,祛风除湿,首选白虎加桂枝汤合宣痹汤加减。独活寄生汤主治肝肾两虚证,虎潜丸主治肝肾亏损证,乌头汤主治痛痹证,双合汤主治痰瘀痹阻证。故本题选A。

25. 解析:根据患者表现诊断为胃痛之肝气犯胃证。治法为疏肝解郁,理气止痛,首选柴胡疏肝散加减。小建中汤主治腹痛之中脏虚寒证,四七汤主治呕吐之肝气犯胃证,清中汤主治胃痛之湿热中阻证。故本题选B。

27. 解析:根据患者表现诊断为过敏性紫癜。过敏性紫癜临床特点除双下肢对称性紫癜外,常有关节痛、腹痛及血尿等症状。患者可有过敏性皮疹、神经血管性水肿等病史。虽毛细血管脆性试验阳性,但出血时间、凝血时间均正常,血小板计数、骨髓象巨核细胞正常,可见嗜酸性粒细胞增多。急性粒细胞白血病见贫血、发热、出血,以皮肤、齿龈、口腔和鼻黏膜出血最常见,脾及肝大,胸骨下端叩击痛、淋巴结肿大等。急性型原发免疫性血小板减少症发病前1~2周有上呼吸道等感染史,特别是病毒感染史。主要表现为皮肤、黏膜出血,内脏出血。

故本题选A。

28. 解析:根据患者表现诊断为水肿(阴水)之脾阳虚衰证,治法为温肾助阳,化气行水,首选实脾饮加减。五皮饮合胃苓汤主治水湿浸渍证,真武汤主治肾阳衰微证,桃红四物汤、五苓散主治瘀水互结证。故本题选D。

29. 解析:患者小便不畅,点滴不爽,诊断为癃闭。肺热壅盛,失于肃降,不能通调水道,无以下输膀胱,故小便不畅,点滴不爽,烦渴欲饮,呼吸急促;舌红苔薄黄,脉数均为热象。辨证为肺热壅盛证。故本题选B。

31. 解析:根据患者表现诊断为鼓胀之水湿困脾证。治法为温中健脾,行气利水,首选实脾饮加减。调营饮主治肝脾血瘀证,附子理苓汤主治脾肾阳虚证,胃苓汤、柴胡疏肝散主治气滞湿阻证。故本题选A。

32. 解析:根据患者表现诊断为便血之脾胃虚寒证,治法为健脾温中,养血止血,首选黄土汤加减。无比山药丸主治尿血之肾气不固证,归脾汤主治气虚不摄证。故本题选A。

33. 解析:根据患者表现诊断为气瘿之肝郁痰凝证,治法为疏肝解郁,化痰软坚,首选四海舒郁丸加减。海藻玉壶汤、逍遥散主治肉瘿之气滞痰凝证,柴胡清肝汤主治瘿痈之肝郁内热证,消瘰丸主治桥本甲状腺炎之气阴两虚证。故本题选B。

34. 解析:根据患者表现诊断为齿衄之胃火炽盛证,治法为清胃泻火,凉血止血,首选加味清胃散合泻心汤加减。泻心汤合十灰散主治吐血之胃热壅盛证。龙胆泻肝汤主治鼻衄之肝火上逆证。泻白散合黛蛤散主治咳血之肝火犯肺证。六味地黄丸合茜根散主治齿衄之阴虚火旺证。故本题选E。

35. 解析:根据患者咳嗽阵作,痰中带血鲜红可辨病为咳血。木火刑金,肺失清肃,肺络受损,则见咳嗽阵作,痰中带血鲜红;肝火过旺,气机疏泄不畅,则烦躁易怒,胸胁疼痛;故该患者可辨证为肝火犯肺证,治宜清肝泻肺,凉血止血。代表方为泻白散合黛蛤散加减。故本题选D。

36. 解析:根据患者表现诊断为肺气虚型哮喘,治疗选取肺俞、膏肓、肾俞、太渊、太溪、足三里、定喘。采用灸法宜冬病夏治,故应夏季治疗。B项腧穴为哮喘实证的主穴。故本题选E。

37.解析:根据患者表现诊断为有头疽之阴虚火炽证,治法为滋阴生津,清热托毒,首选竹叶黄芪汤加减。仙方活命饮主治湿热壅滞证,普济消毒饮主治丹毒之风热毒蕴证。故本题选B。

38.解析:乳核(乳腺纤维腺瘤)是发生在乳房部最常见的良性肿瘤。好发于20~25岁妇女,乳中结核,形如丸卵,边界清楚,表面光滑,推之活动。直径大多在0.5~5cm。血瘀痰凝证证候:肿块较大,坚硬木实,重坠不适,伴胸闷牵痛,烦闷急躁,或月经不调、痛经等;舌质暗红,苔薄腻,脉弦滑或弦细。根据患者表现,可辨病辨证为乳核血瘀痰凝证。治宜疏肝活血,化痰散结。方选逍遥散合桃红四物汤加山慈菇、海藻。乳癖(乳腺增生病)患者月经期前乳房胀痛明显,经后疼痛减轻;有大小不等的结节状或片块状肿块,边界不清,质地柔韧,常为双侧性;肿块和皮肤不粘连。故本题选E。

39.解析:根据患者表现诊断为痛经之湿热蕴结证,治法为清热除湿,化瘀止痛,首选清热调血汤加车前子、败酱草、薏苡仁。行气活血,化瘀止痛为气滞血瘀证的治法。补养肝肾,调经止痛为肝肾亏损证的治法。温经散寒,化瘀止痛为寒凝血瘀证的治法。益气养血,调经止痛为气血虚弱证的治法。故本题选A。

42.解析:根据患者辨证诊断为口疮之心火上炎证,治法为清心泻火,首选泻心导赤散加减。凉膈散主治脾胃积热证,六味地黄丸主治虚火上浮证。故本题选D。

43.解析:根据患儿表现诊断为营养性缺铁性贫血之心脾两虚证,治法为补脾养心,益气生血,首选归脾汤加减。健运脾胃,益气养血为脾胃虚弱证的治法。滋养肝肾,填精养血为肝肾阴虚证的治法。温补脾肾,益阴养血为脾肾阳虚证的治法。益气养阴,宁心安神为气阴两虚证的治法。故本题选B。

44.解析:患者妊娠7个月,面浮肢肿,诊断为子肿。肾阳虚衰,水湿泛滥,故面浮肢肿,下肢尤甚,按之没指;肾虚耳窍失养,故头晕耳鸣;水气上逆凌心,故心悸气短;肾阳虚衰,温煦失职,不能温养筋骨、腰膝,故腰酸无力;肾阳衰惫,阴寒内盛,则本脏之色外现而面色晦暗;肾阳虚弱,固摄失司,故小便不利;舌淡苔白,脉沉迟为肾阳不足之象。辨证为肾虚证。妊娠期间出现腰酸、腹痛、小腹下坠或伴有少量阴道出血者,称胎动不安。凡堕胎、小产连续发生3次或以上者,称为"滑胎",亦称"数堕胎"。故本题选B。

45.解析:患者月经量不多,但淋漓不止十余天,故诊断为漏下,即属崩漏之证。肾阴亏虚,阴虚失守,封藏失司,冲任不固,故经血非时而下,淋漓不净;阴虚生内热,热灼阴血,则血色鲜红,质稠;阴血不足,不能上荣于脑,故头晕耳鸣;阴精亏虚,外府不荣,作强无力,则腰膝酸软;水不济火,故心烦;舌红,苔少,脉细数,亦为肾阴亏虚之征,故该患者可辨证为肾阴虚型崩漏。故本题选A。

46.解析:根据患者表现诊断为痛经之寒凝血瘀证,治法为调理冲任,取任脉及足太阴经穴为。主穴为中极、三阴交、地机、十七椎、次髎。绝经前后诸症的主穴为关元、三阴交、肾俞、太溪。经闭的主穴为关元、足三里、归来。故本题选C。

47.解析:根据患者表现诊断为泄泻之寒湿内盛证,治法为运脾化湿,理肠止泻。以大肠的背俞穴、募穴及下合穴为主。主穴为神阙、天枢、大肠俞、上巨虚、阴陵泉。神阙为局部选穴,用灸法既可温阳散寒除湿,又可清利湿热,为治疗泄泻的要穴;本病病位在肠,故取大肠募穴天枢、背俞穴大肠俞,俞募相配,与大肠下合穴上巨虚合用,调理肠腑而止泻;针对脾虚湿盛之病机,取脾经合穴阴陵泉,健脾化湿。故本题选B。

48.解析:根据患者表现诊断为牙痛之胃火牙痛。治法为祛风泻火,通络止痛。主穴为颊车、下关、合谷。胃火牙痛配内庭、二间;风火牙痛配外关、风池;肾虚牙痛配太溪、行间。故本题选B。

50.解析:疳气多为病之初起,脾虚健运失司则不思饮食,大便溏稀;气机不畅则性急易怒;脾虚失于濡养则精神欠佳,形体略瘦,面色萎黄少华,毛发稀疏;舌质略淡,苔薄微腻,脉细有力,指纹淡均为疳气之征,故可辨病辨证为疳证的疳气证。故本题选 C。

51. 解析:对于无明显移位的股骨颈骨折,外展型(Pauwels 角<30°)或嵌入型等稳定性骨折,年龄过大,全身情况差,或合并有严重心、肺、肾、肝等功能障碍者,选择非手术方法治疗。可采用穿防旋鞋,下肢皮肤牵引,卧床 6~8 周。该患者骨折类型属于无移位的稳定性骨折,可以采用非手术方法治疗。故本题选 E。

52. 解析:根据患者表现诊断为落枕之风寒型,治法为调气活血,舒筋通络。以局部阿是穴为主,配合远端取穴。主穴为天柱、阿是穴、外劳宫。瘀滞型配膻中、膈俞,风寒型配肺俞、风门。故本题选 C。

53. 解析:根据患者表现诊断为鼻衄之脾气虚弱证,治法为调补正气,通利鼻窍,主穴为上迎香、印堂、风门、足三里。肺气虚寒配肺俞、气海;脾气虚弱配脾俞、胃俞;肾阳亏虚配肾俞、命门;肺肾阴虚配太溪、三阴交。故本题选 C。

56. 解析:根据患者停经已有百日可辨病为闭经。肾阴不足,精血亏虚,冲任气血不充,血海不能满溢,故月经后期量少,渐至停闭;精亏血少,不能濡养空窍、外府,故头晕耳鸣,腰膝酸软;虚热迫津外泄,故潮热盗汗;虚热内扰心神,则五心烦热;虚热上浮,则口干咽燥。舌红,苔少,脉沉细数,均为肾阴虚之征。故辨证为闭经血枯经闭之肾阴虚证。穴位注射疗法:取气海、关元、中极、膈俞、血海。用维生素 B_1 或黄芪、当归等注射液,每穴可注射药液 2mL,隔日 1 次。故本题选 A。

57. 解析:根据患儿表现诊断为左桡骨头半脱位。上尺桡关节的稳定性主要靠环状韧带的约束。幼儿时期环状韧带松弛,且桡骨头发育尚不完善,头、颈的直径几乎相等,故幼儿的上尺桡关节稳定性差。当患儿肘关节在伸直位,腕部受到纵向牵拉,造成肱桡关节间隙加大,关节内负压骤增,关节囊和环状韧带卡在肱桡间隙,阻碍桡骨头回位,形成桡骨头半脱位。小儿桡骨头半脱位又称"牵拉肘"。肘关节脱位:闭合性脱位可见皮下瘀血,或伴有皮肤擦伤等。肘关节固定于 45°左右的半屈曲位,呈靴状畸形是肘关节后脱位的典型表现;而前

脱位时肘关节呈过伸位,肘前隆起;伴有侧方移位时可见肘关节呈内翻或外翻畸形。肱骨髁上骨折:部分肘关节损伤后表现为严重肿胀,并伴有水疱;前臂及手部的皮肤如表现为苍白或青紫,应考虑血管损伤。肘关节近端部位压痛及上臂的纵向叩击痛阳性。故本题选 E。

60. 解析:桡骨下端骨折可以分为伸直型骨折(Colles 骨折)和屈曲型骨折(Smith 骨折)。伸直型骨折多为腕关节处于背伸位、手掌着地、前臂旋前时受伤,典型畸形为银叉样或枪刺样;屈曲型骨折多由于跌倒时腕关节屈曲、手背着地受伤引起,伤后出现腕部下垂,局部肿胀,腕部活动受限。故本题选 B。

61. 解析:皮肤牵引适用于儿童或年老、体弱的成年人;骨骼牵引适用于下肢肌肉比较发达的青壮年或较大年龄的儿童。儿童牵引重量约占儿童体重的 1/6,时间为 3~4 周;成人牵引重量约为体重的 1/7,时间为 8~10 周。1 周后床边 X 线片复查,如骨折对位良好,即可将牵引的重量逐渐减轻至维持重量,一般成人为 1/10 体重,儿童为 3kg 左右。在维持牵引的过程中,应注意调整牵引的重量和方向,检查牵引装置,保持牵引效能。故本题选 D。

62. 解析:肺源性心脏病是由慢性支气管炎、阻塞性肺气肿、支气管扩张、肺结核、支气管哮喘及尘肺等反复发作,进而引起右心室肥大,以至发展成右心衰竭的心脏病。因为此病发展缓慢,常常要数年或数十年才发展成为肺心病。根据该患者 30 年 COPD 病史及查体表现,可考虑为肺源性心脏病,患者目前昏迷状态应考虑为肺源性心脏病引起的低氧血症所致的肺性脑病,故应进行动脉血气分析确定有无低氧及二氧化碳潴留。故本题选 A。

64. 解析:患者咽部干燥,灼热疼痛,干咳,诊断为喉痹。肺阴亏虚,火热内生,清肃失职,则干咳痰少而稠;肺肾阴虚,虚火熏灼,咽喉失润,则咽部干燥,灼热疼痛不适,午后较重,黏膜暗红而干燥;虚热内蒸,故手足心热,潮热盗汗,颧红,失眠多梦;舌红少苔,脉细数皆为阴虚内热之征。辨证为肺肾阴虚证。故本题选 D。

79. 解析:根据患者表现诊断为积证。积证以

腹部可扪及或大或小、质地或软或硬的包块,部位固定不移,并有胀痛或刺痛为临床特征。聚证以腹中气聚、攻窜胀痛、时作时止为临床特征。气机不畅,则左肋下胀痛不适,包块质软而不坚;瘀血内停,则包块固定不移;舌质暗,苔薄白,脉弦细均为气滞血瘀之象。辨证为气滞血阻证。故本题选B。

80.解析:积证之气滞血阻证,治法为理气活血,通络消积。祛瘀软坚为积证之瘀血内结证的治法。补益气血,活血化瘀为积证之正虚瘀阻证的治法。疏肝解郁,行气散结为聚证肝郁气滞证的治法。导滞通便,理气化痰为聚证之食滞痰阻证的治法。故本题选E。

81.解析:治疗积证之气滞血阻证首选大七气汤加减。膈下逐瘀汤主治积证之瘀血内结证,化积丸主治积证之正虚瘀结证,逍遥散主治聚证之肝郁气滞证,六磨汤主治聚证之食滞痰阻证。故本题选E。

82.解析:根据患者表现诊断为癃闭。癃闭多见于老年男性,或产后妇女及手术后患者。症见小便不利,点滴不畅,或小便闭塞不通,尿道无涩痛,小腹胀满。男性直肠指诊检查可有前列腺肥大,或膀胱区叩诊有明显浊音。淋证是以小便频数,淋漓刺痛,欲出未尽,小腹拘急,或痛引腰腹为主症的病证。关格:呕吐及小便不通为关格主症,但须先有小便不通,而后出现呕吐,方可诊断为关格。病程中可出现神疲乏力,腰膝酸痛,头晕、头痛,严重者伴喘促、抽搐,甚至谵语、昏迷。故本题选D。

83.解析:肾中阳气虚衰,气化不及州都,故排尿不畅,小便点滴而出,小腹胀痛;肾阳虚衰,温煦失职,不能温养筋骨、腰膝,故腰膝酸痛;元阳不足,失于温煦,则畏寒肢冷;阳虚不能鼓动精神,则神疲乏力;肾阳虚弱,固摄失司,则男子滑精、早泄,女子白带清稀量多,尿频清长,夜尿多;舌淡苔白,脉沉细无力,尺部尤甚,为肾阳不足之象。辨证为肾阳衰惫证。故本题选C。

84.解析:治疗癃闭之肾阳衰惫证首选济生肾气丸加减。补中益气汤合春泽汤主治癃闭之脾气不升证。温脾汤合吴茱萸汤主治关格之脾肾阳虚、湿浊内蕴证。故本题选C。

88.解析:根据患者咳嗽,气息粗促等,可辨病为咳嗽。痰热壅肺,肺失肃降,则见咳嗽,痰多质黏,色黄,面赤身热,口干而黏,欲饮水,舌质红,舌苔薄黄腻,脉滑数等。故患者可辨证为痰热郁肺证。故本题选D。

89.解析:患者辨病辨证为咳嗽痰热郁肺证,治宜清热化痰,肃肺止咳。方选清金化痰汤加减。故本题选C。

90.解析:患者辨病为咳嗽。本病的治疗应分清邪正虚实。外感咳嗽,多为实证,应祛邪利肺,按病邪性质分风寒、风热、风燥论治。内伤咳嗽,多属邪实正虚。邪实为主者,治以祛邪止咳;正虚为主者,治以扶正补虚;虚实夹杂者,按虚实的主次酌情兼顾。此外,辨治咳嗽除直接治肺外,还应从整体出发,注意治脾、治肝、治肾等。故本题选A。

91.解析:根据患者表现诊断为胎动不安。妊娠期间出现腰酸、腹痛、小腹下坠或伴有少量阴道出血者,称胎动不安。妊娠期间,阴道有少量出血,时出时止,或淋漓不断,而无腰酸、腹痛、小腹下坠者,称"胎漏"。异位妊娠者B超检查未见宫内妊娠,可见宫旁一侧包块或其内见妊娠囊。凡妊娠12周内,胚胎自然殒堕者,为"堕胎"。凡堕胎、小产连续发生3次或以上者,称为"滑胎"。故本题选B。

92.解析:根据患者表现诊断为胎动不安之气血虚弱证,治法为益气养血,固冲安胎。固肾安胎,佐以益气为肾虚证的治法。补肾益气固冲为滑胎肾虚证的治法。故本题选A。

93.解析:治疗胎动不安之气血虚弱证首选胎元饮。保阴煎主治胎动不安之血热(虚热)证。寿胎丸、桂枝茯苓丸主治胎动不安之血瘀证。补肾固冲丸主治滑胎之肾虚证。故本题选C。

94.解析:根据患者表现诊断为丹痧之毒炽气营证。丹痧起病急,突然高热,咽部红肿疼痛,并可化脓。在病12~36小时内开始出现皮疹,先于颈、胸、背及腋下、肘弯等处,迅速蔓延全身,其色鲜红细小,并见环口苍白和草莓舌。皮疹出齐后1~2天,身热,皮疹渐退,伴脱屑或脱皮。奶麻起病急骤,常突然高热,持续3~4天后热退,但全身症状轻微,身热始退,或热退稍后,即出现玫瑰红色皮疹,皮疹出现部位以躯干、腰部、臀部为主,面部及四肢较少。皮疹出现1~2天后即消退,疹退后无脱屑及色素沉着疫。麻疹以发热、流涕、流泪、咳嗽、口腔麻疹黏膜斑及全身斑丘疹为特征。本病一年四季均可发病,以冬春季为多见,传染性较强,多见于6个月以上5岁以下小儿。风疹发热1天左右,皮肤出现淡红色斑丘疹,经过1天后皮疹布满全身,出疹1~2天后,发热渐退,皮疹逐渐隐没,皮疹消退后,可有皮肤脱屑,但无色素沉着。水痘前驱期可无症状或仅有轻微症状,可见低热或中等程度发热、头痛、全身不适、乏力、食欲减退、咽痛、咳嗽等,持续1~2天;皮疹初为红斑疹,后变为深红色丘疹,再发展为疱疹。位置表浅,形似露珠水滴,椭圆形,3~5mm大小,壁薄易破,周围有红晕。皮疹呈向心分布,先出现于躯干和四肢近端,继为头面部、四肢远端,手掌、足底较少。皮疹分批出现,同一时期可见斑、丘、疱疹和结痂同时存在。故本题选A。

95.解析:丹痧之毒炽气营证的治法为清气凉营,泻火解毒。辛凉宣透,清热利咽为邪侵肺卫证的治法;养阴生津,清热润喉为肺胃阴伤证的治法;清凉解毒,透疹达邪为邪入肺胃证的治法;宣肺开闭,清热解毒为邪毒闭肺证的治法。故本题选B。

96.解析:治疗丹痧毒炽气营证,首选凉营清气汤。沙参麦冬汤为肺胃阴伤证的代表方,银翘散为邪侵肺卫证的代表方,清解透表汤为邪入肺胃证的代表方,麻杏石甘汤为邪毒闭肺证的代表方。故本题选C。

97.解析:根据患者表现诊断为丹毒。丹毒多数发于下肢,局部红赤灼热,如涂丹之状,肿胀疼痛,红斑边缘微翘起,与正常皮肤有明显分界,红斑上有时可出现水疱紫斑,偶有化脓或皮肤坏死,病变附近臖核肿痛。开始即有恶寒、发热、头痛、周身不适等症状。接触性皮炎有明显的刺激物及过敏性物质接触史,皮损发生在接触部位,境界清楚;皮损以红肿、水疱、丘疹为主,伴焮热、瘙痒,多无疼痛;一般无明显全身症状。发局部红肿,但中间明显隆起而色深,四周肿势较轻而色较淡,边界不清,胀痛呈持续性,化脓时跳痛,大多发生坏死、化脓溃烂,一般不会反复发作。流注多发于躯干或四肢一处或相继数处肌肉深处出现脓肿。初起患处酸痛漫肿,皮色不变;成脓时患处肿痛显著,皮色转红,按之应指;溃后脓出稠厚,肿不规则,痛渐消,疮口愈合。发于髂窝者,患肢屈曲难伸。痛风患者无症状期仅有波动性或持续性高尿酸血症,但痛风发作时患者可出现急性痛风性关节炎、痛风石、慢性关节炎症状,同时伴有肾脏病变的临床表现。故本题选B。

98.解析:根据患者表现诊断为丹毒之湿热毒蕴证,治法为利湿清热解毒,首选五神汤合萆薢渗湿汤加减。犀角地黄汤合黄连解毒汤主治丹毒之胎火毒蕴证。普济消毒饮主治锁喉痈之痰热蕴结证。故本题选E。

99.解析:丹毒的外治疗法如下。①外敷法:用玉露散或金黄散,以冷开水或鲜丝瓜叶捣汁或金银花露调敷,或用鲜荷花叶、鲜蒲公英、鲜地丁全草、鲜马齿苋、鲜冬青树叶等捣烂湿敷。干后调换,或以冷开水时时湿润。②砭镰法:患处消毒后,用七星针或三棱针叩刺患部皮肤,放血泄毒。此法只适用于下肢复发性丹毒,禁用于赤游丹毒、抱头火丹患者。此外,若流火结毒成脓者可在坏死部位做小切口引流,掺九一丹,外敷红油膏。故本题选E。

100.解析:脱疽是指发于四肢末端,严重时趾(指)节坏疽脱落的一种慢性周围血管疾病。以青壮年男子、老年人或糖尿病患者多见,好发于四肢末端,以下肢多见。初起患肢末端发凉、怕冷、苍白、麻木,可伴间歇性跛行,继则疼痛剧烈,日久患趾(指)坏死变黑,甚至趾(指)节脱落。根据患者表现可辨病为脱疽。患者消渴病史近20年,提示消渴日久,气阴两伤,久病入络,气血凝滞,血脉瘀阻。10年前出现足部麻木、发凉不适,为早期血瘀脉络症状。近5年症状加重,3周前出现左足破溃,近1周足部溃疡发展迅速,伴脓性分泌物,结合其全身症状、舌脉表现,提示为湿热毒邪蕴结,化热成脓之象。综上,辨证为湿热毒盛证。故本题选C。

101.解析:患者辨病辨证为脱疽湿热毒盛证,治宜清热利湿,解毒活血。寒湿阻络证治宜温阳散寒,活血通络。血脉瘀阻证治宜活血化瘀,通络止痛。热毒伤阴证治宜清热解毒,养阴活血。气阴两虚证治宜益气养阴。故本题选 E。

102. 解析:患者辨病辨证为脱疽湿热毒盛证,治宜清热利湿,解毒活血,方选四妙勇安汤加减。故本题选 C。

103. 解析:患者左侧乳突区及面部轻度疼痛,左侧眼睑闭合不全,额纹消失,眼裂扩大,鼻唇沟平坦,口角歪向右侧,诊断为面瘫。病发于感冒之后,舌红,苔薄黄,脉浮数,辨证为风热侵袭证。故本题选 C。

104. 解析:面瘫的治法为祛风通络,疏调经筋。取局部穴、手足阳明经穴为主。主穴为阳白、四白、颧髎、颊车、地仓、翳风、牵正、太阳、合谷。面部腧穴可疏调局部经筋气血,活血通络;"面口合谷收",合谷为循经选穴,与近部腧穴翳风相配,祛风通络。B 项为治疗面痛的主穴。C 项为治疗震颤麻痹的主穴。故本题选 A。

105. 解析:治疗除主穴外,味觉减退配足三里。风池为风寒外袭的配穴,水沟为人中沟歪斜的配穴,承浆为颏唇沟歪斜的配穴,迎香为鼻唇沟变浅的配穴。故本题选 B。

109. 解析:脊髓型颈椎病是颈椎退变结构压迫脊髓所致,常表现为四肢乏力、站立不稳。晚期可出现上运动神经元性瘫痪,表现为双下肢肌张力增高,腱反射亢进,病理征阳性,可有二便失禁或尿潴留。根据题干信息,本例诊断为脊髓型颈椎病。神经根型颈椎病常表现为颈肩痛,并向上肢放射。椎动脉型颈椎病常表现为突发眩晕及猝倒。交感神经型颈椎病常表现为交感神经受刺激的症状。混合型颈椎病少见。故本题选 A。

110. 解析:颈椎病分为神经根型、脊髓型、交感神经型、椎动脉型等类型。脊髓型颈椎病是颈椎退变结构压迫脊髓所致,常表现为四肢麻木、无力、行走及持物不稳、病理征阳性等。头痛、头晕、眼痛、面部出汗失常、肢体发凉,无或少汗,可见于交感神经型颈椎病。双上肢麻木为神经根型颈椎病的表现。故本题选 E。

111. 解析:除脊髓型颈椎病外,其他类型颈椎病均可以手法治疗为主,配合药物、牵引和练功等治疗。该患者诊断为脊髓型颈椎病,本病应手术治疗,严禁采用非手术治疗,否则可导致脊髓损伤致瘫痪。故本题选 B。

115. 解析:患者发热、皮肤出血、胸骨压痛,外周血检查示血红蛋白含量和血小板计数减少,白细胞计数增多,分类见原始和幼稚细胞,应考虑急性白血病。患者全身多处浅表淋巴结肿大,最可能的诊断是急性淋巴细胞白血病。非霍奇金淋巴瘤、霍奇金淋巴瘤一般仅有浅表淋巴结肿大,不会出现胸痛及外周血白细胞计数增多。急性粒细胞白血病虽可出现浅表淋巴结肿大,但一般不会多处肿大。系统性红斑狼疮常表现为多系统受累,尤其肾脏受累,与题干所述不符。故本题选 A。

116. 解析:为确诊急性淋巴细胞白血病,一般首选骨髓细胞学检查。淋巴结活检是确诊淋巴瘤的常用方法。骨髓活检仅用于科研,目前临床上很少应用。腹部 B 超对确诊白血病的意义不大。抗核抗体谱常用于系统性红斑狼疮的诊断。故本题选 A。

117. 解析:化学治疗是急性淋巴细胞白血病当前主要的治疗措施,可使白血病缓解,延长患者生存时间。故本题选 B。

118. 解析:根据患者表现诊断为聚星障。聚星障患者常有感冒或发热病史,或在劳累后发作。常有反复发作史。眼部沙涩疼痛,畏光流泪,视物模糊。黑睛上星点状或树枝状、地图状、圆盘状浑浊;病变区荧光素染色阳性;角膜病变区知觉减退。天行赤眼是指外感疫疠之气,白睛暴发红赤、点片状溢血,常累及双眼,能迅速传染并引起广泛流行的眼病。混睛障是指黑睛深层起灰白色翳障,状若圆盘,浑浊不清,漫掩黑睛,障碍视力的眼病。天行赤眼暴翳是指因感受疫疠之气,急发白睛红赤,继之黑睛生翳的眼病。凝脂翳是指黑睛生翳,状如凝脂,多伴有黄液上冲的急重眼病。故本题选 B。

119. 解析:风热客目,故右眼涩痛,怕光流泪,视物不清;肺系受邪,鼻窍不利,故鼻塞流涕;咽喉不利,故咽痛;风热侵袭头面经络,故头痛;舌红,苔薄黄,脉浮微数为风热犯表之象。辨证为风热客目证。故本题选 C。

120. 解析:治疗聚星障之风热客目证,治法为疏风清热,退翳明目,首选银翘散加减。龙胆泻肝汤主治聚星障之肝胆火炽证,修肝散主治天行赤眼暴翳之疠气犯目证,羌活胜风汤主治凝脂翳障之肝经风热证,泻肺饮主治天行赤眼之热毒炽盛证。故本题选D。

121.解析:患者半身不遂,舌强语謇,口角㖞斜,神志清,可诊断为中风之中经络。痉证以项背强直、四肢抽搐,甚至口噤、角弓反张为主要临床表现。面瘫以口眼㖞斜为特点,通常急性发作,常在睡眠醒来时发现一侧面部肌肉板滞、麻木、瘫痪,额纹消失,眼裂变大,露睛流泪,鼻唇沟变浅,口角下垂歪向健侧,病侧不能皱眉、蹙额、闭目、露齿、鼓颊;部分患者初起时有耳后疼痛,还可出现患侧舌前2/3味觉减退或消失,听觉过敏等症状。痹证以关节肌肉疼痛,屈伸不利为主症。痿证以肢体筋脉弛缓,软弱无力,不能随意运动,或伴有肌肉萎缩为主要表现。故本题选D。

122.解析:中风中经络的治法为调神导气,疏通经络。取督脉、手厥阴及足太阴经穴为主。治疗中风之中脏腑以督脉、手厥阴经穴为主。故本题选A。

123.解析:治疗中风之中经络的主穴是内关、水沟、三阴交、极泉、尺泽、委中。脑为元神之府,督脉入络脑,水沟为督脉穴,可醒脑开窍,调神导气,主血脉藏神;内关为心包经穴,可调理心神,疏通气血;三阴交为足三阴经交会穴,可滋补肝肾;极泉、尺泽、委中疏通肢体经络。故本题选A。

124.解析:根据患者月经延后10余天,已连续3个周期,可辨病为月经后期。患者过食寒凉,血为寒凝,冲任滞涩,血海不能按时满溢,故周期延后,量少;寒凝冲任,故经色暗有块;寒邪客于胞中,气血运行不畅,故小腹冷痛;得热后气血稍通,故小腹得热痛减;寒邪阻滞于内,阳不外达,则畏寒肢冷,面色青白。舌淡暗,苔白,脉沉紧,均为实寒之征。故可辨证为月经后期实寒证,故本题选C。

125.解析:该患者辨病辨证为月经后期实寒证。治宜益气和血,调畅冲任。以任脉及足太阴经穴为主。主穴:气海、三阴交、归来。故本题选B。

126.解析:该患者辨病辨证为月经后期实寒证。主穴:气海、三阴交、归来。配穴:实寒证配天枢、神阙、子宫;虚寒证配命门、关元。故本题选D。

127.解析:根据患者表现诊断为喘证之肾虚证,治法为补肾纳气,首选金匮肾气丸合参蛤散加减。参附汤主治喘脱证,真武汤主治水凌心肺证。故本题选B。

128.解析:中气上逆,脐下筑动,气从小腹上奔为肾失潜纳,加紫石英、磁石、沉香等。紫石英温肺寒,止喘嗽。磁石入肾经,质重沉降,纳气归肾,有益肾纳气平喘之功,宜于肾气不足摄纳无权之虚喘。磁石能温肾纳气平喘,常用于治疗肾虚气逆喘息。故本题选E。

130.解析:苏子降气汤降气平喘,祛痰止咳,主治上实下虚之喘咳证。定喘汤宣肺降气,清热化痰,主治痰热内蕴,风寒外束之哮喘。小青龙汤解表散寒,温肺化饮,主治外寒内饮证。三子养亲汤温肺化痰,降气消食,主治痰壅气逆食滞证。二陈汤燥湿化痰,理气和中,主治湿痰证。故本题选C。

131.解析:若阳虚水泛,上凌心肺,宜用真武汤合葶苈大枣泻肺汤以温阳利水,泻肺平喘。防己黄芪汤主治表虚之风水或风湿。苓桂术甘汤主治中阳不足之痰饮。金匮肾气丸主治肾阳气不足证。故本题选E。

137.解析:患者反复咳嗽7年,诊断为咳嗽。痰湿阻肺,宣降失司,肺气上逆,故咳嗽,咳声重浊;肺失宣降,津聚为痰,故痰色白,量多,质稠;痰湿凝滞于肺,肺气不利,故胸闷;痰湿蕴脾,脾失健运,故脘痞,食少;痰湿阻于经络,气血运行不利,故体倦;苔白腻,脉滑均为痰浊内盛之象。辨证为痰湿蕴肺证。故本题选A。

138.解析:咳嗽之痰湿蕴肺证的治法为燥湿化痰,理气止咳。疏风清热,宣肺止咳为风热犯肺证的治法。清热化痰,肃肺止咳为痰热郁肺证的治法。清肺泻肝,化痰止咳为肝火犯肺证的治法。疏风清肺,润燥止咳为风燥伤肺证的治法。故本题选C。

139.解析:治疗咳嗽之痰湿蕴肺证,首选二陈汤、平胃散合三子养亲汤加减。清金化痰汤主治痰热郁肺证,黛蛤散合黄芩泻白散主治肝火犯肺证,桑杏汤主治风燥伤肺证,桑菊饮主治风热犯肺证。故本题选D。

140.解析:若兼见恶寒背冷,四肢不温,怕冷喜温,痰黏白如沫,舌淡,苔白滑,加干姜、细辛、白芥子温肺化痰。干姜辛热,入肺经,善于温肺散寒化饮。治寒饮喘咳,形寒背冷,痰多清稀之证。细辛辛散温通,外能发散风寒,内能温肺化饮。白芥子辛温力雄,性善走散,能温肺寒,利气机,豁痰涎,逐水饮。故本题选A。

141.解析:病情平稳后可服六君子丸以资调理,或合杏苏二陈丸标本兼顾。六君子丸主治脾胃气虚兼痰湿证。枳术丸主治脾虚气滞,饮食停积证。玉屏风散主治表虚自汗。参苓白术散主治脾虚湿盛证。补中益气汤主治脾胃气虚证、气虚下陷证、气虚发热证。故本题选D。

162.解析:患者近5个月来,经后1~2天,小腹隐痛喜按,诊断为痛经。气血双亏,冲任失养,故经后1~2天,小腹隐痛喜按,阴部空坠不适;血液亏虚,冲任失养,故月经量少,色淡,质清稀;气血不足,不能上荣,故面色无华;气虚,脏腑机能减退,故神疲乏力;气血双亏,脑窍失养,故头晕;血虚,血不养心,神不守舍,故心悸;舌淡,脉细无力均为气血两虚之象。辨证为气血虚弱证。故本题选C。

163.解析:痛经之气血虚弱证的治法为益气养血,调经止痛。补养肝肾,调经止痛为肝肾亏虚证的治法。温经散寒,化瘀止痛为寒凝血瘀证的治法。故本题选E。

164.解析:治疗痛经之气血虚弱证首选圣愈汤加减。少腹逐瘀汤主治寒凝血瘀证,膈下逐瘀汤主治气滞血瘀证。故本题选A。

165.解析:若患者伴腰腿酸软,酌加川断、桑寄生补肾强腰肌。川断能补肝肾,强健骨,治肝肾虚,筋骨不健,可达标本兼治之功。桑寄生苦燥甘补,既能祛风湿,又长于补肝肾、强筋骨,对痹证日久,损及肝肾,腰膝酸软,筋骨无力者尤宜。故本题选B。

166.解析:若患者兼胁痛、乳胀、小腹胀痛,属血虚肝郁,酌加川楝子、柴胡、乌药以行气止痛。川楝子苦寒清泄,既能清肝火,又能行气止痛,为治肝郁

气滞疼痛之良药,尤善治肝郁化火诸痛。柴胡辛行苦泄,性善条达肝气,疏肝解郁。治疗肝失疏泄,气机郁阻所致的胸胁或少腹胀痛、情志抑郁、妇女月经失调及痛经等。乌药苦寒清泄,既能清肝火,又能行气止痛,为治肝郁气滞疼痛之良药,尤善治肝郁化火诸痛。故本题选D。

172.解析:根据患者表现诊断为乳蛾之肺胃热盛证。乳蛾急性者,表现为发热、咽痛,可伴有畏寒、头痛、食欲下降、乏力等;慢性者,表现为咽部不适(如异物感、干痒、灼热等)反复发作。急性发病者可见双侧扁桃体及腭舌弓、腭咽弓充血肿胀,扁桃体表面有黄白色脓点,甚者膜连成片状;颌下淋巴结可有肿大、压痛。慢性发病者,可见扁桃体或大或小,腭舌弓呈带状充血,暗红色,挤压腭舌弓时扁桃体隐窝有干酪样物溢出。喉痹是以咽部红肿疼痛或异物梗阻不适感,喉底或有颗粒状突起为主要特征的疾病。梅核气是以咽部异物阻塞感为主要特征的疾病。喉咳是指以阵发性咽喉奇痒、干咳连连为主要特征的疾病,饮水好转,干咳或少痰,全身症状较少,病程较长。喉痈是指以咽喉红肿疼痛,吞咽困难为主要特征的咽喉及其邻近部位的痈肿。故本题选A。

173.解析:乳蛾之肺胃热盛证的治法为清泻肺胃,消肿利咽。清热解毒,消肿利咽为喉痹肺胃热盛证的治法。泄热解毒,祛痰开窍为喉风之痰火壅结证的治法。滋阴降火,润肺止咳为喉咳之阴虚火旺证的治法。泄热解毒,消肿排脓为喉痈之热毒困结,化腐成脓的治法。故本题选E。

174.解析:治疗乳蛾之肺胃热盛证,首选清咽利膈汤加减。清瘟败毒饮主治喉风之痰火壅结证。仙方活命饮主治喉痈之热毒困结,化腐成脓证。月华丸主治喉癣之阴虚火旺证。百合固金汤主治喉咳之阴虚火旺证。故本题选E。

175.解析:若咳嗽痰黄稠,颌下淋巴结肿大、压痛者,加射干、贝母、瓜蒌以清化热痰而散结。射干苦寒降泄,专入肺经,长于清泻肺火,有清热解毒、祛痰、利咽之效,故为治热毒痰火郁结所致咽喉肿痛之要药。贝母味苦性微寒,能清肺化痰,又味甘质润而润肺止咳,尤宜于内伤久咳、燥痰、热痰之

证。瓜蒌功似川贝母,苦寒之性较甚而偏苦泄,长于清化热痰,降泄肺气。故本题选B。

176.解析:高热者,加石膏、天竺黄以清热泻火,祛痰利咽。石膏味辛甘,大寒,寒能清热泻火,辛寒解肌透热,甘寒清泻胃火,除烦止渴,为清泻肺胃二经气分实热之要药。天竺黄甘寒,可清热豁痰,凉心定惊。故本题选A。

187.解析:热毒壅盛于少阳经脉,气血凝滞不通,则两侧耳下腮部肿胀疼痛,坚硬拒按,张口咀嚼困难;邪毒炽盛,故高热,口渴欲饮;热毒上乘咽部,故咽红肿痛;热毒上扰清阳,故头痛;热毒蕴结于中焦,脾胃失职,故纳少;热伤津液,故大便秘结,尿少而黄;舌红苔黄,脉滑数为热毒内蕴之象。辨证为热毒蕴结证。故本题选B。

188.解析:痄腮之热毒蕴结证的治法为清热解毒,散结软坚。疏风清热,消肿散结为温毒外袭证的治法。清热解毒,活血止痛为毒窜睾腹证的治法。故本题选D。

189.解析:治疗痄腮之热毒蕴结证,首选普济消毒饮加减。柴胡葛根汤主治温毒外袭证。故本题选A。

190.解析:邪毒炽盛,则高热不退;热扰心神,则烦躁不安;热毒上扰清阳,则头痛项强;胃气上逆,则见呕吐;邪陷心肝,闭窍动风,则嗜睡神昏、四肢抽搐;邪毒结于腮部不散,则腮部肿胀疼痛。舌质红,苔黄,脉弦数为邪陷于内之象。辨证为邪陷心肝证,治法为清热解毒,息风开窍,首选清瘟败毒饮加减。故本题选B。

191.解析:邪毒不清,内传足厥阴肝经,足厥阴肝经循少腹络阴器,邪毒蕴结睾腹,则一侧睾丸肿胀疼痛,痛时拒按;邪毒阻于中焦,脾胃纳运失常,故恶心呕吐,腹胀泄泻;舌红苔黄,脉数为邪毒在内之象。辨证为毒窜睾腹证,治法为清肝泻火,活血止痛,首选龙胆泻肝汤加减。故本题选D。

192.解析:急性肾盂肾炎时患者突然发生一侧或两侧腰痛,有明显全身症状,如高热寒战、恶心、呕吐等,甚至伴随败血症、低血压。通常脊柱肋角有触痛(压痛)。尿显微镜检查有白(脓)细胞、红细胞、上皮细胞,可见到白细胞管型。尿蛋白阴性或微量。该患者符合上述特点,考虑急性肾盂肾炎的可能。急性膀胱炎发病突然,以膀胱刺激症状为主,表现有尿急、尿频、排尿时烧灼样痛,甚至不敢排尿,可有排尿时和排尿后耻骨弓上疼痛,排空后仍有尿不尽感。肾和输尿管结石又称上尿路结石,主要症状是疼痛和血尿,可有肾绞痛发作。膀胱结石的典型症状为排尿突然中断,疼痛放射至远端尿道及阴茎头部,伴有排尿困难及膀胱刺激症状。故本题选B。

193.解析:根据题干信息,考虑患者为急性肾盂肾炎,尿路感染急性期不宜进行静脉肾盂造影,可进行B超检查。清洁中段尿培养+药敏试验、新鲜中段尿沉渣革兰染色油镜观察有助于发现病原菌,并指导治疗。膀胱镜检查常用于膀胱肿瘤等病变,急性膀胱炎时禁用。尿中找抗酸杆菌常用于泌尿系结核的诊断。肾活检常用于急进性肾炎等肾小球疾病。故本题选BCF。

194.解析:革兰阴性杆菌为尿路感染最常见致病菌,其中以大肠埃希菌最为常见,占非复杂尿路感染的75%~90%,其次为克雷伯菌、变形杆菌、柠檬酸杆菌属等。5%~15%的尿路感染由革兰阳性细菌引起,主要是肠球菌和凝固酶阴性的葡萄球菌。故本题选C。

195.解析:治愈的标准为症状消失,尿菌阴性,疗程结束后2周、6周复查尿菌仍阴性。与性生活有关的尿路感染,应于性交后立即排尿,并口服一次常用量抗生素。故本题选CE。

196.解析:病情较轻者可在门诊口服药物治疗,常用药物有喹诺酮类(如氧氟沙星、环丙沙星、左氧氟沙星)、半合成青霉素类(如阿莫西林)、头孢菌素类(如头孢呋辛)等。严重感染全身中毒症状明显者需住院治疗,应静脉给药。常用药物如氨苄西林、头孢噻肟钠、头孢曲松钠、左氧氟沙星,必要时联合用药。氨基苷类抗生素肾毒性大,应慎用。链霉素、庆大霉素、阿米卡星、依替米星、卡那霉素均为氨基苷类抗生素。故本题选ABDFH。

197.解析:该患者烦渴喜饮、尿频量多、消瘦,符合消渴的定义,应诊断为消渴。五心烦热为阴虚特征,腰膝酸软为肾阴虚症状,故辨证为消渴肾阴亏虚。故本题选 A。

198. 解析：消渴的病机主要为阴津亏损，燥热偏盛，阴虚为本，燥热为标。燥热与阴虚往往互为因果，燥热愈盛则阴愈虚，阴愈虚则燥热愈盛。病变脏腑关系到肺、胃、肾，但以肾为主。燥热在肺，肺燥津伤，则口渴多饮；热郁于胃，消灼胃液，则多食善饥；虚火在肾，肾精亏虚，肾失封藏，则尿多而浑。肺、胃、肾脏又互有影响，终致肺燥、胃热、肾虚同病，多饮、多食、多尿兼见。故本题选 BCDF。

199. 解析：瘿病之气郁化火、阴虚火旺证，以情绪激动、多食易饥、形体日渐消瘦、心悸、眼突、颈部一侧或两侧肿大为特征。其中多食易饥、消瘦，类似消病的中消，但眼球突出、颈前肿有形则与消渴有别，且无消渴病的多饮、多尿、尿甜等症。故本题选 BF。

200. 解析：消渴的辨证要点有辨病位（上消、中消、下消），辨标本（一般初病多以燥热为主，病程较长者则阴虚与燥热互见，日久则以阴虚为主，进而由于阴损及阳，导致阴阳俱虚），辨本症与并发症（多数患者，先见本症，随病情的发展而出现并发症，但亦有少数患者与此相反）。故本题选 BDE。

201. 解析：消渴肾阴亏虚证应选用六味地黄丸加减。五心烦热、盗汗、失眠者，加知母、黄柏滋阴泻火；尿量多而浑浊者，加益智仁、桑螵蛸益肾缩尿；气阴两虚而伴困倦、气短乏力、舌质淡红者，加党参、黄芪、黄精；若烦渴、头痛、唇红舌干、呼吸深快，阴伤阳浮者，用生脉散加天冬、鳖甲、龟甲育阴潜阳；若见神昏、肢厥、脉微细等阴竭阳亡危象者，合参附龙牡汤益气敛阴，回阳救脱。故本题选 C。

202. 解析：根据患者周身浮肿5年，可辨病为水肿。本病的基本病机是肺失通调，脾失转输，肾失开阖，三焦气化不利，以致水液积聚，泛溢肌肤。病位主要在肺、脾、肾三脏，关键在肾。风邪犯肺，肺气失于宣畅，不能通调水道，风水相搏，发为水肿。水湿浸渍，脾阳被困，或饮食劳倦等损及脾气，造成脾失转输，水湿内停，乃成水肿。体虚久病，肾脏受损，则肾失蒸化，开阖不利，水液泛溢肌肤，则为水肿。肝阴虚一般可见头晕目涩、胁痛等，或可兼见虚热证。淋证的基本病机为湿热蕴结下焦，肾与膀胱气化不利。尿浊的病机为湿热下注，脾肾亏虚。故本题选 ABCD。

203. 解析：水肿的病理因素有风邪（风寒、风热及风湿）、疮毒、水湿、湿热、气滞、瘀血等。病理性质有阴水、阳水之别。阳水属实，多由外感风邪、疮毒、水湿而成，病位在肺、脾。阴水属虚或虚实夹杂，多由饮食劳倦、禀赋不足、久病体虚所致，病位在脾、肾。阳水迁延不愈，反复发作，正气渐衰，脾肾阳虚，或因失治、误治，损伤脾肾，阳水可转为阴水。反之，阴水复感外邪，或饮食不节，使肿势加剧，可兼夹阳水的证候，而成本虚标实之证。故本题选 ABCEFGH。

204. 解析：患者以周身浮肿为主症，中医诊断为水肿。阴水发ús病缓慢，浮肿由足踝开始，自下而上，继及全身，肿处皮肤松弛，按之凹陷不易恢复，甚则按之如泥，身冷不热，不渴，小便少或短但不赤涩，大便溏薄，脉沉细无力。根据患者现症，辨证为阴水。故本题选 DE。

205. 解析：患者辨病为水肿阴水，伴心悸，腰部冷痛，怯寒肢冷，神疲乏力，面色㿠白，舌质淡胖，苔白滑，脉沉细，辨证为肾阳衰微证；此证是由于脾肾阳虚，温化失司，水寒内聚所致。治法为温肾助阳，化气行水，方选济生肾气丸合真武汤加减，前方温补肾阳，后方温阳利水。五苓散可与桃红四物汤搭配治疗阴水瘀水互结证。实脾饮适用于阴水脾阳亏虚证，一般伴有脘腹胀满，纳食减少，大便溏薄。五皮饮合胃苓汤适用于阳水水湿浸渍证。越婢加术汤适用于阳水风水相搏证。故本题选 AC。

206. 解析：一般阳水易消，阴水难治。水肿久病可致多脏同病，出现心悸、喘脱、眩晕、惊厥、癃闭、关格等危候，预后不良。水肿久病不愈或失治误治，可导致肺、脾、肾三脏功能严重受损，后期还可影响心、肝。若水邪壅盛或阴水日久，脾肾衰微，水气上犯，则可出现水邪凌心犯肺的心悸、喘脱重证。若湿热壅盛，阴虚肝旺，肝阳上亢，甚或引动肝风，可表现为眩晕、惊厥急症。若水肿日久，邪毒瘀滞伤肾，虚损劳衰不断加重，肾元虚衰，气化不行，湿浊邪毒内生，阻滞气机升降出入，则终成关格、呕逆危候。故本题选 ABCEFGH。

207. 解析:内关在前臂前区,腕掌侧远端横纹上2寸,掌长肌腱与桡侧腕屈肌腱之间。属于八脉交会穴,通于阴维脉。为手厥阴心包经的络穴。主治:①心痛、胸闷、心动过速或过缓等心系病证。②胃痛、呕吐、呃逆等胃腑病证。③中风、偏瘫、眩晕、偏头痛。④失眠、郁证、癫狂痫等神志病证。⑤肘、臂、腕挛痛。内关命名以交通要冲命名。针刺时直刺0.5～1寸。故本题选 DFHIJ。

208. 解析:胃痛的辅助检查:①上消化道钡餐 X 线检查、纤维胃镜及组织病理活检等,可见胃、十二指肠黏膜炎症、溃疡等病变。②大便或呕吐物隐血试验强阳性者,提示并发消化道出血。③B 超、肝功能、胆道 X 线造影有助于鉴别诊断。④^{14}C 呼气试验阳性可提示幽门螺杆菌感染。故本题选 ABCDEFGI。

209. 解析:胃痛是指上腹胃脘部发生的疼痛,又称"胃脘痛"。古代文献中的"心痛""心下痛",多指胃痛而言。故本题选 ABE。

210. 解析:根据患者胃脘胀满,嗳气,吞酸,苔薄白,脉弦等症状,可辨证为肝气犯胃,主穴选中脘、足三里、内关、公孙,配穴选太冲、期门。故本题选 AB。

211. 解析:中脘在上腹部,脐中上4寸,前正中线上;为胃之募穴,可与胃俞配伍,组成俞募配穴法;为八会穴之腑会。主治:①胃痛、腹胀、纳呆、呕吐、吞酸、呃逆、小儿疳积等脾胃病。②黄疸。③癫狂、脏躁。操作:直刺1～1.5寸。中脘在腹白线上,有腹壁上动、静脉;布有第7、8肋间神经前皮支的内侧支;深部为胃幽门部。故本题选 CEFGIJ。

212. 解析:抽动障碍以不自主、反复、突发、快速的,重复、无节律性的一个或多个部位运动抽动和(或)发声抽动为主要特征。头面、肢体、躯干抽动有力,伴烦躁易怒、头晕头痛,面红目赤者,多为肝亢风动。舌红苔黄,脉弦数,均为肝阳上亢的舌脉表现。根据患儿表现,可辨病辨证为抽动障碍肝亢风动证。癫痫具有短暂性、重复性和刻板性的特点,肌阵挛是癫痫的一种表现形式,脑电图检查可见异常放电。多动症又称为注意缺陷多动障碍,表现为注意力不集中,活动过多,情绪易冲动,学习困难,但智力正常或接近正常。急惊风来势急骤,主要症状为高热、抽搐、昏迷。风湿性舞蹈病常见面、手、足快速舞蹈样不自主运动,肌张力降低等,多发生于链球菌感染后,抗链球菌溶血素 O 多为阳性。疳证是由喂养不当或多种疾病影响,导致脾胃受损,气液耗伤而形成的一种慢性疾病,临床常见形体消瘦,饮食异常,面黄发枯,精神萎靡或烦躁不安等。故本题选 A。

213. 解析:该患儿辨病辨证为抽动障碍肝亢风动证。肝体阴而用阳,为风木之脏,主疏泄,性喜条达。小儿"肝常有余",若情志失调,气机不畅,郁久化火,引动肝风,则发为抽动。故本题选 A。

214. 解析:该患儿辨病辨证为抽动障碍肝亢风动证,治宜平肝潜阳,息风止动,方选天麻钩藤饮。故本题选 B。

215. 解析:该患儿辨病辨证为抽动障碍肝亢风动证。急躁易怒者,加夏枯草、白芍。抽动明显者,加青礞石、羚羊角。点头摇头者,加葛根、蝉蜕。喊叫声高者,加山豆根、牛蒡子、牛膝。大便干结者,加大黄、决明子。若气郁化火明显者,可改予清肝达郁汤化裁。故本题选 DG。

216. 解析:抽动障碍的病位在肝,也可涉及心、脾、肺、肾,病机关键为风痰胶结,肝亢风动。故本题选 ABCDE。

模拟试卷(五)答案与解析

1. C	2. E	3. A	4. B	5. B	6. B	7. A	8. A	9. A	10. A
11. B	12. A	13. E	14. A	15. B	16. D	17. A	18. C	19. C	20. D
21. E	22. C	23. B	24. E	25. C	26. C	27. A	28. C	29. B	30. A
31. B	32. E	33. D	34. E	35. E	36. C	37. B	38. B	39. D	40. B
41. B	42. C	43. C	44. A	45. E	46. B	47. D	48. A	49. A	50. C
51. A	52. D	53. C	54. D	55. A	56. D	57. B	58. D	59. C	60. B
61. C	62. D	63. B	64. D	65. D	66. D	67. E	68. B	69. E	70. B
71. D	72. E	73. E	74. E	75. B	76. D	77. D	78. E	79. C	80. D
81. B	82. D	83. C	84. D	85. B	86. B	87. E	88. B	89. E	90. E
91. D	92. E	93. D	94. D	95. B	96. A	97. C	98. A	99. A	100. C
101. B	102. A	103. C	104. E	105. B	106. B	107. C	108. A	109. E	110. A
111. A	112. E	113. A	114. D	115. B	116. B	117. D	118. C	119. A	120. A
121. D	122. E	123. E	124. B	125. A	126. B	127. A	128. A	129. D	130. D
131. D	132. C	133. D	134. C	135. E	136. C	137. A	138. B	139. B	140. C
141. A	142. B	143. D	144. C	145. C	146. B	147. C	148. E	149. E	150. C
151. B	152. B	153. B	154. E	155. B	156. D	157. E	158. D	159. A	160. D
161. B	162. D	163. E	164. C	165. D	166. D	167. E	168. C	169. D	170. A
171. B	172. C	173. A	174. A	175. B	176. A	177. C	178. D	179. D	180. D
181. E	182. D	183. E	184. B	185. C	186. B	187. A	188. D	189. B	190. C

191. E	192. B	193. BCG	194. ABDEH	195. ABFG
196. D	197. CD	198. C	199. ACFH	200. ABCDEFGH
201. ACDEFG	202. ABDEFG	203. ABEH	204. ABCDE	205. BCEFG
206. ACDEF	207. C	208. ABCDJ	209. ABCDI	210. E
211. B	212. C	213. C	214. E	215. CG
216. BDEFH				

3.解析:根据《医疗事故处理条例》规定,根据对患者人身造成的损害程度,医疗事故分为四级:一级医疗事故,造成患者死亡、重度残疾的;二级医疗事故,造成患者中度残疾、器官组织损伤导致严重功能障碍的;三级医疗事故,造成患者轻度残疾、器官组织损伤导致一般功能障碍的;四级医疗事故,造成患者明显人身损害的其他后果的。故本题选A。

6.解析:处方一般不得超过7天常用量;急诊处方一般不得超过3天常用量;对于某些慢性病、老年病或特殊情况,处方用量可适当延长,但医师应当注明理由。故本题选B。

8.解析:患者有慢性肺心病病史5年,受凉后出现上述症状,属于急性加重期。控制感染为急性加重期的关键治疗措施。在积极控制感染,改善呼吸功能后,一般患者心功能常能改善,尿量增多,水肿消退,肝大可缩小或恢复正常,不需使用利尿剂和强心剂。但较重患者或经治疗无效者可适当选用利尿剂和强心剂。故本题选A。

12.解析:根据患者表现诊断为左心衰竭。左心衰竭表现为劳力性呼吸困难,夜间阵发性呼吸困难,端坐呼吸,急性肺水肿,体能下降,乏力,疲倦,记忆力减退,焦虑,失眠,尿量减少等。病情严重出现心源性哮喘时,可闻及散在哮鸣音,心脏轻度扩大,心率加快,心音低钝,肺动脉瓣区第二心音亢进,心尖区可闻及舒张期奔马律和(或)收缩期杂音,可触及交替脉等。右心衰竭表现为食欲不振、腹胀、上腹隐痛,伴有夜尿增多、轻度气喘等;身体低垂部位可见压陷性水肿,多由脚踝部开始,逐渐向上进展,午后加重,晨起相对较轻;颈静脉搏动增强、充盈、怒张,肝-颈静脉回流征阳性;肝脏因淤血肿大伴压痛;三尖瓣关闭不全的反流性杂音;发绀。故本题选A。

13.解析:患者咳喘病史40余年,现喘促短气,诊断为喘证。肺气亏虚,宣肃功能失职,气逆于上,故见喘促短气;肺气亏虚,津液不布,聚为痰浊,故痰吐稀薄;肺气亏虚,宗气生成减少,故见声低气怯,咳声低弱;肺气亏虚,气不摄津,而见自汗;气虚不能固表,则见畏风,咽喉不利;舌质淡红,脉软弱均为气虚之象。辨证为肺虚证。故本题选E。

14.解析:根据患者表现诊断为痴呆之瘀阻脑络证,治法为活血化瘀,通窍醒神,首选通窍活血汤加减。还少丹主治痴呆之髓海不足证。故本题选A。

15.解析:根据患者表现诊断为痿证之肝肾亏损证,治法为补益肝肾,滋阴清热,首选虎潜丸加减。补中益气,健脾升清为脾胃虚弱证的治法。清热利湿,通利经脉为湿热浸淫证的治法。故本题选B。

16.解析:患者头摇肢颤,不能自主,诊断为颤证。阴虚阳亢,肝阳亢逆化风,气血随风阳上逆,故头胀、眩晕、项强不舒;肝肾阴亏,筋脉失养挛急,故头摇肢颤,不能自主;口干舌燥,舌红,苔薄黄,脉弦数均为阳盛之象。辨证为风阳内动证。故本题选D。

17.解析:根据患者临床表现诊断为心衰之气虚血瘀证,治法为补益心肺,活血化瘀,首选保元汤合血府逐瘀汤加减。生脉散合血府逐瘀汤主治气阴两虚证,真武汤合葶苈大枣泻肺汤主治阳虚水泛证。故本题选A。

21.解析:根据患者表现诊断为便秘之气虚秘,治法为补脾益气,润肠通便,首选黄芪汤加减。养血滋阴,润燥通便为血虚秘的治法。滋阴增液,润肠通便为阴虚秘的治法。故本题选E。

22.解析:根据患者表现诊断为中风之风阳上扰证,治法为清肝泻火,息风潜阳,首选天麻钩藤饮加减。镇肝熄风汤主治阴虚风动证。故本题选C。

23.解析:根据患者表现诊断为痢疾之湿热痢。治法为清肠化湿,调气和血,首选芍药汤加减。桃花汤合真人养脏汤主治虚寒痢,不换金正气散主治寒湿痢,连理汤主治休息痢。故本题选B。

24.解析:根据患者表现诊断为鼓胀之湿热蕴结证。治法为清热利湿,攻下逐水,首选中满分消丸加减。胃苓汤合柴胡疏肝散主治气滞湿阻证,实脾饮主治水湿困脾证,调营饮主治肝脾血瘀证。故本题选E。

26.解析:根据患者表现诊断为癃闭之膀胱湿热证,治法为清利湿热,通利小便,首选八正散加减。理气解郁,通利水道为肝郁气滞证的治法。行瘀散结,通利小便为浊瘀阻塞证的治法。清泄肺热,通利水道为肺热壅盛证的治法。升清降浊,化气行水为脾气不升证的治法。故本题选C。

28. 解析:根据患者表现诊断为咳血之阴虚肺热证,治法为滋阴润肺,宁络止血,首选百合固金汤加减。桑杏汤主治燥热伤肺证,泻白散合黛蛤散主治肝火犯肺证。故本题选C。

29. 解析:患者空腹血糖12mmol/L,高于正常值,诊断为糖尿病(消渴)。患者除多尿的主症外,还有"腰膝酸软,五心烦热,体重减轻,舌红少苔,脉细数"等肾阴亏虚之象,治法为滋阴固肾,首选六味地黄丸加减。金匮肾气丸主治阴阳两虚证。故本题选B。

31. 解析:二尖瓣狭窄可闻及心尖区隆隆样舒张期杂音,同时X线或心电图有左心房肥大的证据,即可诊断二尖瓣狭窄。二尖瓣关闭不全,风心病者心尖区可闻及3/6级粗糙的全收缩期吹风样杂音。根据心尖区典型的杂音伴左心房、左心室增大,即可诊断二尖瓣关闭不全。主动脉瓣关闭不全第一心音减弱,A_2减弱或消失,胸骨左缘2~3肋间及主动脉瓣区闻及与S_2同时开始的高调、递减型舒张早期叹气样杂音,周围血管征阳性。主动脉瓣狭窄表现为呼吸困难,心绞痛,晕厥,主动脉瓣区可闻及4/6~5/6级喷射性粗糙吹风样收缩期杂音,呈递增-递减型,向颈部或胸骨左下缘传导。患者表现与二尖瓣狭窄相符。故本题选B。

32. 解析:根据患者表现诊断为郁证之心肾阴虚证,治法为滋养心肾,首选天王补心丹合六味地黄丸加减。加味逍遥散主治气郁化火证,半夏厚朴汤主治痰气郁结证,柴胡疏肝散主治肝气郁结证,甘麦大枣汤主治心神失养证。故本题选E。

34. 解析:患者平素善惊易恐,现加之受惊,使心气不敛,心神动摇,发为心悸,少寐多梦;胆气怯弱,故坐卧不安;舌苔薄白,脉虚弦,均符合心虚胆怯的舌脉,故辨为心虚胆怯证。治宜镇惊定志,养心安神,首选安神定志丸。故本题选E。

35. 解析:根据患者表现诊断为内痔Ⅱ期。内痔分期如下。①Ⅰ期内痔:便血,色鲜红,或无症状。肛门镜检查:齿线上方黏膜隆起,表面色淡红。②Ⅱ期内痔:便血,色鲜红,伴有肿物脱出肛外,便后可自行复位。肛门镜检查:齿线上方黏膜隆起,表面色暗红。③Ⅲ期内痔:排便或增加腹压时,肛内肿物脱出,不能自行复位,需休息后或手法复位,甚者可发生嵌顿,伴有剧烈疼痛,便血少见或无。肛门镜检查:齿线上方有黏膜隆起,表面多有纤维化。④Ⅳ期内痔:痔核脱出,不能及时回纳,嵌顿于外,因充血、水肿和血栓形成以致肿痛、糜烂和坏死,即嵌顿性内痔。直肠脱垂可分为三度。①Ⅰ度脱垂:为直肠黏膜脱出,脱出物淡红色,长3~5cm,触之柔软,无弹性,不易出血,便后可自行回纳。②Ⅱ度脱垂:为直肠全层脱出,脱出物长5~10cm,呈圆锥状,淡红色,表面为环状而有层次的黏膜皱襞,触之较厚,有弹性,肛门松弛,便后有时需用手回复。③Ⅲ度脱垂:直肠及部分乙状结肠脱出,长达10cm以上,呈圆柱形,触之很厚,肛门松弛无力。故本题选E。

36. 解析:根据患者临床表现诊断为暑疖之暑热浸淫证,治法为清暑化湿解毒,首选清暑汤加减。五味消毒饮主治暑疖之热毒蕴结证。故本题选C。

37. 解析:根据患者表现诊断为乳疬。乳疬特点是乳房中央有扁圆形肿块,质地中等,有轻压痛,多发于男、女儿童或中老年男性。乳痈好发于产后1个月以内的哺乳妇女,尤以初产妇为多见。以乳房部结块肿胀疼痛,溃后脓出稠厚为特征。乳岩的临床特点为乳房肿块质地坚硬,凹凸不平,边界不清,推之不移,按之痛,或乳头溢血,晚期可见溃烂凸如泛莲或菜花,是女性最常见的恶性肿瘤之一,大多数发生在45~60岁的女性,尤以未婚或婚后未曾生育者多见。乳核的特点是好发于20~25岁青年妇女,乳中结核,形如丸卵,边界清楚,表面光滑,推之活动。乳癖的临床特点是单侧或双侧乳房疼痛并出现肿块,乳痛和肿块与月经周期及情志变化密切相关。乳房肿块大小不等,形态不一,边界不清,质地不硬,活动度好,本病好发于25~45岁的中青年妇女。故本题选B。

38. 解析:①肛乳头肥大,脱出物呈锥形或鼓槌状,灰白色,表面为上皮,质地较硬,一般无便血,常有疼痛或肛门坠胀,过度肥大者便后可脱出肛门外。②直肠息肉,多见于儿童,脱出物为肉红色,一般为单个,有长蒂,头圆,表面光滑,质地较痔核硬,可活动,容易出血,以便血、滴血为主。③肛裂,排便时肛门疼痛伴出血,且疼痛呈周期性,便秘时尤甚;局部检查可见肛管部位有明显裂口。④直肠脱垂,黏膜脱出呈环层状,色淡红,可伴肛门松弛。⑤直肠癌,粪便中混有脓血,多为暗红或暗紫色,常伴有黏液或腐臭的分泌物,大便变扁或变细,便次增多,里急后重;指检可触及菜花状物,或凹凸不平的溃疡,易出血,质地坚硬,不能推动;细胞学检查或病理切片可确诊。综上,患者辨病为肛乳头肥大。故本题选 B。

39. 解析:根据患者表现诊断为喘证。膻中主治:①咳嗽、气喘、胸闷、心痛、噎膈、呃逆等胸中气机不畅病证。②产后乳少、乳痈、乳癖等胸乳病证。风门主治:①感冒、咳嗽、发热、头痛等外感病证。②项强、胸背痛。气海主治:①虚脱、形体羸瘦、脏气衰惫、乏力等气虚病证。②水谷不化、绕脐疼痛、腹泻、痢疾、便秘等肠腑病证。③小便不利、遗尿等前阴病。④遗精、阳痿。⑤疝气、少腹痛。⑥月经不调、痛经、经闭、崩漏、带下、阴挺、产后恶露不尽、胞衣不下等妇科病。⑦保健灸常用穴。中脘主治:①胃痛、腹胀、纳呆、呕吐、吞酸、呃逆、小儿疳积等脾胃病。②黄疸。③狂、脏躁。肾俞主治:①头晕、耳鸣、耳聋、腰酸痛等肾虚病证。②遗尿、遗精、阳痿、早泄、不育等泌尿生殖系统疾患。③月经不调、带下、不孕等妇科病证。④消渴。故本题选 D。

46. 解析:根据患儿泄泻 2 天,大便日行二十余次,可辨病为泄泻。患儿泻下无度,水液耗损,阴津受劫,津伤液脱,则大便质稀如水,目眶及囟门凹陷,啼哭无泪,小便短少;气随液耗,则神萎乏力,故该患儿可辨证为气阴两伤证,治宜健脾益气,酸甘化阴。故本题选 B。

47. 解析:根据患者表现诊断为股骨颈骨折。股骨颈骨折患者多有平地滑倒或从床边跌下甚至行走时闪挫、臀部或大转子着地或患肢突然外展扭转等病史。患者伤后髋部疼痛,局部感轻度肿胀,髋关节活动受限,活动时疼痛加重,不能站立和行走。但注意的是,髋部外伤后部分为不全骨折或嵌插骨折,患者的疼痛及活动受限可能非常轻微,少数患者仍可坚持行走或骑车。股骨颈骨折少数患者可见局部皮肤擦伤。轻者患肢无明显畸形,骨折移位者患肢呈现外旋、短缩、髋、膝轻度屈曲畸形。股骨粗隆间骨折患者常有跌倒的外伤史,因跌倒后暴力直接撞击转子部而导致骨折。伤后髋部疼痛伴肿胀明显,因粗隆间骨折比股骨颈骨折局部出血要多,且是关节外骨折,所以会感觉明显肿胀。髋部及患肢活动受限,不能站立或行走。故本题选 D。

48. 解析:根据患者表现诊断为呕吐之外邪犯胃证,治法为和胃止呕。以胃的募穴、下合穴为主。主穴为中脘、内关、足三里。外邪犯胃配外关、合谷;痰饮内阻配丰隆、公孙;食滞内停配下脘、梁门。故本题选 A。

49. 解析:根据患者表现诊断为痛经。治法为调理冲任,温经止痛。取任脉及足太阴经穴为主。主穴是中极、三阴交、地机、十七椎、次髎。针灸治疗不孕症的主穴是关元、肾俞、太溪、次髎、三阴交。针灸治疗绝经前后诸证的主穴为关元、三阴交、肾俞、太溪。故本题选 A。

53. 解析:患者分娩时大出血,分娩后闭经、性欲低下,提示性腺功能低下;目光呆滞、畏寒、嗜睡,提示甲状腺功能低下,应考虑腺垂体功能减退症,即希恩综合征,其病变部位在腺垂体。故本题选 C。

56. 解析:根据患者表现诊断为头痛之厥阴头痛。治法为调和气血,通络止痛。以局部穴位为主,配合循经远端取穴。主穴:厥阴头痛为百会、四神聪、阿是穴、太冲、中冲。阳明头痛为头维、印堂、阳白、阿是穴、合谷、内庭。少阳头痛为太阳、丝竹空透率谷、风池、阿是穴、外关、侠溪。太阳头痛为天柱、后顶、风池、阿是穴、后溪、申脉。故本题选 D。

57. 解析:根据患者昨日因俯身搬重物,不慎将腰部扭伤可诊断为急性腰扭伤。疼痛位于腰部正中,为伤及督脉。针灸治法为行气止痛,舒筋活血。以局部穴及上肢奇穴为主。主穴:腰痛点、阿是穴、委中、后溪。配穴:督脉证配水沟,足太阳经证配昆仑。故本题选 B。

58. 解析:陈旧性肩关节脱位手法整复失败者,对于青壮年患者可考虑手术复位,而对于年老患者不必强求手术复位,应鼓励患者加强肩部活动,尽可能恢复肩关节功能。习惯性脱位者,可考虑进行关节囊缩紧或修复术。故本题选 D。

61. 解析:根据患者表现诊断为左肩关节周围炎。肩关节周围炎多见于中老年人,女性多于男性,多数患者呈慢性发病,少数有外伤史。肩部肿胀不明显,早期外形无异常,后期可有患侧三角肌萎缩表现。早期肩关节外展、外旋活动开始受限,逐步发展成外展、外旋、后伸等各方向功能活动均受到严重限制。肩前、后、外侧均可有压痛,多在肩峰下滑囊、结节间沟、喙突、大结节等处。肩袖损伤患者肩部早期疼痛症状与肩关节周围炎相类似,肩部酸痛,夜间尤甚,疼痛逐渐加重,肩关节外展、外旋活动无力并受限,可逐步发展成肩关节活动广泛受限。肩关节外形无明显变化。急性发作期可扪及肩胛骨周围散在压痛点,可有部分放射痛存在,肩部无红肿热痛表现。故本题选 C。

65. 解析:根据患者表现诊断为尺神经损伤。拇指外展、不能内收,其余手指内收、外展受限,呈爪形手为尺神经损伤;腕下垂的垂腕征,拇指不能外展,掌指关节不能伸直,则为桡神经损伤;拇指不能对掌,拇指、食指不能屈曲,大鱼际及前臂屈肌萎缩,呈猿手为正中神经损伤;两大腿不能自主交叉为闭孔神经损伤;足背屈及外翻位,不能跖屈,内翻力量弱,呈仰趾畸形为胫神经损伤;足不能背屈,足下垂并且内翻,趾不能伸,行走下跨阈步态,为腓深神经损伤等。故本题选 D。

66. 解析:患者诊断为颈椎 6～7 骨折脱位伴脊髓半横切损伤。脊髓半横切损伤可引起脊髓半切综合征,表现为损伤平面以下同侧肢体的运动及深感觉消失,对侧肢体痛觉和温觉消失。故本题选 D。

70. 解析:患者因稍有浮肿入院,诊断为水肿。湿热熏蒸,肺失通调,脾失运化,影响水液的转输代谢,水液泛滥,故浮肿;湿热下注膀胱,故小便黄赤短少;热邪伤津,故口渴、大便干结;热邪外蒸,故发热;热邪上扰,故烦躁,湿热内蕴,清阳不升,故头痛头晕;舌红、苔黄腻、脉滑数均为湿热内蕴之象。辨证为湿热内侵证。故本题选 B。

71. 解析:水肿之湿热内侵证的治法为清热利湿。疏风利水为风水相搏证的治法。益气养阴,化湿清热为气阴两虚证的治法。健脾益气为肺脾气虚证的治法。温肾健脾为脾肾两虚证的治法。故本题选 D。

72. 解析:治疗水肿湿热内侵证首选三妙丸合导赤散。麻黄连翘赤小豆汤主治风水相搏证,参苓白术散合玉屏风散主治肺脾气虚证,真武汤主治肾阳虚证,玉屏风散合六味地黄丸主治气阴两虚证。故本题选 E。

73. 解析:患儿考虑为腹泻病,可见前囟、眼窝凹陷,皮肤弹性差,四肢稍凉,应诊断为中度脱水。小儿血钠正常值为 130～150mmol/L,本例患儿血钠127mmol/L,应诊断为低渗性脱水。BE 为剩余碱,其正常值为(-2.3～+2.3)mmol/L,BE 越多表示碱越多,为代谢性碱中毒,是正值;BE 越低表示碱越少,为代谢性酸中毒,是负值。本例 BE-15mmol/L,说明合并代谢性酸中毒,故应诊断为中度低渗性脱水,代谢性酸中毒。故本题选 E。

74. 解析:患儿大便为蛋花汤水样便,无腥臭味,符合轮状病毒肠炎的特点。侵袭性大肠埃希菌肠炎多为黏液便,带脓血,有腥臭味。白色念珠菌肠炎多为稀黄便,泡沫较多,带黏液。产毒性大肠埃希菌肠炎多为水样便,蛋花汤样,可有腥臭味,量多,有黏液。金黄色葡萄球菌肠炎为黄或暗绿色水样便,黏液较多。故本题选 E。

75. 解析:患儿为腹泻病合并代谢性酸中毒,在补液过程中,当酸中毒纠正后,血浆游离钙离子减少,可发生低钙抽搐。为明确诊断,应首选电解质(血钙)测定。头颅 MRI、CT 常用于颅内占位性病变的诊断。脑脊液检查常用于脑膜炎的鉴别诊断。血糖常用于糖尿病、低血糖症的诊断。故本题选 B。

76. 解析:患者有哮喘病史 5 年,每逢天冷易发,此次发作已 4 天,喉中痰鸣如水鸡声,呼吸急促,喘憋气逆,诊断为哮病。痰阻气道,气道挛急,肺失肃降,故见喉中痰鸣如水鸡声,呼吸急促,喘憋气逆,痰少色白,呈泡沫,咯吐不爽;舌苔白滑、脉浮紧为寒痰阻滞之象。辨证为寒哮证。故本题选 D。

77.解析:哮病寒哮证的治法宣肺散寒,化痰平喘。祛痰降逆,宣肺平喘为痰浊阻肺证的治法。清热宣肺,化痰定喘为热哮证的治法。故本题选D。

78.解析:治疗哮病寒哮证首选射干麻黄汤加减。定喘汤主治热哮证,麻杏石甘汤主治喘证之表寒肺热证,二陈汤合三子养亲汤主治喘证之痰浊阻肺证。故本题选E。

85.解析:痹证经久不愈,肝肾两虚,机体失养,故关节屈伸不利,肌肉瘦削;肾阴不足,腰膝失养,故腰膝酸软;骨蒸潮热,心烦口干,舌质淡红,苔薄白少津,脉细数皆为阴虚失濡,虚热内炽之象。辨证为肝肾两虚。故本题选B。

86.解析:痹证肝肾两虚证的治法为培补肝肾,舒筋止痛。化痰行瘀,蠲痹通络为痰瘀痹阻证的治法。故本题选B。

87.解析:治疗痹证肝肾两虚证首选独活寄生汤加减。双合汤主治痰瘀痹阻证。故本题选E。

91.解析:根据患者半身不遂,口眼歪斜,口角流涎,言语謇涩等表现,可辨病为中风。气虚血滞,脉络瘀阻,则见面色无华,气短乏力,心悸,自汗,便溏,舌质暗淡,苔薄白,脉沉细等表现,故该患者可辨证为气虚血瘀证。故本题选D。

92.解析:该患者辨病辨证为中风气虚血瘀证,治宜益气活血,化瘀通络。风痰入络治宜祛风化痰通络。风阳上扰治宜平肝息风,活血通络。阴虚风动治宜滋养肝肾,潜阳息风。肝肾亏虚治宜滋养肝肾。故本题选E。

93.解析:该患者辨病辨证为中风气虚血瘀证,治宜益气活血,化瘀通络,方选补阳还五汤。阴虚风动证方选镇肝熄风汤。痰火瘀闭证方选羚角钩藤汤合安宫牛黄丸。风痰瘀阻证方选解语丹。痰浊瘀闭证方选涤痰汤合苏合香丸。故本题选D。

97.解析:①气瘤,瘤体为多发性,数目不等,以躯干为多;浮浅在皮肤,瘤体柔软,按之凹陷,放手凸起,状若有气。②脂瘤,为皮肤内小肿块,边界清楚,质地柔软,肿块呈半圆形,肿块表面有一蓝黑小点,与皮肤粘连,但不与深部组织粘连,推之可移,生长缓慢。③肉瘤,瘤体质地柔软似棉,外观肿形似馒,生长缓慢,用力可压扁,推之可移动,与皮肤无粘连,瘤体表面皮肤如常,亦无疼痛。④筋瘤,筋脉色紫,盘曲突起,状如蚯蚓状团块。好发于下肢。⑤血瘤,是因体表血络扩张、纵横丛集而形成的一种良性体表肿瘤。可发生于身体任何部位,大多数为先天性,以女性多见;病变局部色泽鲜红或紫,可呈局限性柔软肿块状,边界清或尚清,触之或如海绵。根据患儿表现,可辨病为血瘤。故本题选C。

98.解析:该患儿辨病为血瘤。肾水不能上济心火,致心火旺盛,煎熬阴血,则可见面赤口渴,口舌生疮,尿黄便干,舌红,苔薄黄,脉细数等表现,故可辨证为心肾火毒证。故本题选A。

99.解析:该患儿辨病辨证为血瘤心肾火毒证,治宜清心泻火解毒,方选芩连二母丸合凉血地黄汤加减。肝经火旺证方选丹栀逍遥散合清肝芦荟丸加减。脾失统血证方选顺气归脾丸。肉瘤气郁痰凝证方选化坚二陈丸。故本题选A。

100.解析:根据患者病史及表现诊断为高血压危象。高血压危象以收缩压急剧升高为主,血压可高达200/110mmHg以上,常因紧张、寒冷、突然停服降压药物等原因诱发,伴有交感神经亢进的表现,如心悸、汗出烦躁、手抖等,常伴发急性脏器功能障碍,如急性心力衰竭、心绞痛、脑出血、主动脉夹层动脉瘤破裂等。高血压脑病以舒张压增高为主,舒张压常超过120mmHg。因血压过高导致脑组织灌注过多,引起脑水肿等病理改变,出现头痛、烦躁不安、恶心、呕吐、视物模糊、精神错乱,严重者可出现神志恍惚、谵妄甚至昏迷,或出现暂时性偏瘫、失语等脑功能缺失的表现,伴有局灶或全身性抽搐等。故本题选C。

102.解析:高血压急症常用硝普钠,以0.25~10μg/(kg·min)的速度静脉滴注,连续使用不超过48~72小时,作为高血压急症的首选药物,急性肾功能不全者慎用;或硝酸甘油以5~100μg/min的速度静脉滴注,根据血压调整速度,适用于合并冠心病、心肌缺血事件和心功能不全者。暂时没有条件静脉用药时,可采用舌下含服降压药物。常用硝酸甘油0.5~1.0mg舌下含服,极少数患者可出现血压过度下降。无禁忌证的情况下,可含服卡托普利12.5~25mg或硝苯地平10~20mg。故本题选A。

模拟试卷(五)答案与解析

108.解析:腰痛主穴选肾俞、大肠俞、阿是穴、委中。督脉证配命门、后溪;足太阳经证配昆仑。寒湿腰痛配腰阳关;瘀血腰痛配膈俞;肾虚腰痛配志室、太溪。腰骶疼痛配次髎、腰俞;腰眼部疼痛明显配腰眼。故本题选A。

109.解析:根据患者临床表现诊断为屈指肌腱鞘炎。屈指肌腱鞘炎掌骨头掌侧鞘管处有明显压痛,部分患者可以触及米粒大小结节,按压此结节并嘱患者屈伸手指时,可引发弹响。患者在屈伸手指时会有疼痛,用力通过会伴有弹响甚至屈曲后不能自行伸直。桡骨茎突狭窄性腱鞘炎在桡骨茎突处多有肿胀,部分患者可见此处明显隆起。桡骨茎突处有明显压痛,部分患者疼痛剧烈,局部可有痛性结节。腕关节主动桡偏或者伸拇指及腕关节被动尺偏或屈拇指的动作可引起患者疼痛。故本题选E。

110.解析:屈指肌腱鞘炎,又称"扳机指""弹响指",是以手指屈伸时出现疼痛并伴有弹跳动作为主要症状的筋伤疾病,多发于拇指,亦可发生于其他手指,但小指极少见。冻结肩为肩周炎,网球肘为肱骨外上髁炎,跳跃膝为髌腱及腱围炎。故本题选A。

111.解析:屈指肌腱鞘炎以手工劳动者和家庭妇女多见,因此减少手工工作可缓解病情发展。非手术治疗如下。①手法治疗:按揉弹拨、左右横推、纵向理筋等。②针刀治疗。③药物治疗:中药以外用为主,可用海桐皮汤加减煎煮后外洗。西药可以采用非甾体类消炎镇痛药口服或外用。④固定治疗:疼痛剧烈者,可用铝板或者支具将手指固定于功能位2～3周。⑤封闭治疗:应用曲安奈德或复方倍他米松注射液加盐酸利多卡因混合液进行局部鞘管内注射。⑥物理治疗:电疗、磁疗、超声波、远红外、体外冲击波治疗等。⑦针灸治疗。故本题选A。

112.解析:患儿突发寒战高热,白细胞总数和中性粒细胞比例增高,说明感染中毒症状严重;左膝关节局部肿胀明显,浮髌试验阳性,提示病变部位在膝关节,故应诊断为急性化脓性关节炎。故本题选E。

113.解析:急性化脓性关节炎多见于儿童,最常见的病原菌为金黄色葡萄球菌。故本题选A。

114.解析:早期化脓性关节炎最有价值的诊断是关节腔穿刺+关节液检查,如果关节腔穿刺抽出脓液,则可确诊。关节活动度检查无特异性。化脓性关节炎X线表现出现较晚,不能作为早期诊断依据。MRI是急性血源性骨髓炎的早期诊断方法。手术探查创伤大,不宜采用。故本题选D。

121.解析:根据患者表现诊断为绝经前后诸证。绝经前后诸证发病年龄一般在45～55周岁绝经前后,见有月经紊乱,潮热面红,烘热汗出,情绪激动,情志异常,皮肤感觉异常等症。月经先后无定期为月经周期或前或后,均逾7天以上,并连续2个月经周期以上。闭经为女子年逾18周岁尚未初潮或行经又复中断3个月经周期以上。崩漏为月经来潮无周期规律而妄行,出血量多如山崩之状,或量少淋漓不止。故本题选D。

122.解析:绝经前后诸证的治法为补益肾精,调理冲任。取任脉穴及肾的背俞穴、原穴为主。主穴为关元、三阴交、肾俞、太溪。A项为痛经的主穴,B项为月经先后无定期的主穴,C项为闭经的主穴,D项为崩漏的主穴。故本题选E。

123.解析:患者头晕耳鸣,失眠多梦,腰酸腿软,口干咽燥,颜面烘热汗出,舌红少苔,脉细数,为肾阴虚证的表现,除主穴外应配照海。心肾不交配少海、然谷,肾阳虚配命门。故本题选E。

124.解析:患者可疑不洁饮食1小时后出现腹痛腹泻,便稀,诊断为急性泄泻。湿热中阻证候:泄泻腹痛,泻下急迫,或泻而不爽,粪色黄褐臭秽,肛门灼热,烦热口渴,小便短黄;舌质红,苔黄腻,脉滑数或濡数。根据患者表现,辨证为湿热中阻。证机概要:感受湿热之邪,肠腑传化失常。治法:清热利湿,分消止泻。针灸治疗以大肠的背俞穴、募穴及下合穴为主。故本题选B。

125.解析:泄泻的针灸治法为运脾化湿,理肠止泻。主穴:神阙、天枢、大肠俞、上巨虚、阴陵泉。故本题选A。

126.解析:泄泻的针灸配穴如下。寒湿内盛配关元、水分;湿热中阻配内庭、曲池;食滞胃肠配中脘、建里;脾胃虚弱配脾俞、胃俞;肝气乘脾配肝俞、太冲;肾阳虚衰配肾俞、命门、关元。慢性泄泻配脾俞、足三里;久泻虚陷者配百会。有明显精神心理症状配神门、内关;泻下脓血配曲池、合谷、三阴交、内庭。故本题选B。

127.解析:患者大便秘结不通,排便艰难,诊断为便秘。热盛于内,灼伤津液,故见上述症状,辨证为热秘。气秘可见肠鸣,矢气嗳气频作,或胁腹痞满胀痛。冷秘可见腹痛拘急,胀满拒按,胁下偏痛,手足不温。气虚秘可见气短,便后乏力,肢倦懒言,面白神疲。阴虚秘可见消瘦,头晕耳鸣,两颧红赤,心烦不寐,潮热盗汗,腰膝酸软。故本题选A。

128.解析:便秘的治法为调肠通便,以大肠的背俞穴、募穴及下合穴为主。主穴为天枢、大肠俞、上巨虚、支沟、照海。故本题选A。

129.解析:热秘加曲池、合谷、腹结;冷秘加关元、神阙、肾俞;气虚证配气海、脾俞。故本题选D。

130.解析:根据表现辨证为气秘,气秘治疗除主穴外,应配中脘、行间、太冲。大便干结配关元、下巨虚。泄泻之肾阳虚衰证配肾俞、命门、关元。泄泻之食滞胃肠证配中脘、建里。故本题选A。

131.解析:便秘的推拿疗法操作如下。①患者取仰卧位,医师以一指禅推法作用于中脘、天枢、大横穴,每穴2~3分钟。②顺时针方向摩腹8分钟。③患者取俯卧位,医师以一指禅推法作用于肝俞、脾俞、胃俞、肾俞、大肠俞、八髎穴,每穴1~2分钟。④擦法沿脊柱两侧从肝俞、脾俞到八髎穴往返治疗,约5分钟。⑤按揉肾俞、大肠俞、八髎、长强穴,每穴1分钟。故本题选D。

137.解析:患者心前区疼痛,呈阵发性,每次持续数分钟,诊断为胸痹。肝失疏泄,经气不利,故心前区疼痛;气滞不通,故脘腹胀闷,嗳气则舒;情志失调,故时时太息;肝气失疏,脉气紧张,故见弦脉。辨证为气滞心胸证。故本题选A。

138.解析:胸痹气滞心胸证的治法为疏肝理气,活血通络。活血化瘀,通脉止痛为心血瘀阻证的治法。通阳泄浊,豁痰宣痹为痰浊闭阻证的治法。故本题选B。

139.解析:治疗胸痹之气滞心胸证首选柴胡疏肝散加减。血府逐瘀汤主治心血瘀阻证,瓜蒌薤白半夏汤合涤痰汤主治痰浊闭阻证,枳实薤白桂枝汤合当归四逆汤主治寒凝心脉证,生脉散合人参养荣汤主治气阴两虚证。故本题选B。

140.解析:气郁日久化热,则心烦易怒,口干便秘,舌红苔黄,脉弦数,用加味逍遥散。龙胆泻肝汤用于肝胆实火上炎证,肝经湿热下注证。故本题选C。

141.解析:胸闷心痛明显,为气滞血瘀之象,可合用失笑散以活血祛瘀,散结止痛。越鞠丸主治六郁证,血府逐瘀汤主治胸中血瘀证。故本题选A。

142.解析:肝阴不足,虚热内生,故颈部觉胀,两手稍颤;火热内盛,耗伤阴津,阴不制阳,虚热内炽,胃腐熟太过,故食量增大;心阴虚心失濡养,心动失常,故心慌;阴虚失滋,故口燥咽干,形体消瘦;阴虚内热,虚热内蒸,迫津外泄,故见汗出;舌质红,苔少,脉细数为虚热内生之象。辨证为心肝阴虚证。故本题选B。

143.解析:甲状腺功能亢进症即中医学的瘿病。瘿病之心肝阴虚证的治法为滋阴降火,宁心柔肝。清肝泻火,消瘿散结为肝火旺盛证的治法。理气舒郁,化痰消瘿为气郁痰凝证的治法。清热化痰,平肝息风为痰热风动证的治法。疏肝解郁,清肝泻火为气郁化火证的治法。故本题选D。

144.解析:治疗瘿病心肝阴虚证首选天王补心丹或一贯煎加减。消瘰丸主治肝火旺盛证,加味逍遥散主治气郁化火证,四海舒郁丸主治气郁痰凝证,导痰汤合羚角钩藤汤主治痰热生风证。故本题选C。

145.解析:脾胃运化失调致大便稀溏、便次增加者,加白术、薏苡仁、山药、麦芽。薏苡仁能渗除脾湿,健脾止泻,尤宜治脾虚湿盛之泄泻。白术甘温补虚,苦温燥湿,主归脾、胃经,可广泛用于脾气虚弱,运化失职,水湿内生的食少、便溏或泄泻、痰饮、水肿、带下诸证,对于脾虚湿滞证有标本兼顾之效。山药甘平,能补脾气,益脾阴,又兼涩性,能止泻止带。适用于脾气虚弱或气阴两虚,消瘦乏力,食少便溏或泄泻及妇女带下等。麦芽甘平,功能健脾。故本题选C。

模拟试卷(五)答案与解析

146.解析:肾阴亏虚而见耳鸣、腰酸膝软者,酌加龟甲、桑寄生、牛膝、女贞子。龟甲长于滋肾养肝,又能强筋健骨,故多用于肾虚之筋骨不健,腰膝酸软等。桑寄生苦燥甘补,既能祛风湿,又长于补肝肾、强筋骨,对痹证日久,损及肝肾,腰膝酸软,筋骨无力者尤宜。牛膝味苦通泄,味甘缓补,性质平和,主归肝肾经,既能活血祛瘀,又能补益肝肾,强筋健骨,善治肝肾不足之证。女贞子味甘性凉,功善滋补肝肾,又兼清虚热,补中有清,治肝肾阴虚所致的眩晕耳鸣,腰膝酸软,骨蒸潮热等。故本题选B。

152.解析:患者有慢性肝炎病史,腹大胀满,形似蛙腹,朝宽暮急,诊断为鼓胀。脾肾阳虚,水湿内聚不化,故腹大胀满,形似蛙腹,朝宽暮急,面色苍黄,晦暗不泽;脾肾阳虚,不能温化水液,泛溢肌肤,故全身浮肿,小便短少不利;阳虚不能温煦全身,则神倦怯寒;舌体胖,苔白润,脉沉细无力皆为虚寒之象。辨证为脾肾阳虚证。故本题选B。

153.解析:鼓胀之脾肾阳虚证的治法为温补脾肾,化气利水。活血化瘀,行气利水为肝脾血瘀证的治法。滋肾柔肝,养阴利水为肝肾阴虚证的治法。温中健脾,行气利水为水湿困脾证的治法。清热利湿,攻下逐水为湿热蕴结证的治法。故本题选B。

154.解析:治疗鼓胀之脾肾阳虚证首选附子理苓汤加减。中满分消丸主治湿热蕴结证,调营饮主治肝脾血瘀证,实脾饮主治水湿困脾证,六味地黄丸主治肝肾阴虚证。故本题选E。

155.解析:若神疲乏力,少气懒言,纳少,便溏者,可加黄芪、山药、薏苡仁、扁豆。黄芪甘温,入脾经,为补益脾气之要药。山药甘平,能补脾气,益脾阴,又兼涩性,能止泻止带。薏苡仁能渗除脾湿,健脾止泻,尤宜治脾虚湿盛之泄泻。扁豆甘温而气香,归脾、胃经,有健脾养胃、化湿和中之功,适用于脾虚湿滞,食少、便溏或泄泻,以及脾虚湿浊下注的白带过多。故本题选E。

156.解析:若面色苍白,怯寒肢冷,腰膝酸冷疼痛者,酌加肉桂、仙茅、淫羊藿。肉桂辛甘大热,能补火助阳,益阳消阴,作用温和持久,为治命门火衰

之要药。仙茅辛热燥烈,善补命门而兴阳。淫羊藿辛甘性温燥烈,功能补肾阳。故本题选D。

167.解析:根据患儿表现诊断为咳嗽之风热咳嗽。风热犯肺,肺失清肃,气道不宣而见上述症状。A项未明确外邪的性质,排除。B项为痰浊内生的病机。故本题选E。

168.解析:咳嗽之风热咳嗽的治法为疏风清热,宣肃肺气。清热泻肺,宣肃肺气为痰热咳嗽的治法。燥湿化痰,宣肃肺气为痰湿咳嗽的治法。养阴润肺,化痰止咳为阴虚咳嗽的治法。益气健脾,化痰止咳为气虚咳嗽的治法。故本题选C。

169.解析:治疗咳嗽之风热咳嗽,首选桑菊饮加减。银翘散主治风热感冒,清金化痰汤主治痰热咳嗽。故本题选D。

170.解析:发热甚,加生石膏、黄芩。咳嗽痰多者,加瓜蒌皮、天竺黄。喉核赤肿疼痛者,加板蓝根、射干、玄参。故本题选A。

171.解析:胸部X线片可初步判断感染病灶,如存在异常需进一步排查或经治疗症状未见明显改善者,可行胸部CT检查。痰培养提示相应病原体的感染。故本题选B。

172.解析:患者左侧腰腹部起簇状水疱,呈带状分布,痛如火燎,诊断为蛇串疮。肝经郁热,邪热内灼,故腰腹部起簇状水疱,呈带状分布,疱壁溃破糜烂,痛如火燎;邪热扰心,故烦躁不适;邪热循经上逆,故口苦干;热灼津液,故大便3天未行,小便黄;舌质红,苔黄厚,脉弦为热邪内蕴之象。辨证为肝经郁热证。故本题选C。

173.解析:蛇串疮之肝经郁热证的治法为清肝泻火,解毒止痛。健脾利湿,解毒止痛为脾虚湿蕴证的治法。理气活血,通络止痛为气滞血瘀证的治法。故本题选A。

174.解析:治疗蛇串疮之肝经郁热证首选龙胆泻肝汤加减。除湿胃苓汤主治脾虚湿蕴证,桃红四物汤主治气滞血瘀证。故本题选A。

175.解析:蛇串疮外治疗法如下。初起用二味拔毒散调浓茶水外涂;或外敷玉露膏;或外搽双柏散、三黄洗剂、清凉乳剂(麻油加饱和石灰水上清液充分搅拌成乳状),每天3次;或鲜马齿苋、野菊花

叶、玉簪花叶捣烂外敷。水疱破后,用黄连膏、四黄膏或青黛膏外涂;有坏死者,用九一丹或海浮散换药。若水疱不破或水疱较大者,可用三棱针或消毒空针刺破,吸尽疱液或使疱液流出,以减轻胀痛不适感。故本题选 B。

176. 解析:发于头面者,加牛蒡子、野菊花;有血疱者,加水牛角粉、牡丹皮;疼痛明显者,加制乳香、制没药;发于下肢者,加牛膝、黄柏。故本题选 A。

182. 解析:根据患者表现诊断为火疳。火疳的诊断要点:①白睛里层起结节,呈小圆形隆起,或融合成环,色紫红,推之不动,压痛拒按。②患眼疼痛、畏光、流泪。③病程长,易反复发作,常致白睛青蓝或并发瞳神紧小,瞳神干缺。④多发于成年女性。胬肉攀睛是指眼眦部长赤膜如肉,其状如昆虫之翼,横贯白睛,攀侵黑睛,甚至遮盖瞳神的眼病。圆翳内障是晶珠混浊,视力渐降,最终瞳神内呈圆形银白色翳障,视力障碍的眼病。白睛溢血是指白睛表层下出现片状出血斑,甚至遍及整个白睛的眼病。金疳是指白睛表层生玉粒样小疱,周围绕以赤脉的眼病。故本题选 D。

183. 解析:风湿之邪客于肌肉筋骨脉络,阻碍气机,郁久化热,上攻白睛,骤致右眼白睛结节,色鲜红,周围有赤丝牵绊,眼球闷胀而痛,羞明流泪,视物模糊;风湿热蕴阻于内,肢体经络受阻,气血运行不畅,故全身关节酸痛;湿困中焦,脾失健运,故胸闷纳减;舌苔白腻,脉滑为湿蕴之象。辨证为风湿热攻证。故本题选 E。

184. 解析:火疳之风湿热攻证的治法为祛风化湿,清热散结。泻火解毒,凉血散结为火毒蕴结证的治法。滋阴降火为阴虚火旺证的治法。故本题选 B。

185. 解析:治疗火疳之风湿热攻证首选散风除湿活血汤加减。泻肺汤主治肺经燥热证,还阴救苦汤主治火毒蕴结证,退赤散主治热客肺经证。故本题选 C。

186. 解析:火疳红赤甚者,可去散风除湿活血汤中部分辛温祛风之品,选加牡丹皮、丹参以凉血活血消瘀,加桑白皮、黄芩、蔓荆子以清泄肺肝热风;若骨节酸痛、肢节肿胀者,可加豨莶草、秦艽、络

石藤、海桐皮等以祛风湿,通经络。故本题选 B。

192. 解析:患者素有头痛头晕病史,平时性情急躁易怒,与人争吵时突然昏倒,偏瘫失语,不省人事,诊断为中风。故本题选 B。

193. 解析:根据患者症状判断为中风,中脏腑,阳闭证。"急当治其标"当清热化痰,开窍醒神。可用羚羊角汤合用安宫牛黄丸。安宫牛黄丸辛凉开窍醒脑。患者另有痰盛神昏证,可用羚羊角汤合至宝丹或清宫汤。故本题选 BCG。

194. 解析:中风的主要病机概而论之,有风、火(热)、痰、瘀、虚五端,在一定条件下相互影响,相互转化,引起内风旋动,气血逆乱,横窜经脉,直冲犯脑,导致血瘀脑脉或血溢脉外而发中风。故本题选 ABDEH。

195. 解析:中风辨证要点如下。①辨中经络、中脏腑:中经络者意识清楚,中脏腑则昏不知人。②中脏腑辨闭证与脱证:闭证属实,症见神志昏迷、牙关紧闭、口噤不开、两手握固、肢体强痉;脱证属虚,症见昏愦无知、目合口开、手撒肢冷、四肢瘫软、二便自遗。③闭证当辨阳闭和阴闭:阳闭为痰热闭阻清窍,症见身热面赤、气粗、口臭、燥扰不安、舌苔黄腻、脉弦滑而数;阴闭为湿痰内闭清窍,症见面白唇紫、痰涎壅盛、四肢不温、舌苔白腻、脉象沉滑或缓。④辨病期:发病2周以内为急性期,中脏腑可至1个月;发病2周或1个月至半年内为恢复期;发病半年以上为后遗症期。故本题选 ABFG。

196. 解析:闭证与脱证均为危重证候。闭者,邪气内闭清窍,症见神昏,牙关紧闭,口噤不开,肢体痉强,属实证,根据有无热象,又有阳闭、阴闭之分。阳闭为痰热闭阻清窍,症见面赤身热,气粗口臭,躁扰不宁,舌苔黄腻,脉弦滑而数;阴闭为湿痰内闭清窍,症见面白唇暗,静卧不烦,四肢不温,痰涎壅盛,舌苔白腻,脉象沉滑或缓。阳闭和阴闭可相互转化,当依据临床表现、舌象、脉象的变化综合判断。故本题选 D。

197. 解析:肺痨是以咳嗽、咯血、潮热、盗汗及身体逐渐消瘦为主要表现的病症。根据患者咳声短促,痰中有时带血,午后手足心热,轻微盗汗等表现,可辨病为肺痨。肺阴不足,肺失滋润,清肃失

司,气逆于上,故见干咳;火热灼伤肺络,则痰中带血;肺阴亏虚,机体失濡,故见口干咽燥,形体消瘦;午后手足心热,轻微盗汗为阴虚内热之表现;舌边尖红,苔薄,脉细数,也提示阴虚内热。故可辨证为肺阴亏损证。故本题选 CD。

198. 解析:该患者辨病辨证为肺痨肺阴亏损证,治宜滋阴润肺,方选月华丸。故本题选 C。

199. 解析:该患者辨病辨证为肺痨肺阴亏损证。本病的临证加减:①咳嗽频而痰少质黏者,可酌加甜杏仁、贝母、海蛤壳、竹茹。②痰中带血较多者,宜加白及、仙鹤草、白茅根、藕节等。③低热不退者,可配银柴胡、地骨皮、功劳叶、胡黄连等。④久咳不已,声音嘶哑者,加诃子皮、木蝴蝶、凤凰衣等。故本题选 ACFH。

200. 解析:肺痨应注意防重于治。接触患者时,应戴口罩,避免传染。饮食适宜,不可饥饿。若体虚者,可服补药。肺痨患者要安心接受治疗,勿随地吐痰,病室应经常通风。应重视摄生,禁烟酒,慎房事,怡情志,适当进行体育锻炼,加强食养,忌食一切辛辣刺激、动火燥液之物。如见咯血,应卧床休息和积极治疗。故本题选 ABCDEFGH。

201. 解析:明·李梴《医学入门·痨瘵》记载如下。"潮、汗(或见血,或遗精)、咳、泄,分轻重。轻者六症间作,重者六症兼作。"归纳了肺痨常见主症。故本题选 ACDEFG。

202. 解析:面瘫多与劳作过度、情绪郁结、面部络脉空虚,风寒或风热之邪乘虚而入有关。本病病位在面部,与太阳、阳明经筋密切相关。《灵枢·经筋》认为,经气闭阻,面部失于濡养,筋肉失于约束,筋肌迟缓不收发为本病。若病久不愈,气血虚损,面部筋肉(肌肉)失去濡养而枯槁萎缩,终致口眼歪斜难以恢复。故本题选 ABDEFG。

203. 解析:面瘫患者的辅助检查如下。①肌电图检查能估计预后。②味觉试验、听觉试验、泪腺试验等方法也为临床常用的检查手段,用于损伤定位辅助检查。故本题选 ABEH。

204. 解析:面瘫主要与吉兰-巴雷综合征、莱姆病、糖尿病性神经病变、继发性面神经麻痹、中枢性面瘫相鉴别。故本题选 ABCDE。

205. 解析:合谷在手背,第 2 掌骨桡侧的中点处。迎香在面部,鼻翼外缘中点旁,鼻唇沟中。地仓在面部,口角旁开 0.4 寸(指寸)。翳风在颈部,耳垂后方,乳突下端前方凹陷中。下关在面部,颧弓下缘中央与下颌切迹之间凹陷中。颊车在面部,下颌角前上方一横指(中指),闭口咬紧牙时咬肌隆起,放松时按之有凹陷处。太冲在足背,第 1、2 跖骨间,跖骨底结合部前方凹陷中,或触及动脉搏动。太阳在头部,当眉梢与目外眦之间,向后约一横指的凹陷中。故本题选 BCEFG。

206. 解析:患者精神紧张,当针刺入腧穴后,局部肌肉强烈收缩;或行针手法不当,向单一方向捻针过大,以致肌肉组织缠绕针体而成滞针。患者体位改变,留针时间过长,也可导致滞针。故本题选 ACDEF。

207. 解析:支气管哮喘临床表现为反复发作的喘息、气急、胸闷或咳嗽等症状,常在夜间及凌晨发作或加重,多数患者可自行缓解或经治疗后缓解,典型体征为双肺可闻及广泛的哮鸣音,呼气音延长。上气道阻塞患者,常有气道疾病或异物气管吸入的病史,特别是出现吸气性呼吸困难,痰细胞学或细菌学检查,胸部影像、支气管镜检查等常可明确诊断。变态反应性支气管肺曲菌病(ABPA)常以反复哮喘发作为特征,可咳出棕褐色黏稠痰块或咳出树枝状支气管管型;痰嗜酸性粒细胞数增加,痰镜检或培养可查及曲菌。故本题选 C。

208. 解析:支气管哮喘的治疗药物包括 β_2 受体激动剂、糖皮质激素、抗胆碱能药物、LT 拮抗剂、茶碱类药物、色甘酸钠等。万古霉素可用于抗感染,β_2 受体阻滞剂可用于慢性心力衰竭,吗啡、强心苷可用于急性心力衰竭,硝苯地平可用于心绞痛、高血压。故本题选 ABCDJ。

209. 解析:支气管哮喘患者病情加重,可持续雾化吸入短效 β_2 受体激动剂,联合雾化吸入短效抗胆碱药、激素混悬液及静脉茶碱类药物,吸氧。尽早静脉应用激素,待病情得到控制和缓解后改为口服给药。注意维持水、电解质平衡,纠正酸碱失衡,当 pH<7.20 合并代谢性酸中毒时,应适当补碱。此外,应预防呼吸道感染等。舌下含服硝酸甘油常用

于心绞痛患者,急行冠脉介入治疗、静脉溶栓治疗常用于急性心肌梗死患者。故本题选 ABCDI。

210. 解析:支气管哮喘患者经过上述治疗,临床症状和肺功能无改善甚至继续恶化,应及时给予机械通气治疗,其指征主要包括呼吸肌疲劳、$PaCO_2 \geq 45mmHg$,意识改变(需进行有创机械通气)。故本题选 E。

211. 解析:支气管哮喘严重发作时可并发气胸、纵隔气肿、肺不张;长期反复发作或感染可致慢性并发症,如慢性阻塞性肺疾病、支气管扩张症、间质性肺炎和肺源性心脏病。故本题选 B。

212. 解析:带下过多是指带下量明显增多,色、质、气味异常,或伴有局部及全身症状者。根据患者带下量多、赤白相兼等,可辨病为带下过多。肾阴不足,相火偏旺,损伤血络,复感湿热之邪,伤及任带二脉,故带下量多,赤白相兼,质稠,有臭气;阴虚内热,热扰心神,则失眠多梦;腰为肾之府,肾阴虚则腰膝酸软无力。舌红,苔黄腻,脉细数,均为阴虚夹湿热之征。根据患者表现,可辨证为阴虚夹湿热证。故本题选 C。

213. 解析:该患者辨病辨证为带下过多阴虚夹湿热证。治法:滋阴益肾,清热祛湿。故本题选 C。

214. 解析:该患者辨病辨证为带下过多阴虚夹湿热证。治法:滋阴益肾,清热祛湿。方选知柏地黄丸加芡实、金樱子。故本题选 E。

215. 解析:该患者辨病辨证为带下过多阴虚夹湿热证。该证的临证加减:①若失眠多梦明显者,加柏子仁、酸枣仁以养心安神。②咽干口燥甚者,加沙参、麦冬养阴生津。③五心烦热甚者,加地骨皮、银柴胡以清热除烦。故本题选 CG。

216. 解析:带下俱是湿证,故治疗上以祛湿止带为基本原则。一般治脾宜运、宜升、宜燥;治肾宜补、宜固、宜涩;湿热和热毒宜清、宜利;阴虚夹湿则清补兼施。临证治法有清热解毒或清热利湿止带;健脾除湿止带;温肾固涩止带;滋肾益阴,除湿止带。另外,还需配合口服中成药、中药制剂外洗、栓剂阴道纳药、中医特色疗法等,同时还可选用食疗进行预防调护,以增强疗效,预防复发。带下过少的治疗重在补益肝肾,佐以养血化瘀,以滋阴养血活血为主,待阴血渐充,自能濡润。故本题选 BDEFH。